牙颌面发育与再生实验技术

Techniques for Tooth and Maxillofacial Development and Regeneration

主　编　袁　泉

副 主 编　陈德猛

编　　委　(以姓氏笔画为序)

王　骏　尹　星　邓　鹏　石佳玉

毕瑞野　伊亚婷　向　琳　刘蔚晴

李　洋　李精韬　杨　静　张士文

张德茂　陈德猛　邵　彬　林水宾

周　昕　周陈晨　周雅川　郑黎薇

经　典　赵　瑚　祝颂松　袁　泉

徐若诗　郭雨晨　彭　亮　谢　静

解　亮　靖军军　樊　怡

主编助理　张士文

人民卫生出版社

·北　京·

图书在版编目（CIP）数据

牙颌面发育与再生实验技术 / 袁泉主编. —北京：
人民卫生出版社，2021.10
ISBN 978-7-117-31163-2

Ⅰ. ①牙⋯ Ⅱ. ①袁⋯ Ⅲ. ①牙–颌面–发育 Ⅳ.
①R783.5

中国版本图书馆CIP数据核字（2021）第007886号

人卫智网	www.ipmph.com	医学教育、学术、考试、健康，
		购书智慧智能综合服务平台
人卫官网	www.pmph.com	人卫官方资讯发布平台

牙颌面发育与再生实验技术
Yahemian Fayu yu Zaisheng Shiyan Jishu

主　　编：袁　泉
出版发行：人民卫生出版社（中继线 010-59780011）
地　　址：北京市朝阳区潘家园南里 19 号
邮　　编：100021
E - mail：pmph @ pmph.com
购书热线：010-59787592　010-59787584　010-65264830
印　　刷：廊坊一二〇六印刷厂
经　　销：新华书店
开　　本：710 × 1000　1/16　　印张：21
字　　数：388 千字
版　　次：2021 年 10 月第 1 版
印　　次：2021 年 11 月第 1 次印刷
标准书号：ISBN 978-7-117-31163-2
定　　价：169.00 元

打击盗版举报电话：010-59787491　E-mail：WQ @ pmph.com
质量问题联系电话：010-59787234　E-mail：zhiliang @ pmph.com

主编简介

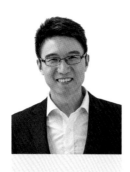

　　袁泉，2008 年毕业于四川大学华西口腔医学院，获口腔临床医学博士学位。现任四川大学教授、博士生导师、主任医师，华西口腔医学院口腔修复学系主任，口腔疾病研究国家重点实验室副主任。日本广岛大学联合培养博士，美国哈佛大学博士后和加州大学洛杉矶分校访问学者。"万人计划"科技创新领军人才、"长江学者奖励计划"青年学者、国家自然科学基金优秀青年基金获得者、教育部新世纪优秀人才、四川省卫健委学术技术带头人。以第一和通讯作者身份在 *Cell Stem Cell Nat Comunn*、*PNAS*、*EMBO J*、*JDR* 和 *JBMR* 等杂志发表 SCI 论文 40 余篇，主编、参编教材／专著 7 部。担任中国医师协会口腔医师分会口腔种植工作委员会副主任委员，中华口腔医学会口腔种植专业委员会常务委员，中华口腔医学会口腔生物专业委员会委员，四川省口腔医学会口腔种植专业委员会候任主任委员。

总 序

　　龋病、牙周病、口腔黏膜病、先天性唇腭裂、牙颌面畸形、口腔癌等是人类常见的口腔疾病。2018 年公布的第四次全国口腔健康流行病学调查结果显示，我国口腔疾病的患病率高达 97.6%。龋病、牙周病作为牙源性病灶，可以引起全身系统性疾病；而一些全身性疾病，如血液系统疾病也可以在口腔出现表征，严重影响人体健康和生活质量。加强对口腔疾病的基础和临床研究，对有效防治疾病具有重要的意义。

　　科研实验室是开展科学研究的平台，是培养具有扎实专业基础、强烈创新意识、深厚人文底蕴、宽阔国际视野的高素质人才的重要载体。实验操作技术既突出学科交叉性、先进性、实用性和研究性，又体现了学科渗透、相互补充的系列性、综合性、研究性，是研究生、本科生、规培生和青年教师必须要掌握的科研技能。加强实验技能培训，掌握实验伦理要求，提高科研素养和实验操作能力，都是培养创新型人才的重要环节。基本的实验技能和科研创新的思维方式，强烈的责任心和良好的团队精神，精心的实验准备以及完整的实验室管理等，也可为日后独立从事口腔医学科学研究打下坚实的基础。

　　口腔医学实验技术指导系列由口腔疾病研究国家重点实验室专家教授编写，邀请了国内外该领域的学者参与。本套丛书一共 6 册，分别是《口腔微生物学实验技术》《口腔分子生物学实验技术》《口腔免疫学实验技术》《牙颌面发育与再生实验技术》《口腔疾病动物模型复制技术》《口腔显微成像技术》。本套丛书以口腔医学实验研究中涉及的实验技能、实验关键环节、需要注意的事项等为主要内容组织撰写，培养标准技术、规范操作。

  本套丛书的特点：①主编们均为国家重点实验室和国内外著名口腔院校的知名研究人员，长期工作在口腔医学科学研究的第一线，他们在口腔医学研究领域颇有建树；②编写时听取了研究生和青年科技工作者对实验技能想了解的相关知识，深入浅出、全面系统地介绍口腔医学实验技术的原理、材料方法、操作步骤、关键注意点等，是编者多年工作经验的总结；③内容连贯、体系完整、步骤清楚、文字流畅，图文并茂，适合口腔医学研究生、本科生、规培生、留学生，以及科研工作人员阅读和学习，是一套实用的工具书。编写团队希望读者们认识口腔医学、掌握技能、规范操作，为中国口腔医学研究整体水平的提升作出贡献。

编　者
2021 年 10 月

前 言

　　牙颌面发育与再生是口腔医学研究的重要组成部分，主要利用遗传学、组织胚胎学、细胞生物学、分子生物学和影像学等手段，研究牙颌面相关组织或器官的发生、发育和生长的过程和分子调控机制，探讨牙颌面组织缺损处诱导发生骨相关组织或牙相关组织的再生过程，以达到修复因先天遗传或后天损伤所致组织缺损的目的。

　　牙颌面系统不仅与人类的美观和心理状态联系密切，更担负着人体重要的咀嚼吞咽、言语表情及呼吸等生理功能。在技术创新和信息发达的新时代，人们的个性化需求相应更多元化，对牙颌面健康、舒适度和美学的追求越来越高。近年来，牙颌面发育与再生研究的新技术和新观点不断涌现，成为发展最快的研究领域之一。我国在该领域的研究水平和研究规模也不断提高，但目前国内还缺乏专门针对这一领域的实验技术方面的书籍，广大的科研人员和研究生不得不占用大量的精力去查找和摸索实验技术，降低了工作效率。

　　正是基于上述情况，口腔疾病研究国家重点实验室组织团队编写了《牙颌面发育与再生实验技术》，并邀请了国内外该领域的专家参与。全书共分为十章，重点以小鼠为实验动物模型，介绍牙颌面发育与再生相关的实验技术和研究进展，如牙颌面组织切片与染色技术、牙颌面干细胞的分离培养技术、牙颌面发育异常动物模型、再生动物模型等。同时，我们也尽可能纳入一些最前沿的技术，如牙颌面干细胞体内示踪与鉴定、类器官培养、肿瘤干细胞的分选和组织透明化与三维成像技术等。希望本书能够为从事牙颌面发育和再生研究的科研人员和学生提供有价值的参考，并填补国内在此方面的空白。

感谢郭黛墨、张勤、王淦平、王晓晨、宋薇和雷可昕在资料检索和整理中的辛勤工作，感谢张笑涵为本书绘制插图。鉴于编者知识和水平的局限性，加之编写时间仓促，同时还有若干概念和名词存在争议，难免存在错误和疏漏，诚挚地希望广大读者批评指正，谨致谢意。

编　者

2021 年 6 月

目　录

第三章 牙颌面干细胞的体外分离培养 / 58

第五章　牙颌面发育异常动物模型 / 104

第六章　牙颌面再生动物模型 / 141

第七章　牙颌面肿瘤相关技术 / 181

第八章　牙颌面组织透明化与三维成像技术 / 213

第一章

牙颌面发育的基本理论

牙颌面发育是一个由多种因素共同调控的、复杂的生物学过程，与遗传、环境、内分泌水平密切相关。为更好地理解本书涉及的实验技术，本章首先对牙颌面发育的基本概念与理论进行简要介绍。

第一节　颅骨发育的基本理论

颅骨以眶上缘及外耳门上缘连线为分界线，分为脑颅和面颅两部分。在脑部周围发育的软骨和骨为脑颅（neurocranium），由 8 块骨组成，分别是成对的颞骨和顶骨，不成对的额骨、筛骨、蝶骨和枕骨。支持面部的软骨和骨为面颅（viscerocranium），由 15 块骨组成，包括成对的上颌骨、颧骨、鼻骨、泪骨、腭骨及下鼻甲，不成对的犁骨、下颌骨、舌骨。其中，上颌骨、下颌骨以及下颌骨与颞骨关节窝及周围软组织共同构成的颞下颌关节（temporomandibular joint，TMJ），是确保口颌功能正常行使的重要组分。在结构上，脑颅与面颅共同构成鼻腔和眶；在发育中，两部分骨骼大多由颅神经嵴细胞分化构成。因此，脑颅骨和面颅骨在解剖结构与生物细胞学来源上构成一个紧密的整体。本节将重点阐述人颅骨的发育过程与规律，同时对骨骼发育基础研究中最常运用的动物模型——小鼠的颅颌骨发育特点进行介绍。

一、脑颅骨的发育

脑颅又分为软骨性脑颅（cartilaginous neurocranium）和膜性脑颅（membranous neurocranium）。

（一）软骨性脑颅的发育

软骨性脑颅包括颅底的各种骨。在胚胎发育早期，间充质内首先形成具有成年颅骨形态的软骨雏形。最早形成颅骨的软骨是支持大脑的颅底软骨，此软骨在中线部发育，为一条自鼻中隔向后延伸到枕骨大孔的连续软骨棒，其前部与鼻囊侧翼、蝶骨软骨和脊索旁板相连。鼻囊和耳囊在鼻神经和听觉神经末梢周围形成。上述软骨共同支撑发育中的脑，称为软骨性脑颅。而后，软骨逐渐出现骨化中心，并骨化形成筛骨和蝶骨。蝶骨向外伸展形成蝶骨大翼和蝶骨小翼。部分耳囊和枕骨底部形成颞骨岩部。

（二）膜性脑颅的发育

被覆在脑表面的间充质内所出现的膜内骨化位点是形成膜性脑颅的起始

部位。这些骨化位点最初出现在胚胎第 8 周，即胎儿初期，而后将发育成颅面部的扁骨，包括鼻骨、额骨、泪骨、顶骨和部分枕骨。锯齿状的结缔组织缝将这些骨彼此分开。在胚胎第 6 个月时，各颅骨之间出现由结缔组织覆盖的无骨区域，称为囟门（fontanelle），它们使颅骨在出生时发生塑形或改建。

（三）颅底的发育

胚胎第 18 周，颅底软骨开始发生软骨内成骨，这一过程将会持续到出生前期及出生后早期。此外，膜内骨化中心围绕这些软骨发育，形成的扁骨在颅底扩展以支持发育的大脑。在胚胎早期，颅底成 135° 角，该角度一直维持到儿童早期。新生儿的颅及眼眶比例相对较大，而面部骨骼相对较小。在幼儿时期，颅及眼眶仍然保持着相对较大的比例，但是乳牙列的萌出使面部骨骼有所延长。在成年人，面部骨骼已充分发育，而颅骨及眼眶所占比例则相对减小。这一比例的改变伴随着整个生长发育期。

二、面颅骨的发育

面颅骨主要包括上颌骨，下颌骨和颞下颌关节。

（一）上颌骨的发育

1. 人上颌骨的发育　人的上颌骨发育自第一鳃弓，同时参与了腭骨的形成，与鼻囊及其他构成咽颅的软骨及骨的发育关系密切。上颌骨包括上颌体、额突、颧突、腭突和牙槽突，都是通过膜内骨化发育而来。

胚胎第 8 周，鼻囊外侧的上颌带状细胞凝聚区开始骨化，骨化中心出现在神经分支的夹角处，即眶下神经发出上前牙神经处。前上颌如果形成单独的骨化中心，也会很快与上颌骨化中心融合。上颌骨从这些骨化中心向以下几个方向生长：①向上形成上颌骨额突并支持眶部；②向后形成颧突；③向内形成腭突；④向下形成牙槽突；⑤向前形成上颌的表面组织。

腭骨的前部由上颌骨包括前颌骨骨化中心形成，后部由单独的骨化中心形成。约在胚胎第 8~9 周，在两侧上颌骨骨化中心的后方，分别还有一个侧腭突骨化中心，两侧的骨化中心朝中线方向成骨，最后在中线处形成骨缝。因此，腭骨由 6 个骨化中心形成，分别是 2 个前上颌骨化中心，2 个上颌骨化中心和 2 个侧腭突骨化中心。前颌骨唇侧骨板和舌侧骨板围绕 4 颗发育中的切牙。侧腭突形成腭骨后，中缝在两侧腭部之间向后延伸，在腭后部和上颌骨之间形成一个缝，该缝与前部的前颌骨-上颌骨缝保证了腭向前生长，而中缝保证了腭侧向生长。

从侧腭骨化中心开始，左、右侧上颌和腭部发生骨化，并向中间生长支持腭部软组织。此外，上颌骨将形成牙槽骨支持上颌乳尖牙、乳磨牙，以及后续的恒尖牙、恒前磨牙和恒磨牙。腭中缝以及腭侧面发生侧向生长；前颌骨－上颌骨缝和上颌骨－腭骨缝向前生长，维持腭部和面部同步生长。

上颌窦在胚胎第16周时开始发育，至出生时仍然是一个始基结构，直径5～10mm，12～14岁时上颌窦发育基本完成。以后由于上颌窦向牙槽突方向生长，使上颌窦底与牙根十分接近。

2. 小鼠上颌骨的发育　小鼠的上颌骨同样由第一鳃弓发育而来，其结构在胚胎第八天（E8）时逐渐变得显著。在E9.5，来源于中脑后部及后脑的颅神经嵴细胞迁徙进入第一鳃弓，称为外胚间充质。E10.5，第一鳃弓分化为上、下颌突，颅神经嵴来源的细胞分布于嗅沟、上下颌突、三叉神经节，但不进入外胚层。E11，腭突提升、融合、由双侧上颌突中突出。E12.5～13.5，腭突持续垂直向发育。E14.5，两侧的腭突在中线相遇融合，形成完整的腭板。

（二）下颌骨的发育

1. 人下颌骨的发育　人的下颌骨发育自第一鳃弓。在胚胎第6周，Meckel软骨，又称下颌软骨，为实性柱状、外被纤维被膜的透明软骨，从发育中的耳囊延伸至中线，但左右软骨在中线处有间充质相隔。下颌神经出颅后，游离端的1/3与下颌软骨并行，在下颌软骨中、后1/3交界处上方分为舌神经以及下牙槽神经。舌神经沿下颌软骨的舌侧走行；而下牙槽神经在软骨的颊侧上缘走行，最后分支为切牙神经和颏神经。

胚胎第6周时，在下颌软骨的侧方、位于切牙神经和颏神经的夹角处，出现结缔组织细胞致密区。第7周时，细胞致密区分化出成骨细胞，出现膜内骨化，形成最初的下颌骨骨化中心。由此骨化中心向前方中线方向成骨，向后至下颌神经和舌神经分支处。向后方成骨沿下颌软骨的侧面形成槽状，以后发育为下牙槽神经管及下颌骨的内、外侧骨板。此时下牙槽的上部有发育中的牙胚及相关的牙槽骨，下牙槽神经发出分支分布至每个牙胚相关的牙槽骨板。

下颌骨体基本形成后，骨化中心迅速向第一鳃弓后方扩展，发育形成下颌升支。此时的升支转而离开下颌软骨，离开处位于成体的下颌小舌，即下颌孔位置。

胚胎第10周时，下颌骨发育基本完成，下颌骨由此刻至出生的继续生长主要受到3个生长软骨和肌肉附着发育的影响。相对于原发性的Meckel软骨，继发性生长软骨主要包括髁突软骨、冠状软骨和中缝软骨。继发软骨与原发软骨不同之处在于前者细胞较大，细胞间质形成较少。

髁突软骨出现在胚胎第 12 周，软骨团块迅速形成锥形，锥尖指向下颌体部，占发育中升支的大部分。该软骨团很快通过软骨内骨化转变为骨组织，至 20 岁时，仅有薄层髁突软骨覆盖在髁突头部。此部分软骨一直持续留存至出生后 20 岁，以维持下颌骨的生长。冠突软骨及中缝软骨则分别于出生前及出生后 1 年内消失。

下颌骨随生长发育进程不断生长，包括下颌骨体部垂直与前后方向的生长、下颌骨内外方向的生长、下颌髁突的生长等。

2. 小鼠下颌骨的发育　在小鼠中，Meckel 软骨在下颌弓内未来的磨牙区形成细胞凝聚区，并向前后延伸形成下颌骨的原始模板。E12.5，富含颅神经嵴来源的细胞聚集区出现于下颌内，这些细胞会形成 Meckel 软骨。E13.5，随着发育，颅神经嵴来源的细胞逐渐和非颅神经嵴来源的细胞混合，但软骨周围细胞仍然为颅神经嵴来源。E17.5，软骨前部颅神经嵴细胞较后部多。出生时，小鼠下颌骨主要由颅神经嵴来源的外胚间充质细胞构成。

（三）颞下颌关节的发育

1. 人颞下颌关节的发育　下颌软骨提供下颌骨发育的支架，其后端膨大形成锤软骨，与砧软骨形成关节。该关节称为原发性下颌关节，此时的胎儿开口主要靠此关节，其功能维持至胚胎的第 16 周。胚胎第 12 周，继发下颌关节开始发育。首先是在关节区出现 2 个间充质密集区，即颞原基和髁突原基。开始 2 个原基有一定距离，髁突原基生长较快，将此距离弥合。颞原基首先出现骨化，而此时髁突原基仍然是致密的间充质，在其上方很快出现一个裂隙，称为关节下腔。以后髁突原基分化为髁突软骨，然后在颞骨骨化区出现第二个裂隙，分化为关节上腔。同一时期，原始关节盘也开始形成。上述 2 个裂隙以后形成滑膜腔，围绕髁突头。随着骨的不断形成，一些小块的颞骨形成了关节窝。

颞下颌关节的基本结构建立后，主要的改变是髁突和关节窝的进一步生长和分化。关节表面不断有新生软骨形成，而其深层则不断发生软骨内骨化。软骨的增生和骨化使得髁突头及髁突颈部增大、增长。在软骨形成较快时，自髁突软骨膜起向软骨区出现结缔组织裂隙，并带有血管和软骨区接触。胚胎期第 8～9 月时，髁突软骨内骨化速度快于表面软骨形成的速度，表面软骨帽变薄。所有的结缔组织裂隙消失。新生儿颞下颌关节的颞骨部分仍比较平坦，经过若干年发育，才具有成人颞下颌关节的特征。

2. 小鼠颞下颌关节的发育　小鼠髁突部位的间充质融合始于 E13.5，其前部原基与下颌骨相连，此时关节窝尚未形成。E15.5，髁突中发育的软骨由一层厚的软骨膜包绕，此时髁突顶部的多层细胞聚集成一束，形成了关节盘的原基。同一时期关节窝增大，其中心出现骨化。此时尚处于发育中的髁突与关节窝中间的间隙仍然较宽。E16.5，关节窝与关节盘原基之间的部分间充质细胞上移开始形成关节上腔，此时关节下腔尚未出现。髁突表面迅速发育成四个层次：纤维表层、增殖层、成熟细胞层与肥大细胞层。髁突与关节窝在此时期迅速发育导致关节腔空间缩窄。E17.5，关节下腔形成，关节盘外侧的韧带与咬肌和翼内肌韧带缠绕融合。E18.5，颞下颌关节所有主要的解剖结构均成形，成形的关节盘将关节腔分隔为上腔与下腔[1-4]。

（毕瑞野　祝颂松）

第二节　牙发育的基本理论

牙的发育是外胚层来源的上皮细胞与颅神经嵴来源的间充质细胞相互作用的结果，因而牙也是研究上皮-间充质相互作用的重要器官模型之一。牙发育是一个长期、复杂、连续的生物学过程，包括牙胚的发生、牙体组织形成和牙的萌出。

牙发育相关的实验研究多以啮齿类动物为研究模型。1936年，大鼠牙胚在体外成功培养，首次提供了有关牙胚组织学结构的详细信息[5]。鼠的牙列不同于许多其他哺乳动物的牙列，表现在以下4个方面：

1. 哺乳动物牙列中一般形成四类牙（切牙、尖牙、前磨牙和磨牙），而鼠牙只有两类（切牙和磨牙）。

2. 小鼠的功能牙数目大大减少，每个区只有1个切牙、3个磨牙，位于切牙与磨牙之间为无牙区（diastema）。

3. 小鼠的切牙没有牙根，并且在其整个生命过程中不断生长。

4. 不同于人有乳牙和恒牙两副牙列，小鼠牙列没有牙的替换。

小鼠牙列的特殊性十分有利于牙发育研究，它使牙的起源、发育、形成，切牙的无限生长，磨牙的有限生长，无牙区的形成以及相关干细胞的研究都成为可能。虽然不同种类的牙及其牙胚形态可能不同，但牙发育的过程在所有脊椎动物中都很保守，因而来自小鼠牙发育的研究数据可以为不同种类动物的牙发育提供参考。一些关键分子，如已证实 Shh 的表达模式在小鼠、鱼和蛇的牙列中基本上是保守的。然而，关于牙替换和鼠牙列不具备的其他牙类型（如尖牙的形成），难以用小鼠模型来评估，需要采用其他动物模型。

一、牙胚的发生

小鼠牙发育在胚胎E10.5 ~ 11.5启动，其组织学标志是在口腔上皮局部增厚，增生的上皮细胞进一步侵入下方神经嵴来源的间充质中。胚胎E12.5 ~ 17.5为牙的形态发生阶段，历经蕾状期、帽状期和钟状期。该阶段切牙和磨牙的形态出现差异，分别形成各自的形态特征。牙胚由3部分组成：成釉器（enamel organ）、牙乳头（dental papilla）和牙囊（dental follicle）。

（一）成釉器

小鼠胚胎E10.5 ~ 11.5，口腔上皮增厚形成牙板（dental lamina），预示未来牙列的位置。牙板形成的具体机制尚未探明，Wnt信号通路、BMP信号通路以及 *Foxi3*、*Dlx2*、*Lef1*、*P63* 的表达均可能参与牙板的形成。

上皮与间充质细胞的相互作用在牙胚的发生过程中发挥关键作用。研究表明早期牙源性上皮和任何神经嵴来源的间充质重组均可形成牙，后期牙源性间充质和非口腔上皮来源的上皮重组也可形成牙[6, 7]。E12.0以前，成牙潜能主要存在于上皮细胞中，即上皮细胞首先提供诱导信号，诱导相邻间充质基因表达的改变从而启动牙发育；E12.0之后，成牙潜能转移到间充质中，间充质细胞获得诱导相邻上皮进一步发育成牙的能力。

小鼠的无牙区（diastema）是切牙与第一磨牙之间的区域。通常认为该区域曾经存在切牙、尖牙和前磨牙牙胚的发育，但随着啮齿类动物的进化，这些牙胚消失了。小鼠胚胎中，在将来会发育为无牙区的部位有退化牙胚始基出现。无牙区牙胚发育启动后，大约12 ~ 24h发育良好，最大程度能达到蕾状期（bud stage），而后发育终止，但其具体调控机制还有待深入研究。

成釉器的发育是一个连续的过程，可以分为三个时期。

1. 蕾状期　蕾状期是成釉器形成的第一个时期，通常为小鼠胚胎发育的E11.5 ~ 13.5。牙板形成后，成牙区上皮细胞迅速增生，形成圆形或卵圆形的突起，称为牙蕾（dental bud）。牙蕾的形成标志着成牙潜能由牙源性上皮转向间充质。

牙蕾由两种形状不同的细胞构成：与基底膜接触的伸长状细胞和内侧的圆形细胞。对于这两种细胞，有人认为它们是两种不同的细胞，也有人提出是同一细胞在发育过程中的相变。牙蕾周围的间充质细胞紧密排列，有较丰富的毛细血管和神经纤维，与邻近的间充质组织形成鲜明对照。

蕾状期是牙发育的转折期。很多外胚层来源的器官，比如毛囊、喙、外分泌腺等，在其发育过程中也存在形态与牙发育蕾状期类似的阶段。但从蕾状期开始，它们的发育模式就具有了各自的特异性。此外，蕾状期也是很多基因敲除小鼠最常见的牙发育停滞期，例如 *Msx1*、*Pax9*、*Lef1*、*Runx2* 和 *ActivinβA* 敲除小鼠牙发育均停滞于蕾状期。

2. 帽状期　随着发育进程，成釉器体积逐渐增大，但各部细胞的增殖速度不同，导致基底部向内折叠，两边向间充质内长入，覆盖在下方球形的间充质细胞凝聚区上，形似帽子。该阶段称为帽状期，通常为小鼠胚胎发育的 E13.5 ~ 15.5。

帽状期成釉器包括 3 层细胞：外釉上皮层（outer enamel epithelium，OEE）、内釉上皮层（inner enamel epithelium，IEE）和星网状层（stellate reticulum，SR）。外釉上皮位于成釉器的周边，借牙板与口腔上皮相连续。内釉上皮整齐排列在成釉器凹面的基底膜上，与牙乳头相邻，通过半桥粒将细胞固定在基底膜上。

从牙颈部到牙尖，细胞分化程度各异。内釉上皮与外釉上皮相连处，称为颈环（cervical loop）。颈环向间充质内延伸，界定了牙乳头结构。颈环上皮细胞的有丝分裂非常活跃。小鼠切牙终生不断生长即归因于牙发育过程中颈环上皮干细胞龛的发育命运选择。

内釉上皮和外釉上皮之间是星网状层。星网状层可能的功能有：①保护发育中的牙胚，辅助其对抗外来的机械性打击；②为牙冠发育提供所需的空间；③维持牙冠生长过程中的压力平衡；④为牙釉质发育提供充足的营养。

成釉器下方的球形细胞凝聚区为牙乳头，将来形成牙本质（dentin）和牙髓（dental pulp）。包绕成釉器和牙乳头边缘的外胚间叶细胞，密集成一结缔组织层，称为牙囊（dental follicle），将来发育形成牙支持组织。成釉器、牙乳头和牙囊共同形成牙胚。牙胚之间的形态差异开始于帽状期。在牙发育的这一阶段已经能见到形成牙及其支持组织的成分。

在帽状期出现一些一过性结构，如釉索（enamel cord）、釉结（enamel knot）、釉龛（enamel niche）等，这些结构的作用尚不清楚。

釉结是位于牙胚中央扁平、拥挤的细胞团块。釉结存在时间短暂，形成于牙形态发生早期至蕾状晚期，消失于帽状晚期。小鼠磨牙原发性釉结（primary enamel knot）出现于 E13.5 ~ 15.5。有研究指出釉结是快速生长的成釉器细胞的发生来源，特别是它提供了快速生长的内釉上皮细胞和星网状细胞。也有研究指出它作为一种障碍，使上皮-间充质交界发生卷折。釉结主要由两种类型的细胞构成：与内釉上皮细胞相连续并与基底膜接触的上皮细胞和上皮细胞上方的小圆细胞。但小圆细胞不参与星网状层细胞的形成。釉结细胞自身不增殖，却可产生蛋白质因子刺激其他细胞的分裂和增殖。调控牙发育的信号分子在釉结中呈巢式表达，如 Bmp2、Bmp4、Bmp6、Bmp7、Tgfβ1、Tgfβ2、Tgfβ3、Fgf4、Msx、Shh 等。釉结两侧的上皮迅速增殖，向下生长、卷折，牙胚体积增大的同时，帽状期特定的牙冠形态形成，因此釉结被认为是牙形态发生中的信号中心，具有调控牙冠形态形成的作用。

3．钟状期　成釉器进一步发育进入钟状期，上皮凹陷更深，其周缘继续生长，形似吊钟，称为钟状期成釉器。通常为小鼠胚胎发育 E16.5～18.5。此期为成釉器的成熟期，凹面的形状此时已确定，如切牙成釉器的凹面为切牙形态，磨牙成釉器的凹面则为磨牙形态。

这一时期的成釉器细胞分为 4 层。除内釉上皮层、外釉上皮层和星网状层外，在内釉上皮与星网状层之间有 2～3 层扁平细胞，细胞核卵圆或扁平，称为中间层（stratum intermedium，SI）。该层细胞具有高碱性磷酸酶活性，与牙釉质形成相关。

小鼠切牙只有一个釉结，但在磨牙则存有两个以上的釉结，且釉结在每个牙尖的尖端形成，称为继发性釉结（secondary enamel knot）。继发性釉结在牙尖发育前几个小时形成，标志着牙尖的出现。一旦牙尖发育开始，继发性釉结就通过凋亡的形式消失。

在钟状期，受上皮和间充质相互作用的调节，成釉细胞和成牙本质细胞逐渐分化形成牙釉质和牙本质。因此，这两种牙体主要硬组织的形成始于钟状期。钟状期后，牙发育进入了牙体组织的形成阶段。

（二）牙乳头

牙乳头是密集分布于成釉器下方的外胚间充质组织，为未分化的间充质细胞，有少量胶原纤维分散在细胞外间隙。当钙化基质第一次出现在牙尖尖端时，牙乳头被称为牙髓。牙乳头中的血管形成簇，其位置与根形成密切相关，但牙发育期间血管生成的情况有待进一步研究。从蕾状期到帽状期，神经纤维伴随血管逐渐接近牙乳头；当牙本质发生开始时，神经原纤维穿透牙乳头。在上皮信号影响下，牙乳头细胞在钟状晚期开始分化，其主要功能是合成和分泌牙本质细胞外基质并促进矿化。此外，牙乳头在牙发育中有重要作用，是决定牙形态的重要因素。牙乳头可以诱导非牙源性上皮细胞形成成釉器，因此在钟状期之后，牙胚发生的主要信息调控中心位于牙乳头而非上皮中。

（三）牙囊

牙囊来源于外胚间充质，在成釉器的外周呈环状排列，很多胶原纤维充斥在牙囊成纤维细胞之间，并环绕在成釉器和牙乳头底部。牙囊细胞具有多向分化潜能，在牙发育过程中逐渐形成牙周膜、牙槽骨、牙骨质。牙的萌出和牙根发育，特别是牙骨质的发育与牙囊密切相关。

二、牙体组织的形成

当牙胚发育至钟状晚期，随着成牙本质细胞与成釉细胞的分化，牙硬组织开始形成，牙发育进入了牙体组织形成阶段。

（一）牙本质的形成

牙本质的发育早于牙釉质发育。在钟状晚期，牙乳头外层细胞分化为成牙本质细胞，标志着牙本质形成的开始。

在钟状晚期，牙乳头细胞不断分化，其外围细胞位于基底膜处，称为前成牙本质细胞（pre-odontoblast）。该细胞逐渐分化为牙本质细胞并分泌牙本质基质，继而牙本质矿化。牙本质的矿化形态主要是球形矿化。牙本质在邻近内釉上皮的牙乳头中形成，然后沿着牙尖的斜面向牙颈部扩展，直至整个牙冠部牙本质完全形成。在多尖牙中，牙本质独立地、有节律地在牙尖部呈圆锥状分层沉积，最后相互融合，形成多尖牙牙冠部牙本质。

（二）牙釉质的形成

牙釉质的形成也是上皮和间充质细胞相互作用的过程。当牙胚发育至钟状晚期时，与牙乳头邻近的内釉上皮变长，分化为成釉细胞（ameloblast），标志着牙釉质发育的起始。成釉细胞是上皮来源的唯一能产生硬组织的细胞。该细胞既能合成和分泌釉质基质，又能对这些基质进行重吸收和降解，同时也与钙盐的活跃转运有关。当牙釉质形成时，内釉上皮不同部位的细胞处于牙釉质形成的不同阶段，但是在牙釉质发育完成时，每个成釉细胞都经历了以下几个时期：分泌前期（presecretory stage）、分泌期（secretory stage）、转化期（transition stage）和成熟期（maturation stage）。

成釉细胞开始朝向牙本质层分泌釉质基质，并逐渐离开牙本质表面，在靠近釉质牙本质界的一端形成短的圆锥状突起，称为托姆斯突（tomes processes）。当成釉细胞分泌釉质基质到达一定高度时，蛋白基质分泌停止。成釉细胞调控牙釉质的矿化：矿物质沉积到基质中，同时水和蛋白质从牙釉质中被吸收，如此反复交替，使其达到高矿化程度。

牙釉质是哺乳动物体内最坚硬的组织，具有高硬度和高耐磨性。从牙釉质发育的启动到最终牙釉质矿化，牙釉质经历了特殊的上皮组织变迁过程。不同于一般上皮组织很强的再生能力，牙釉质没有再生能力，缺损后不能自行修复。因此，成釉细胞分化和牙釉质发育过程有许多特殊现象亟待深入研究。

（三）牙髓的形成

牙乳头是产生牙髓的原始组织，当牙乳头周围牙本质形成时才称为牙髓。牙乳头除底部与牙囊相连接外，四周被形成的牙本质覆盖。牙乳头中的未分化间充质细胞分化为牙髓细胞。随着牙本质的不断形成，成牙本质细胞向中心移动，牙乳头的体积逐渐减少。待原发性牙本质完全形成，余留在牙髓腔内的结缔组织即为牙髓。这时，有少数有髓神经分支进入牙髓，交感神经也随同血管进入牙髓。

牙髓组织是高度血管化的，牙髓四周是刚性的牙本质壁构成的不可扩展的空间，根尖孔是其唯一的进入通道。有研究认为是来自中胚层的内皮细胞前体细胞在钟状早期侵入牙乳头并聚集形成血管结构，入侵发生在牙乳头直径超过 200μm 时 [8]。然而目前牙髓血管形成的具体机制尚未探明。

（四）牙根的形成

牙根发育的进程是上皮源性的颈环和间充质源性的牙囊及牙乳头间的有序协调作用决定的。在牙冠发育即将完成之际，成釉器的内釉上皮和外釉上皮在颈环处包绕牙髓增生并且逐渐靠拢，趋向闭合，向未来根尖孔方向生长，形成 Hertwig 上皮根鞘（Hertwig epithelial root sheath，HERS），从而启动牙根发育。HERS 是牙根形成的诱导者和调节者。随着牙根的形成，在上皮细胞的作用下，牙乳头外周的间充质细胞和牙囊来源的间充质细胞分别分化为成牙本质细胞和成牙骨质细胞，从而使牙本质和牙骨质逐渐沉积。多根牙也是如此。多根牙形成时，HERS 生长可形成上皮隔，上皮隔长出舌状突起与对侧舌状突起相连进而决定牙根数目。当牙根硬组织形成，对应的 HERS 断裂，进入牙周膜中形成 Malassez 上皮剩余。HERS 逐渐退化，牙根发育完成。

不同于人类牙冠和牙根有限的发育模式，啮齿类动物切牙终生不断生长，是一种经典的、成功的适应性进化的发育模型。啮齿类动物的下切牙牙冠终生不断生长，切缘不断磨耗，没有牙根结构形成。牙的唇面是牙冠发育模式，表面覆盖牙釉质。唇侧颈部有一个特殊的颈环结构，即根尖蕾（apical bud），该结构终生保持着内釉上皮、外釉上皮以及中间层的结构。牙的舌面是牙根发育模式，表面由牙本质和牙骨质覆盖。

牙根发育的决定要素是颈环上皮干细胞的命运选择。颈环有两种发育归宿：一种是保持颈环结构，牙颈部细胞不断增殖和分化，不断形成牙釉质，使牙不断生长而不形成牙根，如小鼠切牙；另一种是发育出 HERS 结构，诱导根部牙本质和牙骨质形成，发育生成牙根，如小鼠磨牙。

在牙根形成过程中，若将大鼠下颌磨牙未发育完全的牙根端组织进行体内移植，会发现根端组织可自发形成牙根尖样组织结构。在形态学上，根端组织含有牙乳头、上皮根鞘和根端牙囊 3 种成分，因而命名为发育期牙根端复合体。发育期牙根端复合体富含多种牙根发育相关的细胞，包括上皮根鞘末端细胞、牙乳头细胞、根尖牙乳头干细胞（stem cells from apical papilla, SCAPs）和根端牙囊细胞等。

（五）牙周组织的形成

牙根形成时，来源于牙囊细胞的牙周支持组织也逐渐发育形成。牙囊产生牙周组织的各种成分，包括牙骨质、牙周膜和牙槽骨等。

牙骨质是一种无血管的矿化组织，覆盖在牙的根面，介于根牙本质与牙周膜之间。牙骨质在维持牙周结构和促进牙根表面结缔组织附着再生中起重要作用。HERS 及牙囊细胞可能都参与了牙骨质的形成。牙骨质的形成始于HERS 在根牙本质表面基质的分泌，之后牙囊细胞的迁移和调控造成 HERS 的断裂，并继而分化为成牙骨质细胞。

当牙根形成时，首先出现一些细的纤维束形成牙周膜。在临近根部的牙骨质和牙槽窝内壁，分别分化出牙骨质细胞和成骨细胞，进而形成牙骨质和固有牙槽骨。而大量位于中央的细胞，则分化为成纤维细胞，产生胶原纤维。

当牙周膜形成时，骨隐窝壁上发育的牙周膜纤维束分化出成骨细胞，形成新骨，新骨的沉积使骨壁与牙之间的间隙减少。

三、牙的萌出与替换

（一）牙的萌出

牙萌出是牙冠形成后向殆平面移动，穿过骨隐窝和口腔黏膜，到达功能位置的复杂而连续的过程。首先，牙根持续生长，包绕牙胚的牙槽骨发生骨重建以容纳不断发育的牙根。然后，牙槽窝壁骨质不断沉积，牙根表面牙骨质不断沉积，牙囊组织分化增生形成牙周韧带。最后，牙胚成釉器及牙囊组织退化或形成结合上皮。牙的萌出分为萌出前期、萌出期和萌出后期三个阶段。

1. 萌出前期　该期的主要变化是在牙根形成时，牙胚在牙槽骨中的移动。一方面由于诱导牙根形成的上皮隔在颌骨中处于相对固定的位置，随着牙根生长，牙冠逐渐向口腔黏膜方向移动；另一方面，牙胚发育与颌骨生长同时进行，使牙与发育的颌骨保持正常的位置。

2．萌出期　牙胚进入口腔之前，牙冠表面被缩余釉上皮覆盖。该上皮能保护牙冠在萌出移动中不受损伤，此外还可以分泌胶原酶，溶解结缔组织，加之萌出时上皮对结缔组织的压力，使结缔组织破坏。牙冠萌出到口腔，一方面是牙本身主动萌出，另一方面是被动萌出，即缩余釉上皮与牙釉质表面分离，牙龈向根方移动。萌出移动的结果是使牙进入口腔，达到咬合接触。

3．萌出后期　刚萌出的牙，牙根尚未完全形成。牙萌出后，牙根还要继续发育。牙萌出后，移动一直延续到咬合建立。咬合面的磨耗可由牙轻微殆向移动来补偿。

总之，牙的萌出是一逐步的、连续的过程，以使周围的支持组织与牙的萌出移动相协调。牙萌出是多种因素参与的复杂过程，目前对于萌出机制的了解有限。萌出的力量是一系列生物学过程的产物，牙根的形成，牙槽骨组织的改建，牙周组织的牵引以及根尖局部组织流体力学作用等均可能参与牙萌出过程。

牙周组织的牵引被认为是牙产生轴向运动的原动力，牙囊在其中有重要作用：

（1）牙萌出可能依赖于牙囊的单独作用或牙囊与牙胚的共同作用。手术去除小鼠牙囊后，牙不能萌出。但保留牙囊，用其他惰性物质置换牙胚后，置换物仍可萌出。

（2）参与萌出通路的形成。牙囊募集单核细胞流入，继而导致破骨细胞形成，牙槽骨吸收，最后牙萌出通道形成。

（3）牙囊细胞分化出的牙周成纤维细胞，其收缩能力可能是推动牙移动的最主要的力量。

（4）参与形成根端发育复合体。根尖部牙囊与牙乳头、上皮根鞘末端形成根端发育复合体，维持后天牙根发育并促进萌出。

有关牙槽骨组织改建的相关研究也不断深入。成骨与破骨是牙萌出非常重要的两个生物学过程。破骨辅助萌出道的形成，如果抑制破骨，牙不能移出牙隐窝；牙萌出时骨隐窝底部有广泛的新骨沉积，牙槽骨的生长是牙萌出的必要条件。

（二）牙的替换

牙的数量及更替模式在脊椎动物中有显著的不同。在非哺乳动物脊椎动物中，例如鱼类和爬行动物，牙不断更替；而在大多数哺乳动物中，牙更替已减少到两副牙列。

人有两副牙列：乳牙列和恒牙列。儿童随着年龄的生长，乳牙牙根被吸收，与牙周组织失去联系，乳牙脱落。恒牙胚继续萌出，进入原乳牙的位置，代替乳牙行使生理功能。由于小鼠只有一副牙列，因此牙的替换缺乏良好的动物模型，阻碍了人们对牙替换的具体分子机制的研究。

鼩鼱的乳牙发育是被抑制的，提示牙更替的早期激活可能抑制乳牙的发育。雪貂为牙更替提供了更标准的动物模型，28 ~ 30 颗乳牙被 34 颗恒牙所取代 [9]。蜥蜴和蛇为研究持续的牙更替提供机会。但对这些物种牙发育的研究尚未深入，希望未来这些新途径能丰富牙发育理论，提供新的见解 [3, 10-13]。

（周昕）

参考文献:

[1] YANG C. Craniofacial Development. San Diego: Academic Press. 2015.

[2] 金岩. 小鼠发育生物学与胚胎实验方法. 北京：人民卫生出版社. 2005.

[3] 金岩. 口腔颌面部发育生物学与再生医学. 北京：人民卫生出版社. 2011.

[4] 于世凤. 口腔组织病理学. 北京：人民卫生出版社. 2013.

[5] GLASSTONE S. The Development of Tooth Germs in vitro. J Anat. 1936; 70(Pt 2):260-266

[6] MINA M, KOLLAR E J. The induction of odontogenesis in non-dental mesenchyme combined with early murine mandibular arch epithelium. Arch Oral Biol. 1987; 32(2):123-127.

[7] LUMSDEN A G. Spatial organization of the epithelium and the role of neural crest cells in the initiation of the mammalian tooth germ. Development. 1988; 103 (Suppl):155-169.

[8] ROTHOVA M, FENG J, SHARPE P T, et al. Contribution of mesoderm to the developing dental papilla. Int J Dev Biol. 2011; 55(1):59-64.

[9] JARVINEN E, VALIMAKI K, PUMMILA M, et al. The taming of the shrew milk teeth. Evol Dev. 2008; 10(4):477-486.

[10] BALIC A. Concise Review: Cellular and Molecular Mechanisms Regulation of Tooth Initiation. Stem Cells. 2019; 37(1):26-32.

[11] CATON J, TUCKER A S. Current knowledge of tooth development: patterning and mineralization of the murine dentition. J Anat. 2009; 214(4):502-515.

[12] JERNVALL J, THESLEFF I. Tooth shape formation and tooth renewal: evolving with the same signals. Development. 2012; 139(19):3487-3497.

[13] WANG J, FENG J Q. Signaling Pathways Critical for Tooth Root Formation. J Dent Res. 2017; 96(11):1221-1228.

第二章

牙颌面研究常用实验技术

牙颌面发育与再生研究常用的实验技术主要包括组织切片技术、染色技术、影像技术以及生物力学检测技术四个方面，本章将就以上四方面技术进行详尽的介绍。通过一系列的实验流程，以期提供简单、实用、可行的基本实验技术方案。

第一节　组织切片技术

随着切片、染色和显微成像等技术的发展和进步，在细胞和分子水平观察牙颌面发育和再生的组织形态学改变成为分子生物学科学研究必不可少的一部分，组织切片是组织学实验的第一步，切片质量决定了最终组织形态计量结果的可靠性。本节重点介绍石蜡切片、常规冰冻切片、硬组织冰冻切片和硬组织磨片等目前牙颌面发育和再生相关研究中较为常用的组织切片技术。

一、石蜡切片技术

石蜡切片技术是目前最为常用的组织学制片技术，不仅可以用于观察正常细胞组织的形态结构，也是病理诊断的主要方法。组织和细胞在离开机体后会死亡腐败，丧失原有正常结构，因此需要经过固定、脱水、透明、浸蜡、石蜡包埋、切片及染色等步骤，方可制备出光学显微镜下可清晰辨认组织形态结构的样本。

（一）实验试剂

1. 4% 多聚甲醛（paraformaldehyde，PFA）溶液
2. 100% 乙醇（ethanol，v/v）、95% 乙醇溶液、85% 乙醇溶液、75% 乙醇溶液
3. 二甲苯（dimethylbenzene）
4. 石蜡（paraffin）

（二）仪器耗材

1. 组织包埋盒
2. 纯水仪
3. 烘箱
4. 石蜡包埋系统
5. 石蜡切片系统（石蜡切片机、漂片机和摊片机）
6. 石蜡用刀片
7. 载玻片

（三）实验步骤

1. 取材和固定　以小鼠为例，按照动物实验伦理规定处死小鼠，取出目标组织，放入 4% 多聚甲醛溶液中固定，固定时间一般大于 24h。

2. 冲洗　将固定好的组织块放在组织包埋盒中置于纯水中冲洗，以彻底洗去固定液。

3. 修块　将冲洗好的组织修成大小合适的尺寸，厚度 2～3mm，长和宽各 10 mm 为宜。

4. 脱水　将修剪好的组织块按以下步骤依次进行梯度脱水处理：

75% 乙醇溶液脱水 1h；

85% 乙醇溶液脱水 1h；

95% 乙醇溶液 I 脱水 20min；

95% 乙醇溶液 II 脱水 20min；

95% 乙醇溶液 III 脱水 20min；

100% 乙醇 I 脱水 20min；

100% 乙醇 II 脱水 20min；

100% 乙醇 III 脱水 20min。

5. 透明　将脱水后的组织放入二甲苯中进行透明，步骤如下：

二甲苯 I 透明 30min；

二甲苯 II 透明 30min。

6. 浸蜡　为了去除组织中的透明液，使石蜡完全渗透到组织内部，透明后的组织要首先进行浸蜡处理。石蜡块在 60℃度烘箱中预热软化为液体状，石蜡温度控制在 60℃以下，一般在 52～58℃范围内，浸蜡步骤如下：

石蜡 I 浸透 40min；

石蜡 II 浸透 40min；

石蜡 III 浸透 40min。

7. 包埋　使用石蜡包埋系统，将包埋好的组织放在冷凝设备上进行冷却凝固。待石蜡完全冷却变硬。

8. 切片　切片前可将石蜡放在冰块上或 4℃冰箱中进行预冷，便于后续操作。将冷却好的蜡块固定在切片机上，调整好切片机后，先用刀片进行粗切修整，切片厚度一般为 20～30μm，待到合适位置时，更换新刀片，将厚度调至 5μm 左右开始切片。

9. 漂片、捞片和摊片　将切好的带状切片迅速放入漂片槽的清水中展开，将以将水温设定为 42℃，使切片自然伸展，然后用干净的载玻片将切片快速捞起。放于摊片机上摊片，摊片温度设定为 65～70℃。

10. 烘片　切片置于 42℃烘箱中干燥，干燥后可常温保存，进行后续的染色处理。

需要注意：

1. 多聚甲醛溶液等固定液以现配现用为好，并且配好后的液体应储存在阴凉处，避免日光直射。

2. 取材时要迅速，并用生理盐水洗净，离体的组织可放于冰上暂存，组织块的厚度一般小于 5mm。

3. 脱水过程中，组织不宜在乙醇溶液中停留时间过长，否则组织易变硬脆化，不利于切片。另外，组织块从低浓度到高浓度乙醇溶液中脱水时，每次更换脱水剂时需要将组织块上残留的液体控干，以保证各浓度脱水剂的浓度，从而保证最佳的脱水效果。

4. 浸蜡过程中，石蜡的温度要控制在较低的温度下进行，不能超过 60℃。浸蜡时间也不宜过长，否则易引起组织收缩变脆，不利于切片。

5. 切片前组织块需经预冷处理。切片时，为保持切片连续并连成带状，需要不断地向组织块哈气，以增加组织块的表面湿度及张力。

二、常规冰冻切片技术

冰冻切片技术是在低温条件下使组织快速冷却到一定硬度，然后进行切片的技术。该方法较石蜡切片更为快捷和简单，同时能够比较完好地保存酶及抗原活性，在临床上多用于手术中的快速病理诊断，在基础研究领域同样较为常用，所获得切片多用于免疫荧光或免疫组化染色。本部分将重点介绍低温恒冷箱冰冻切片法。

（一）实验试剂

1. 组织冷冻包埋剂（optimum cutting temperature compound，OCT）
2. 丙酮（acetone）

（二）仪器耗材

1. 冰冻切片机
2. 载玻片

（三）实验步骤

1. 开启冰冻切片机，使冷冻箱温度下降至 −20℃以下。

2. 按照动物伦理规定处死小鼠后，迅速取出目标组织（组织厚度不超过 5mm，以 10mm×10mm×3mm 为宜），并立即用 OCT 包埋剂包埋，置于冰冻切片机的速冻台进行冷冻。

3. 取出预冷的组织支承底座，放平，滴上一层 OCT 包埋剂，将冰冻好的组织调整好位置放在预冷初步定型的 OCT 包埋剂上面，速放于冰冻台上，冰冻。可用固定式吸热块压在组织上面，进一步加速冰冻。

4. 将上述冰冻好的组织支承底座，夹紧于切片机样品头上，进行修片。先用废刀片进行粗切修面，厚度一般 20～30μm，待组织修到合适位置时，准备切片。

5. 切片前需更换新的刀片，调整好目标厚度，开始切片。切片的厚度根据具体组织和实验目的而定，原则上细胞密集的组织薄切，纤维多而细胞稀疏的组织厚切，一般切片厚度 5～10μm 左右。

6. 对于新手而言，制作冰冻切片时，防卷板的调节至关重要。调节防卷板的目的在于，使切出的切片能在第一时间顺利通过刀片和防卷板间的空隙，此时切片平整地贴在刀架的贴片上，便于切片收取。掀起防卷板，用常温的载玻片迅速靠近切片，由于黏附作用，切片即可平铺在载玻片上。

7. 将切好的切片放在冷丙酮中固定 10min，风干后置于 -20℃冰箱备用。

需要注意：

1. 取材要迅速，并且将样品用生理盐水洗干净，组织块的厚度一般小于 5mm，并且新鲜组织要进行速冻，以减少冰晶的形成。若不能及时切片，新鲜组织可用 OCT 包埋剂包埋后放入 -80℃冰箱保存。
2. 冰冻切片机需要事先开机预冷，将温度降至工作温度，一般在 -20℃左右。
3. 固定冰冻切片常用丙酮固定，使用前需在 4℃冰箱预冷。

三、冰冻硬组织切片技术

牙颌面的发育和再生相关实验研究常常会涉及牙齿、骨组织等硬组织，前述两种常规切片技术仅适用于软组织或脱钙处理后的硬组织。脱钙过程短则 2 周，长达 2 个月或更久。

2000 年以来，一种基于黏附膜的冰冻硬组织切片技术应运而生，并日臻成熟。该技术在常规冰冻切片的基础上，结合专用的硬组织冰冻包埋剂、钨钢刀片和黏附膜（Cryofilm），实现了未脱钙硬组织的冰冻切片。

相比传统脱钙后切片技术，该技术不但能够缩短实验周期，同时还能在最大程度上保存组织中酶和抗原活性，可获得较为理想的免疫组织化学和免疫荧光染色结果，常用于荧光报告小鼠的检测。此外，不脱钙处理使得观察骨组织中类骨质成为可能，结合体内注射荧光标记技术，还可观察骨改建的动态过程。

（一）实验试剂
1. 4% 多聚甲醛溶液
2. PBS 缓冲液
3. 30% 蔗糖溶液
4. 硬组织专用冰冻包埋剂

（二）仪器耗材
1. 包埋模具盒
2. 冰冻切片机
3. Cryofilm 及 Cryofilm 专用贴膜工具
4. 钨钢刀片

（三）实验步骤
1. 将样本置于 4% 多聚甲醛溶液中，在 4℃下固定 4~6h，固定完成后转入 PBS 缓冲液中 15min 洗两次。
2. 将样本置于 30% 蔗糖溶液中脱水 12h。
3. 将样本放入包埋模具盒中，在冰冻切片机内（CT 温度设置为 -25℃，预冷 10min）使用硬组织专用冰冻包埋剂包埋样本。
4. 将冰冻切片机 OT 温度设置为 -35℃，预冷 10min。
5. 裁剪合适大小的 Cryofilm 备用。
6. 将冰冻组织块固定至样品头，使用 Cryofilm 专用贴膜工具将 Cryofilm 牢固黏附于样本剖面，自动模式下使用钨钢刀片均速切片。
7. 将切片移出冰冻切片机解冻，室温下将组织面朝下，浸入 PBS 缓冲液中 5min，分 3 次洗去包埋剂后即可进入后续染色步骤。

需要注意：
1. 解剖骨组织时应尽量保证组织完整性（如：腓骨、股骨头），完整的组织有利于包埋时正确定位。
2. 解剖骨组织时应尽量去净所有肌肉和软组织，因为肌肉和软组织可影响包埋方向，并存在自发荧光。

3. 对于后期需要观察荧光的样本，在取材后所有步骤应特别注意避光处理，以防荧光淬灭。

4. 尽量避免过长时间的固定，使用 Cryofilm 技术的样本不应超过 24h，否而 Cryofilm 将无法支撑组织，最终将导致切片破损不完整。

5. 应使用硬组织专用冰冻包埋剂，而非常规的 OCT 包埋剂，因为只有硬组织专用包埋剂能够在 -35℃ 的低温下获得平滑的切片，并且 Cryofilm 仅能够牢固黏附硬组织专用冰冻包埋剂。

6. 使用 Cryofilm 覆盖剖面的冰冻切片组织块可以在 -80℃ 下保存 2~3 年。

四、硬组织磨片技术

牙颌面的发育和再生相关实验常常涉及牙、骨组织内植入种植体或缺损修复材料，这些特殊样本若经脱钙处理会影响实验结果的观察。例如，矿化程度较高的牙釉质在脱矿处理后组织形态会发生改变；对于植入钛种植体的骨组织样本，若进行常规切片处理，通常需要先拔出钛种植体，再对剩余骨组织进行脱钙处理后方可进行，在拔出种植体的过程中常常会破坏研究者最感兴趣的种植体-骨结合界面。

硬组织磨片技术可制备带有牙齿的颌骨磨片，并能清晰地观察到牙釉质、牙本质、牙周膜及颌骨的组织学结构。还可制备带有种植体的骨组织样本，完好保存种植体-骨结合界面，以检测种植体-骨结合率，种植体周新骨形成以及种植体周炎症反应情况等。

（一）实验试剂

1. 4% 多聚甲醛溶液
2. PBS 缓冲液（0.01mol/L）
3. 100% 乙醇、90% 乙醇溶液、80% 乙醇溶液、60% 乙醇溶液
4. 包埋填充粒料
5. 光聚树脂
6. 粘接剂套装
7. 精密粘接剂

（二）仪器耗材

1. 包埋模具盒
2. 干燥渗透聚合装置
3. 光固化包埋机

4. 大、小载玻片
5. 硬组织切片机、磨片机
6. 螺旋测微器
7. 平行粘片装置
8. 碳化硅磨盘纸

（三）实验步骤

1. 固定　将样本置于4%多聚甲醛溶液中，4℃下固定48h，固定完成后转入PBS缓冲液中。

2. 脱水、浸润树脂　将样本分别置于60%→80%→90%乙醇溶液和100%乙醇中分别脱水24h，然后放入光聚树脂中浸润渗透24h[1]。

3. 包埋　浸润完成后将样本放入包埋模具盒中，倒入包埋填充粒料以稳定样本位置[2]，然后倒入光聚树脂并没过样本。

4. 真空渗透　将盛有样本及光聚树脂的包埋模具盒放入干燥渗透聚合装置中，盖紧玻璃盖，并打开真空泵，可见模具中有大量气泡逸出，持续抽真空直至无气泡逸出为止。

5. 调整包埋方向　抽真空完成后用探针或镊子对样本方向进行调整，将目标切面平行于包埋水平面方便后续切片。

6. 固化　将盛有样本及光聚树脂的包埋模具盒放入光固化包埋机中，使用黄光和蓝光分别照射10h。

7. 上样　光固化完成后将包埋有样本的树脂块从模具中取出，撕掉大载玻片两面的保护膜，在大载玻片上调拌粘接剂（粘接剂套装中的溶液Ⅰ、粉剂、溶液Ⅱ以2∶3∶1的比例调和）然后将树脂块的光滑面与粘接剂接触，把树脂块粘接到大载玻片上，室温静置晾干。

8. 将带有树脂块的大载玻片吸附于硬组织切片机的样本固定头上，调整样本方向及位置[3]。

9. 开启硬组织切片机切割树脂块，切断后取下树脂块及大载玻片，将大载玻片吸附在磨片机的样本固定头上，转盘上放置抛光片，打开磨片机及水管，样本固定头上放置砝码并放下样本固定头，使树脂块切面与抛光片接触，对树脂块切面进行抛光。

10. 抛光完成后取下大载玻片，用螺旋测微器测量树脂块及大载玻片的总厚度，记为A。

11. 在树脂块切面倒上适量精密粘接剂，撕掉小载玻片两面的保护膜并将小载玻片粘接到树脂块切面上，形成小载玻片-树脂块-大载玻片的"三明治结构"。

12. 将"三明治结构"放置于平行粘片装置中，将砝码调至压杆远端并放下压杆，打开光固化灯，固化 30min。

13. 固化完成后取下"三明治结构"，用螺旋测微器测量三明治结构的总厚度，记为 B。

14. 将"三明治结构"吸附于切片机的样本固定头上，调整"三明治结构"的位置及方向，使带锯可以通过树脂块。

15. 打开切片机切割树脂块以分离大载玻片和小载玻片，切断后取下小载玻片及树脂块，用螺旋测微器测量其总厚度，记为 C。

16. 根据公式 C-（B-A）可计算出此时小载玻片上树脂块的厚度。

17. 将小载玻片与"L"形板拼合，吸附于磨片机的样本固定头上，在转盘上放置 P320 磨盘纸，打开磨片机及水管，在样本固定头上放置砝码并放下样本固定头，磨薄样本。在磨薄样本的过程中，应每隔 5min 左右暂停一次磨片机，取下样本并用螺旋测微器重新测量树脂块及小载玻片的总厚度 C'，将 C' 带入公式中计算最新的树脂块厚度，也可以根据磨片机上显示的数字差值来计算磨除厚度。

18. 在磨薄样本的过程中应适时更换磨盘纸，并严格按照颗粒度由粗至细的顺序。建议可以在树脂块厚度达到 500μm、200μm、100μm 时分别更换 P800、P1200、P2500 磨盘纸。

19. 在树脂块厚度达到 80μm 时停止磨片机，取下小载玻片，磨片制备完成。

需要注意：

1. 样本的脱水与树脂渗透对于最终切片的质量至关重要，最好在负压条件下进行，能够在避免气泡产生的同时，保证脱水与渗透的完全，以保证磨片与载玻片的黏附，防止脱片的发生。

2. 粘接剂和精密粘接剂具有刺激性气味，建议两个粘接步骤均在通风橱内进行。

3. 进行切片和磨片操作时，必须先打开水管，绝对不可在无喷水的情况下切片及磨片。

4. 光固化包埋机和平行粘片装置的光对眼睛有害，不可直视。

5. 将载玻片吸附于样本固定头时，应先确定载玻片吸附牢固后再打开切片机或磨片机，以防止切片或磨片过程中样本脱落，损坏仪器。

（邵彬 张士文）

第二节　染色技术

组织切片在光镜下观察时通常为无色，由于不同组织细胞本身折射率相差不大，难以分辨，需要经染色方可在显微镜下观察。牙颌面发育与再生实验常用的染色技术有：苏木素-伊红染色、免疫组织化学和免疫荧光染色、抗酒石酸钠酸性磷酸酶染色、Von Kossa 染色、Masson 三色染色、番红O 染色、阿尔新兰染色、甲苯胺蓝染色、碱性磷酸酶染色、阿尔新兰-茜素红骨骼染色等。本节将就以上常用染色技术进行详细的阐述，以期在实际的实验操作中，为读者提供实用的操作指南。

一、苏木素-伊红染色技术

苏木素-伊红（HE）染色是石蜡切片技术最常用的染色。其中，苏木素染液为碱性，可将细胞核内的染色质与细胞质内的核酸染为蓝紫色；伊红染液为酸性，可将细胞质和细胞外基质成分染为红色，故各种组织或细胞形态结构在光镜下均清晰可辨。

（一）实验试剂

1. 二甲苯
2. 100% 乙醇、95% 乙醇溶液、70% 乙醇溶液、50% 乙醇溶液
3. 苏木素染液
4. 1% 盐酸-乙醇溶液　将 1mL 浓盐酸溶液（36.5%～38%）加入 99mL 的 70% 乙醇溶液中形成。
5. 0.2% 氨水溶液　将 200μL 浓氨水加入 100mL 纯水中形成。
6. 伊红染液
7. 封片树脂

（二）仪器耗材

1. 纯水仪
2. 低倍显微镜
3. 盖玻片

（三）实验步骤

1. 实验前保证组织切片的完整性，待烤片结束后，进行下一步操作。

2. 脱蜡 将组织切片浸没于 10 倍体积的二甲苯中，进行脱蜡处理 10min。之后转入新的二甲苯中再次进行脱蜡处理 10min，进一步脱去组织的蜡。该步骤应在通风橱内完成。

3. 梯度复水 将组织切片放入 100% 乙醇中静置 2min。之后转入新的 100% 的乙醇中再次静置 2min 后，依次放入 95%→70%→50% 的乙醇溶液中，每种梯度的溶液各浸没放置 2min。

4. 将组织切片放入纯水中清洗，纯水更换三次，每次 5min。实验在此时可以打断，使组织切片一直放置于纯水中，12h 待用。

5. 将复水的组织切片浸没入苏木素染液中，使其着色。着色的时间需视染色的深浅而定。

需要注意：

如使用新鲜的苏木素染液，染色一般在 2min 内可以终止。当苏木素染色仅作为细胞核复染时，染色时间应缩短至 10～30s，防止染色背景过深。

6. 取出苏木素染液中的组织切片，用纯水清洗 3 次，每次 2～5min。直到纯水变清澈。

7. 将组织切片放入配好的 1% 盐酸-乙醇溶液中，可以看到组织在短暂的几秒钟时间内变成粉红色（或橙红色），看到组织变为粉红色（或橙红色）后，立即将切片取出。

8. 将组织切片快速放入 0.2% 氨水溶液中，以实现分色。放入 0.2% 氨水溶液中的组织切片，会在 1min 内实现分色，非核区的组织颜色变浅，而核区颜色变为蓝色（染色较深可变为深蓝甚至蓝黑色）。

9. 分色后，将组织样本放入纯水中清洗三次，每次 5min。

10. 将组织切片放入伊红染液中，会在 30s 内看到整个组织变为粉红色。伊红染色的深浅随时间而定，时间太短，染色的组织不够鲜艳；时间太长，整个组织将颜色过深，染色效果不佳。

11. 将染完伊红的组织切片放入纯水中清洗三次，每次 5min。

12. 将组织切片放入 95% 的乙醇溶液中脱水分色，静置 2min 后，将组织切片转入新的 95% 的乙醇溶液中，静置 2min。

13. 将组织切片放入 100% 的乙醇中脱水分色，静置 2min 后，将组织切片转入新的 100% 的乙醇溶液中，静置 2min。

14. 将组织切片放入二甲苯溶液中，静置 2min 后，将组织切片转入新的二甲苯溶液中，静置 2min 后，进行树脂封片。

苏木素染液使细胞核着紫蓝色，伊红染液使细胞质和细胞外基质成分着红色（图 2-1）。

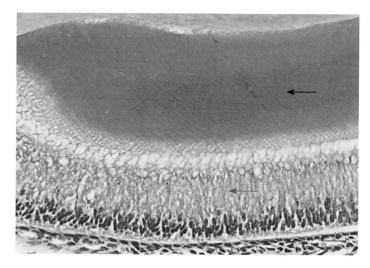

图 2-1　四周龄野生型小鼠切牙 HE 染色

黑色箭头：牙釉质；红色箭头：成釉细胞（分泌期）

（标尺 20μm）

二、免疫组织化学和免疫荧光染色技术

免疫组织化学（immunohistochemistry，IHC）染色和免疫荧光（immunofluorescence，IF）染色中最基本的抗原-抗体反应原理是相同的，两者之间最大的不同是：免疫组织化学染色是用带有辣根过氧化物（horseradish peroxidase，HRP）的二抗实现显色，而免疫荧光染色是用带荧光的二抗显色。现在市面上有直接在蛋白抗体（一抗）上带上荧光标记，从而在孵育完一抗后直接显色的方法。一般来讲，因为现有的直标标记技术等问题，用这种直标的方法进行荧光显色的效果往往弱于二抗荧光标记。现在就免疫组织化学染色和免疫荧光染色的一般流程进行详细说明。

（一）实验试剂

1．二甲苯

2．100% 乙醇、95% 乙醇溶液、70% 乙醇溶液、50% 乙醇溶液

3．抗原修复液

4．0.3% 过氧化氢溶液

5. 1×PBS 缓冲液

6. 0.1% Trition×100 溶液 将 100mL 纯水中加入 100μL Trition×100 形成。

7. 封闭液（block buffer）一般免疫组化试剂盒中会单独提供对应种属的储液，如果不提供，则选择非宿主的 1%~5% 浓度的血清作为封闭液。

8. 一抗、二抗

9. TBST

10. DAB/AEC 显色液

11. 1% 盐酸-乙醇溶液

12. 0.2% 氨水溶液

13. 苏木素染液

14. 封片剂

（二）仪器耗材

1. 纯水仪

2. 低倍显微镜

3. 盖玻片

（三）实验步骤

1. 脱蜡、梯度复水 对于石蜡包埋的组织切片，需要先经过二甲苯脱蜡和梯度复水，最后将组织切片放入纯水中清洗三次，每次 5min。如果是冰冻切片，则不需要二甲苯脱蜡和梯度复水的过程。

2. 抗原修复 将组织切片浸没在抗原修复液中，在 100℃的蒸锅中煮约 20min，蒸煮的时间视样本组织而定。对于骨样本组织，为防止脱片，一般蒸煮约 12min 即可，对于新生小鼠的骨样本，蒸煮时间可以适当缩短。抗原修复除了高温修复方法外，还有酶修复的方法。市面上也提供用于酶修复的试剂，在 37℃下进行酶修复，其修复时间也需要视样本组织的不同而调整。

3. 清洗 从蒸锅中取出高温修复的组织切片（切片不脱离高温修复液）。时间允许的情况下，一般使切片在高温修复液中自然冷却（约 1~2h），如果时间不允许，可以纯水冷却。冷却后取出切片，放进纯水中清洗三次，每次 5min。

4. 过氧化氢处理 将 0.3% 过氧化氢溶液加入组织切片中，作用 30min。

5. 清洗 取出组织切片，用 1×PBS 缓冲液清洗三次，每次 5min。

6. Triton 处理 用 0.1% Triton ×100 溶液作用于组织切片，作用时间控制在 15min。

7. 清洗　取出组织切片，用 1×PBS 缓冲液清洗三次，每次 5min。

8. 封闭　根据一抗的宿主来源，选择不同的血清进行封闭。一般而言，对于大鼠、兔子和山羊等来源的封闭血清，封闭时间约 1h 即可；对于小鼠来源封闭血清，其作用时间需要翻倍。

9. 一抗孵育　抗体浓度是决定免疫组织化学和免疫荧光染色成功与否的关键。一般抗体与 TBST 的稀释比例为 1∶100 到 1∶800。购入高浓度的抗体，在抗体浓度大于或等于 1mg/mL 的情况下，做免疫组织化学和免疫荧光染色的稀释比例可以偏低。一抗孵育一般采用湿盒 37℃、2h 的孵育时间，或者 4℃过夜。

10. 清洗　孵育完成后取出湿盒，将一抗回收。将组织切片用 1×PBS 缓冲液清洗三次，每次 5min。

11. 配制二抗　二抗的稀释比例一般也在 1∶200~1∶800 之间，很少达到 1∶50。因为在高浓度的情况下，极易在组织切片中产生非特异性结合。使用 IHC/IF 的试剂盒时，可以按试剂盒说明书提供的参考浓度进行。加入二抗后，组织切片一般在湿盒里常温孵育 2h。

12. 清洗　孵育完成后，取出组织切片，将组织切片用 1×PBS 缓冲液清洗三次，每次 5min。

13. 显色　根据 DAB/AEC 试剂盒提供的试剂和说明，进行显色。DAB 显色时，阳性细胞为棕色；AEC 显色为红棕色（图 2-2）。

14. 清洗　显色完成后将组织切片放入纯水中，终止 DAB/AEC 反应。后用纯水清洗三次，每次 5min。

15. 衬染　将组织切片放入苏木素染液中，进行衬染。衬染时间要比一般的 HE 染色时间短。衬染目的只是为了突出免疫组织化学染色，其背景不

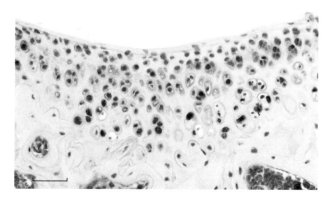

图 2-2　小鼠关节软骨 USP34 免疫组织化学染色

（标尺 50μm）

宜太高。一般对于新鲜的苏木素染液，组织切片只需要染色 45s 之内即可。后将组织切片放入 1% 盐酸-乙醇溶液中处理，等到其显示为粉色为止。后立即放入 0.2% 氨水溶液中返蓝，使核呈蓝色。

16. 清洗　衬染完成后，将切片放入纯水中清洗三次，每次 5min。

17. 梯度脱水　将组织切片进行梯度脱水（95% 乙醇溶液 2 次，每次 2min，后 100% 乙醇 2 次，每次 2min）。

18. 封片　将切片从 100% 乙醇中取出，放入二甲苯中 2 次，每次 2min，后取出封片。

以上是进行免疫组织化学染色的一般步骤，而对免疫荧光染色而言，其前 10 步基本相同。其中可以省去过氧化氢处理的步骤。之后的步骤如下：

19. 配制荧光二抗，荧光二抗的稀释比例选择一般也在 1∶200 ~ 1∶800 之间。荧光标记的二抗可以参考 IF 试剂盒的说明书。二抗加入后，组织切片一般在湿盒中常温孵育 2h。

20. 吸走荧光二抗，用 PBS 清洗三次后，用荧光封片剂封片。

免疫荧光染色可得到图 2-3 的结果。

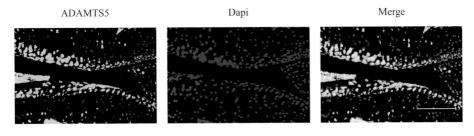

图 2-3　小鼠关节软骨 ADAMTS5 免疫荧光染色

（标尺 200μm）

三、抗酒石酸钠酸性磷酸酶染色技术

抗酒石酸钠酸性磷酸酶（TRAP）是破骨细胞的特异性标志酶，是鉴别破骨细胞的重要标志。该染色方法的原理是 TRAP 染液以萘酚 AS-MX 为底物，在酸性环境下被酸性磷酸酶水解释放出磷酸和萘酚，萘酚与重氮盐偶联生成红色产物，并定位于细胞质中，提示该细胞为活跃的破骨细胞。

（一）实验试剂

1. 二甲苯

2. 100% 乙醇、95% 乙醇溶液、70% 乙醇溶液、50% 乙醇溶液

3. TRAP 染色混合液 将 0.92g 无水乙酸钠、1.14g 抗酒石酸溶解到 85mL 纯水中，待溶解后，往溶液中加入 0.28mL 冰乙酸。待混匀后，调整溶液的 pH，使其维持在 4.7～5.0 之间。纯水定容体积至 100mL，即形成 trap 基础孵育液。取萘酚 AS-MX 磷酸盐 5mg 加至乙二醇单乙醚 250μL 中，待其完全溶解形成萘酚 AS-MX 磷酸盐基质液。取 25μL 萘酚 AS-MX 磷酸盐基质液和 3mg 固红红紫 LB 盐（fast red violet LB salt）加至 5mL trap 基础孵育液中，涡旋溶解后形成。此液建议现配现用。

4. 苏木素染液

5. 1% 盐酸-乙醇溶液

6. 0.2% 氨水溶液

7. 0.02% 固绿溶液

（二）仪器耗材

1. 纯水仪

2. 低倍显微镜

3. 盖玻片

（三）实验步骤

1. 脱蜡、梯度复水 对于石蜡包埋的组织切片，需要先经过二甲苯脱蜡和梯度复水，最后将组织切片放入纯水中清洗三次，每次 5min。对于冰冻切片，保证切片的完整性（即尽可能不脱片）。

2. 将 TRAP 染色混合液加至组织切片上，放入 37℃ 的孵育箱中进行孵育，一般孵育时间为 30min。

3. 取出切片，观察红色染色是否出现，如果出现，则停止孵育。如果着色颜色不够深，可以适当增加孵育时间，待着色颜色较深时停止（图 2-4）。在这个步骤上，尽量多次观察着色颜色的变化，如果着色太深，会导致非特异性着色的出现。

4. 取出切片，放入纯水中清洗三次，每次 5min。

5. 如果用苏木素衬染组织切片，一般加入新鲜的苏木素染液约 45s 即可，取出后先过新鲜的 1% 盐酸-乙醇溶液约 45s，后过 0.2% 氨水溶液使细胞核返蓝后，终止衬染。如果用新鲜的固绿进行背景衬染的话，将 0.02% 的固绿溶液加入组织切片中，染色约 5min 后，用纯水清洗三次，每次 5min。

6. 衬染完毕后，可以用乙醇溶液进行一定程度的脱水，待乙醇溶液彻底干燥后进行封片。不建议过二甲苯，因为染色可能在过二甲苯的过程中掉色。

7. 封片后的组织放在通风橱 24h 使其风干凝固，采图。

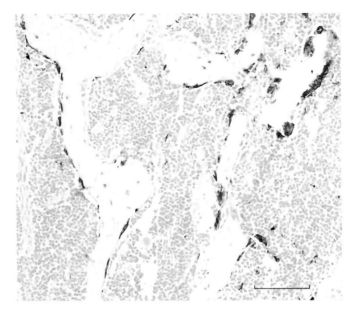

图 2-4 小鼠股骨破骨细胞染色

深红色的为破骨细胞（标尺 50μm）

四、Von Kossa 染色技术

Von Kossa 染色主要用于矿化组织的染色，最初用于将组织中的纯磷酸钙染为棕黄色的磷酸银，由于骨组织中的有机成分能够将磷酸银还原为黑色的金属银，即通过用硝酸银溶液与钙磷离子的置换反应，置换出单质银而显示黑色。置换反应的强弱（即黑色的深浅）体现出了钙磷离子的含量，从而间接说明了矿化能力的强弱[4]。Von Kossa 染色主要用于不脱钙的硬组织染色，该方法中黑色为矿化的骨组织。

（一）实验试剂

1．二甲苯

2．100% 乙醇、95% 乙醇溶液、70% 乙醇溶液、50% 乙醇溶液

3．1% 硝酸银水溶液　硝酸银 1g 溶解到 100mL 纯水中形成。避光,4℃存储。

4．0.5% 对苯二酚溶液　将对苯二酚 0.5g 溶解到 100mL 的纯水中形成。

5．0.1% 核固红溶液　先配制 5% 的硫酸铝溶液，具体配方为将 5g 硫酸铝粉末溶解到 100mL 纯水中。将配好的 5% 的硫酸铝溶液中加入 0.1g 核

固红。但是核固红在硫酸铝的溶剂中仍难以溶解，所以在加入核固红以后，需要在100℃的沸水中煮沸直至溶解。将溶解的0.1%核固红溶液冷却，用滤纸过滤。最后加入一定量的麝香草酚作为溶液的防腐保护剂。

（二）仪器耗材

1. 纯水仪
2. 低倍显微镜
3. 盖玻片

（三）实验步骤

1. 对于石蜡包埋的组织切片，需先进行脱蜡（浸没二甲苯中两次，每次10min）和复水（梯度乙醇复水）。最后将切片放入纯水中清洗三次，每次5min。

2. 将切片组织加入1%的硝酸银水溶液染色5min后，将切片放入纯水中清洗三次，每次5min。

3. 将切片组织放入0.5%对苯二酚溶液中浸染，可见矿化组织立即变为黑色（图2-5）。入纯水中清洗三次，每次5min，洗掉其他任何溶解性物质残留。

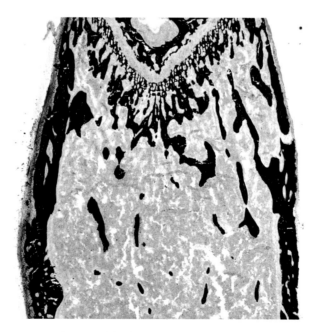

图2-5　成年小鼠腿骨Von Kossa染色

4. 将切片组织放入 0.1% 核固红溶液中，染色约 5min，其染色具体时间需要视着色的程度而定。核固红着色作为 Von Kossa 的细胞核背景色。然后将切片放入纯水中清洗三次，每次 5min。

5. 将切片放入 95% 乙醇溶液中脱水 2 次，每次 2min。再放入 100% 乙醇中脱水 2 次，每次 2min。

6. 将切片从 100% 乙醇中取出，放入二甲苯溶液中 2 次，每次 2min。

7. 封片。

五、Masson 三色染色技术

Masson 三色染色的目的是为了区分同一个切片中的各类组分的分布情况，比如，黑色多代表了细胞核染色；而细胞质、肌纤维组织、角质层和一般纤维蛋白通常呈红色；而胶原一般呈蓝色。这样高清的分色显色，能够使我们对该组织的组分有清晰的认识[5]。

（一）实验试剂

1. 二甲苯

2. 100% 乙醇、95% 乙醇溶液、70% 乙醇溶液、50% 乙醇溶液

3. Bouin's Solution　将饱和水苦味酸（picric acid, saturated aqueous）75mL，福尔马林（formalin，~ 37.40%）25mL 和冰醋酸 5mL 混合在一起形成。

4. 铁苏木素（weigert's iron hematoxylin）溶液　包含 A 液和 B 液，现配现用。

5. 0.5% 盐酸-乙醇溶液

6. 酸性品红溶液　将比布里希猩红（biebrich scarlet）0.45mg、酸性品红（acid fuchsin）0.05mg、冰醋酸 0.5mL 加至 50mL 纯水中形成

7. 磷钨酸溶液（phosphotungstic acid solution）　将磷钼酸（phosphomolybdic acid）2.5mg、磷钨酸（phosphotungstic acid）2.5mg 溶解到 100mL 的纯水中形成。

8. 苯胺蓝溶液（aniline blue solution）　将苯胺蓝（aniline blue）1mg 和冰醋酸 0.8mL 溶解到 40mL 纯水中形成。

9. 1% 冰醋酸　将 1mL 冰醋酸溶解到 99mL 纯水中形成。

（二）仪器耗材

1. 纯水仪

2. 低倍显微镜

3. 盖玻片

（三）实验步骤

1. 对于石蜡包埋的组织切片，需先进行脱蜡和梯度复水（梯度乙醇复水），最后将组织切片放入水中清洗三次，每次 5min。如果是冰冻切片，其本身没有经过蜡处理，不需要脱蜡和梯度复水的过程。

2. 将 Bouin's Solution 加入组织切片中，在 58℃下孵育 15min。然后在纯水中清洗三次，每次 5min。

3. 将组织切片浸泡在铁苏木素的溶液中 5min。然后在纯水中清洗三次，每次 5min。

4. 放在 0.5% 浓度的盐酸-乙醇溶液中浸泡 5 ~ 15s。然后在纯水清洗三次，每次 5min。

5. 放入酸性品红溶液中，常温孵育 5min。然后在纯水中清洗三次，每次 5min。

6. 放入磷钨酸溶液中作用 5min。然后在纯水中清洗三次，每次 5min。

7. 直接将样本放入苯胺蓝溶液中，常温孵育 20 ~ 30min。然后在纯水中清洗三次，每次 5min。

8. 将组织样本过冰醋酸 5 ~ 15s。然后在纯水中清洗三次，每次 5min。

9. 组织样本梯度脱水，后放入二甲苯溶液中 2 次，每次 2min。

10. 封片。

Masson 三色染色后，细胞质、肌纤维组织、角质层和一般纤维蛋白通常呈红色，而胶原一般呈蓝色。由于牙本质中含有大量的钙盐及胶原纤维，故常用于牙的组织形态学检测中。其中细胞质及牙釉质呈红色，牙本质呈蓝色（图 2-6）。

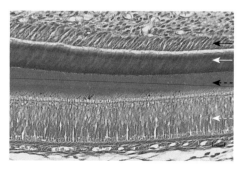

图 2-6　四周龄野生型小鼠切牙 Masson 三色染色

黑色箭头：成牙质细胞；白色箭头：牙本质；黑色虚线箭头：牙釉质；白色虚线箭头：成釉细胞。（标尺 20μm）

六、番红 O 染色技术

番红 O 染色（Safranin O staining）主要用于显示软骨组织，碱性染料番红 O 与软骨组织中硫酸软骨素等多糖中的嗜碱性基团结合后呈现红色，多用于软骨组织相关研究。

（一）实验试剂

1. 二甲苯
2. 100% 乙醇、95% 乙醇溶液、70% 乙醇溶液、50% 乙醇溶液
3. 铁–苏木素溶液　1∶1 混合铁–苏木素溶液（现用现配）。
4. 1% 盐酸–乙醇溶液　将 1mL 浓盐酸（36.5%～38%）加至 99mL 的 70% 乙醇溶液中形成。
5. 0.02% 固绿（fast green）溶液　称量 0.02g 固绿溶解到 100mL 纯水中形成。
6. 1% 乙酸溶液　将 1mL 的乙酸溶液加至 99mL 的纯水中形成。
7. 2% 番红 O 溶液　将 2g 番红 O 干粉溶解到 100mL 水中形成。

（二）仪器耗材

1. 纯水仪
2. 低倍显微镜
3. 盖玻片

（三）实验步骤

1. 准备好待染色的组织切片（如果是石蜡组织切片，需进行脱蜡到复水的流程后方可进行）。
2. 将配好的铁–苏木素溶液加到组织切片上，作用 5min。然后将组织切片放入纯水中清洗三次，每次 2～5min。
3. 用 1% 盐酸–乙醇溶液清洗组织切片，清洗时间不宜过长，约 30s 即可。再用纯水清洗三次，每次 2～5min。
4. 用 0.02% 的固绿溶液先染背景色。将 0.02% 的固绿溶液加到组织切片上，如果是冰冻切片，组织片只需染色 1min 左右即可，对于石蜡包埋的组织切片，则需要染色约 5min 左右。
5. 吸走固绿溶液后，直接在组织切片上加入 1% 乙酸溶液。对于冰冻切片，一般只需要用乙酸溶液浸润组织切片即可，而对于石蜡包埋的组织切片，时间要适当延长。
6. 吸走乙酸溶液后，组织切片不做纯水的清洗，直接在组织切片上加入 2% 番红 O 溶液。冰冻切片的着色会明显快于石蜡切片，在染色约 15min 左右，吸走番红 O 溶液，观察组织样本是否着色，如果着色，即可停止；

如果没有着色或者颜色较浅，则延长作用时间到 1h。

7. 染色完成后，将组织切片放入纯水中清洗三次，每次 5min。

8. 梯度脱水：建议从 50%→70%→95% 乙醇溶液到 100% 乙醇逐步脱水，每种浓度作用两次，每次 2min。

9. 脱水完成后，取出组织切片，在 100% 乙醇的浸润下封片。在脱水完成后不可浸二甲苯，二甲苯会使番红 O 脱色。

番红 O 染色软骨组织可得到图 2-7 的结果。石蜡切片的番红 O 染色往往比冰冻切片的染色偏淡，得不到冰冻切片的血红色。

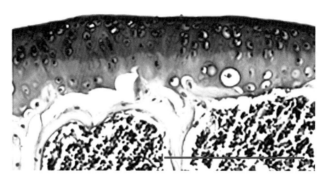

图 2-7　小鼠的关节软骨的番红 O 染色

（标尺 50μm）

七、阿尔新兰染色技术

阿尔新兰（alcian blue）是一种阳离子染料，可以在酸性环境下将软骨组织中的蛋白多糖染为深蓝色，常用于软骨组织的显示。

（一）实验试剂

1. 二甲苯

2. 100% 乙醇、95% 乙醇溶液、70% 乙醇溶液、50% 乙醇溶液

3. 3% 冰醋酸溶液　将 3mL 冰醋酸加至 97mL 纯水中形成。

4. 阿尔新兰溶液　将 1g 阿尔新兰（alcian blue，8GX）溶解到 90mL 3% 的冰醋酸溶液中，用纯冰醋酸溶液调节其 pH 到 2.5，之后定容至 100mL 形成。

5. 0.1% 核固红溶液　将 0.1g 核固红、5g 硫酸铝（aluminum sulfate）融入 100mL 纯水中形成。整个配制的过程需要缓慢加热至沸腾，使核固红充分溶解，之后冷却。最后用滤纸过滤后，溶液中加入少许麝香草酚（thymol）作为溶液保护剂。

（二）仪器耗材

1. 纯水仪
2. 低倍显微镜
3. 盖玻片

（三）实验步骤

1. 对于石蜡包埋的组织切片，先进行脱蜡和梯度复水。对于冰冻切片，保证切片的完整性（即尽可能不脱片）。

2. 将组织切片放入 pH 2.5 的阿尔新兰溶液中，进行常温孵育染色30min。观察组织样本着色的情况，对于有过一定时间的石蜡切片，其染色效果会低于冰冻切片。当观察到软骨组织呈蓝色后，停止孵育（图 2-8）。

3. 将组织切片在纯水中清洗三次，每次 5min。使非软骨组织上不再有蓝色染色出现。

4. 用 0.1% 的核固红染色细胞核，浸染 5min 后，观察其背景核着色的情况，核着色达到较为均一后，停止着色。

5. 将组织切片在纯水中清洗三次，每次 5min。

6. 将组织切片进行脱水（95% 乙醇溶液脱水 2 次，每次 2min，后用100% 乙醇脱水 2 次，每次 2min）。

7. 将组织切片放入二甲苯溶液中浸泡 2 次，每次 2min。

8. 封片。

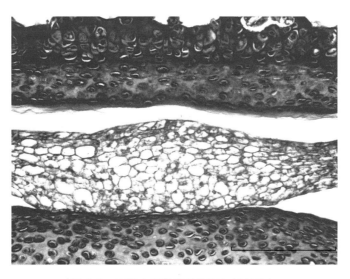

图 2-8　正常小鼠的脊柱的阿尔新兰染色

（标尺 100μm）

八、甲苯胺蓝染色技术

未脱钙的骨组织切片经甲苯胺蓝染色（toluidine blue staining）以后，可清晰地分辨出骨细胞、成骨及破骨细胞。矿化骨组织染为深蓝色，浅蓝色为尚未矿化的骨基质，常用于成骨细胞的骨组织形态学测量。

（一）实验试剂

1. 二甲苯

2. 100% 乙醇、95% 乙醇溶液、70% 乙醇溶液、50% 乙醇溶液

3. 甲苯胺蓝工作液　将 1g 甲苯胺蓝溶解到 100mL 75% 的乙醇溶液中形成甲苯胺蓝储液，将 5mL 甲苯胺蓝的储液加至 45mL 1% 的 pH ~ 2.3 的氯化钠溶液中。充分混合后，使其 pH 维持在 ~ 2.3，不可超过 2.5。

4. 1% 氯化钠溶液　将 0.5g 氯化钠粉末溶解到 45mL 纯水中，待完全溶解后，用冰醋酸（或盐酸）溶液调整其 pH 使其达到 2.0 ~ 2.5，定容至 50mL。

（二）仪器耗材

1. 纯水仪

2. 低倍显微镜

3. 盖玻片

（三）实验步骤

1. 对于石蜡包埋的组织切片，请先进行脱蜡（浸没二甲苯两次，每次 10min）和复水（梯度乙醇复水）。对于冰冻切片，保证切片的完整性（即尽可能不脱片）。

2. 将组织切片放入甲苯胺蓝的工作液中，孵育 2 ~ 5min。

3. 取出切片，放入纯水中清洗三次，每次 5min。

4. 将组织切片进行脱水（95% 乙醇溶液脱水 2 次，每次 2min，后用 100% 乙醇脱水 2 次，每次 2min）。

5. 将组织切片放入二甲苯溶液中浸泡 2 次，每次 2min。

6. 进行组织封片。

甲苯胺蓝染色后，细胞呈紫罗兰色或是红紫色，而组织背景呈蓝色（图 2-9）。

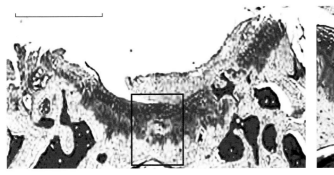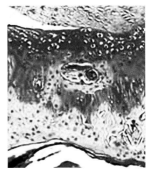

图 2-9　关节软骨甲苯胺蓝染色

（标尺 500μm）

九、碱性磷酸酶染色技术

碱性磷酸酶（alkaline phosphatase，ALP）是广泛存在于骨、肝脏、肾脏等组织经肝脏向胆外排出的一种酶，临床上检测 ALP 主要用于骨骼、肝脏系统疾病的诊断。在骨组织中，ALP 活性在前成骨细胞、成骨细胞、骨小梁表面的衬里细胞中表达较高，在新骨形成的过程中，ALP 活性可以在类骨质中被检测到，故 ALP 染色主要用于检测骨改建过程中成骨细胞系的活动。

（一）实验试剂

1. 二甲苯

2. 100% 乙醇、95% 乙醇溶液、70% 乙醇溶液、50% 乙醇溶液

3. 底物工作溶液　将 2g 的萘酚 AS-MX 磷酸盐溶解到 100mL 二甲基甲酰胺的溶剂中形成萘酚 AS-MX 磷酸盐溶液。将 0.25mL 配好的萘酚 AS-MX 磷酸盐溶液加至 pH=8.74 的 Tris- 盐酸溶液 25mL 中，最后补水定容至 50mL，即形成底物工作液。

4. 苏木素溶液

5. 1% 盐酸-乙醇溶液　将 1mL 浓盐酸（36.5% ~ 38%）加至 99mL 的 70% 乙醇溶液中。

6. 0.02% 固绿溶液

（二）仪器耗材

1. 纯水仪

2. 低倍显微镜

3. 盖玻片

（三）实验步骤

1. 对于石蜡包埋的组织切片，需先进行脱蜡和梯度复水。对于冰冻切片，保证切片的完整性（即尽可能不脱片）。

2. 使组织切片浸没底物工作液中，在37℃下孵育30~60min。之后取出切片，观察切片颜色是否有红色染色出现。如果形成红色染色（图2-10），说明该处形成了碱性磷酸酶的活性染色。而对于没有着色的区域，背景为黄色或橙黄色。染色区和背景区将形成鲜明的显色对比。

3. 将切片放入纯水中清洗三次，每次5min。

4. 如果用苏木素衬染组织切片，一般加入新鲜的苏木素溶液约45s即可，取出后先过新鲜的1%盐酸–乙醇约45s，后过0.2%氨水溶液使细胞核返蓝后，终止衬染。如果用新鲜的固绿进行背景衬染的话，将0.02%固绿溶液加入组织切片中，染色约5min后，用纯水清洗三次，每次5min。

5. 衬染完毕后，可以用乙醇溶液进行一定程度的脱水，待乙醇溶液彻底干燥后进行封片。不建议过二甲苯，因为染色可能在过二甲苯的过程中掉色。

6. 封片后的组织放在通风橱24h使其风干凝固，采图。

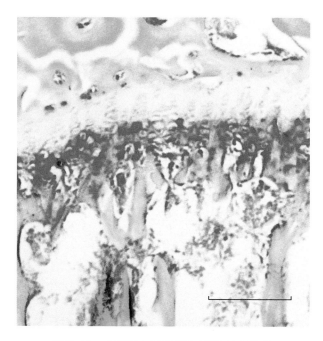

图2-10　八周龄小鼠股骨生长板ALP染色

红色为ALP阳性

（标尺100μm）

十、阿尔新兰-茜素红骨骼染色技术

阿尔新兰-茜素红骨骼染色（alcian blue-alizarin red skeleton staining）主要用于大体观察骨骼的发育情况，其中阿尔新兰染液将软骨及未矿化的骨组织染为蓝色，茜素红染液将矿化骨组织染为红色，是常用于研究骨发育早期改变的一种常用染色方法[6]。

（一）实验试剂

1. 95% 乙醇溶液
2. 丙酮溶液
3. 骨骼系统染色液　将 0.3g 阿尔新兰溶解到 100mL 70% 乙醇溶液中形成 0.3% 阿尔新兰-乙醇溶液。将 0.1g 茜素红溶解到 100mL 95% 乙醇溶液中形成 0.1% 茜素红-乙醇溶液。1 份 0.3% 阿尔新兰-乙醇溶液：1 份 0.1% 茜素红-乙醇溶液：1 份冰醋酸：17 份 70% 的乙醇溶液，从而形成 1∶1∶1∶17 的染色工作液，染色工作液尽量现用现配，尽可能避光。
4. 1% 氢氧化钾溶液　将 1g 氢氧化钾（KOH）溶解到 100mL 纯水中形成。
5. 甘油
6. PBS 缓冲液

（二）仪器耗材

1. 低倍显微镜
2. 体式显微镜
3. 洁净的 15/50mL 实验用 EP 管
4. 纯水仪

（三）实验步骤

1. 实验开始前，用剪尾的形式进行基因鉴定，尽量避免剪脚趾进行鉴定，保持小鼠整体骨骼的完整性。
2. 以安乐死的方式处死待染色的新生小鼠（骨骼系统染色的小鼠一般为新生小鼠或是出生后 2 周以内的小鼠，用于骨骼发育研究。本实验方法以新生小鼠为例）。处死后的小鼠放置于冰上，进行接下来的处理。处死的小鼠一般立即进行以下步骤实验，不宜超过 24h。
3. 用手术钳、手术剪和细头镊子去除全身皮肤，特别小心去除脚趾上沿皮肤的同时保持脚趾无损。

4. 掏空内脏并特别除腹膜和胸膜，使后继染色液能够完全浸没胸腔骨骼。

5. 尽量去除颈部前后的脂肪组织，以免影响头颈部染色效果。

6. 在室温下用95%的乙醇溶液固定去除皮肤、内脏和脂肪的小鼠。固定时间可以为3天到3个月，视实验进展而定。期间可以更换95%的乙醇溶液1次到2次。

7. 固定完成后，在室温下，将小鼠放进丙酮中放置2天，每天换一次丙酮溶液，以除去多余的脂肪组织。

8. 将小鼠放入骨骼系统染色液中，染色的时间根据染色效果而定。

9. 染色完成后，使样本在纯水中清洗数次。

10. 将清洗后的小鼠放置在1%氢氧化钾溶液中，使其肌肉和其他软组织透明化。为避免染色组织受氢氧化钾溶液损伤，建议用20%甘油+80%氢氧化钾溶液（1%）作用6~24h；接着40%甘油+60%氢氧化钾溶液（1%）作用6~24h；接着70%甘油+30%氢氧化钾溶液（1%）作用6~24h；最后换成100%甘油。作用时间的长短视组织样本的大小和年龄而定。

11. 储存小鼠骨骼系统于100%甘油中或者50%甘油+50% PBS缓冲液中，为了增强透明性，在拍摄骨骼系统照片时，用50%甘油+50% PBS的溶液。

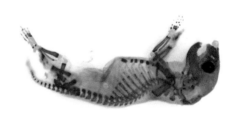

图2-11 新生小鼠的骨骼染色

在所获得的骨骼系统染色的效果图（图2-11）中，红色染色是茜素红着色，代表成骨部分。蓝色染色是阿尔新兰着色，代表软骨部分。

（谢静）

第三节　影像技术

牙颌面发育与再生实验设计的常用影像技术通常包括X线、显微CT、小动物活体成像和磁共振成像（MRI）等四种，其中X线片可以提供快速简便的二维影像图像，显微CT、小动物活体成像和MRI均为三维成像技术。离体骨组织的高分辨率显微CT扫描分析是目前评价骨组织表型应用最为广泛的影像技术。最新的小动物活体成像技术将传统的细胞及分子生物学研究由体外转移到活体内，将连续实时动态地在细胞及分子水平上观测生物学过程变成可能。

一、X线技术

X线是一种波长0.001nm～1nm的电磁波，均质的X线在穿透不同厚度、不同密度、不同原子序数的物质后发生不同程度的衰减，再作用于探测系统，经影像后处理（或暗室化学处理），形成灰阶图像，可反映组织结构的解剖与病理情况，被广泛应用于临床医学影像检查。

（一）仪器耗材
1. X线机
2. 胶片
3. 成像板、读取装置

（二）实验步骤
1. 接通电源，调节电源电压至额定电压（220V或380V），进行充分的预热。
2. 根据拍摄部位和目的选择合适的胶片。
3. 根据摄影或透视的需要，选择台位交换、技术选择开关和曝光条件。
4. 校对X线中心对准样本，曝光。

需要注意：
1. 目前市场上有多种不同的X线机，其操作步骤、图像获取、分析、结果报告等方面均不完全一致。使用人员在操作前必须熟悉该设备的规格、性能和正确的操作方法。
2. 尽量减少影响图像质量的因素，选择合适的窗宽、窗位和像素。操作前，应先检查控制台面上的各种仪表、开关等是否处于正常位置。
3. 在曝光过程中，观察机器负载运转是否正常，一旦出现异常情况，应立刻终止，停机检查。
4. 每次机器使用完毕后，应将控制台各个调节旋钮回复至正常起始点。

二、显微 CT 技术

显微 CT（micro computed tomography，micro-CT），又称微型 CT，是一种非破坏性的 3D 成像技术，可以在不破坏样本的情况下获取样本内部的三维显微结构，完成 micro-CT 扫描和分析的样本还可用于组织切片等后续实验。

与临床 CT 普遍采用的扇形 X 线束（fan beam）不同的是，micro-CT 通常采用锥形 X 线束（cone beam）。采用锥形束不仅能够获得真正各向同性的容积图像，提高空间分辨率，提高线利用率，而且在采集相同 3D 图像时速度远远快于扇形束。

micro-CT 扫描获取的原始数据可以通过分析软件，将各个角度的图像进行三维重建，还原成在软件中可分析的 3D 图像；可观察样本内部的各个截面的相关信息；可对样本感兴趣部分进行 2D 和 3D 分析；还可以制作直观的 3D 动画等。

（一）仪器耗材

1．micro-CT 扫描系统

2．micro-CT 分析软件

（二）实验步骤

1．实验对象准备　对于离体标本（例如骨骼、牙）或其他材质的样品，分析内部结构和力学特性。活体对象通常为小鼠、大鼠或兔等活体小动物，将其麻醉或固定后扫描。

2．图像获取　将需要扫描的样本调整好方向放入样品架上。可将样品放入乙醇、生理盐水、固定液等介质中进行扫描，但扫描获取的图像对比度不如在空气中进行扫描所获取的图像高。一般在 20～100kVp 下进行扫描，根据扫描样本的大小设定合适的体素及分辨率。

3．软件分析

（1）File 菜单中打开扫描原始文件，进入"contouring"界面，点击"contour"按钮，沿逆时针方向圈出所要分析的范围，沿顺时针方向划掉不需要分析的部分，并进行适当调整。无须每个层面都进行 contour，可选取分析区域的几个层面 contour 后，点击"morph range"按钮，即可初步形成感兴趣区（volume of interest，VOI），再根据具体情况对 VOI 进行相应的调整，最终确定 VOI。

（2）根据图像拖动阈值按钮选择适当的阈值（通常选择直方图峰值中间

的位置）。

（3）点击"starter scripts"选择需要运行的脚本进行分析。

4. 三维图像采集

（1）点击"3D Viewer"，打开扫描文件，生成 3D 重建图像。通过"rotation""roll""cutplane"等按钮，将 3D 重建图像调节至适当的方向及截面后。

（2）点击"options"，选择"values"来调整明暗度；选择"object/display properties..."来显示、隐藏或改变颜色。

（3）调整好图像后，即可进行 3D 图像采集。

需要注意：

1. 目前市场上有多个不同的 micro-CT 系统，从图像获取、分析到结果报告等方面均不完全一致，建议遵守美国骨与矿物质研究协会（ASBMR）发布的指南[7]。

2. 2D 截面或 3D 重建图像都可以用于展示 micro-CT 扫描分析的结果，但是"代表性图片"选择的标准必须在方法或者图注中交代。

三、小动物活体成像技术

小动物活体成像技术主要通过应用生物发光（bioluminescence）或荧光（fluorescence）技术对活体状态下的生物过程进行标记和示踪，采用高灵敏度的电荷耦合器件（charge coupled device，CCD）配合暗箱和图像拍摄软件，从而实现组织、细胞甚至是分子水平的定性和定量研究[8]。该技术的基本原理在于光能够穿透实验动物组织并且能够被仪器量化检测到其发光强度，进而反映目标基因或细胞的数量[9]。

生物发光技术通过将荧光素酶基因（luciferase）插入目标基因的启动子，实现荧光素酶的稳定表达，合成的荧光蛋白与体外注射的小分子底物在氧和 ATP 存在的条件下发生氧化还原反应产生荧光；而荧光技术则采用绿色荧光蛋白（green fluorescence protein，GFP）、红色荧光蛋白（red fluorescence protein，RFP）等荧光报告基因或 FITC、Cy5、Cy5.5、Cy7 等荧光素进行标记，通过激发荧光基团达到高能量状态产生发射光。

生物发光技术由于不需要外源性激发光，不会损伤体内正常细胞，有利于长期观察。荧光技术的信号虽强于生物发光，但非特异性荧光的信噪比却远低于生物发光，难以消除的背景噪音在一定程度上降低了荧光成像的灵敏度。所以目前高水平的文章还是多应用生物发光技术。但是，荧光成像技术有操作简单、结果直观和标记靶点多样等优点。研究者可以根据具体实验的要求，结合两者的特点选择合适的方法。例如：可利用 GFP 和 luciferase 对细胞和动物进行双重标记，应用荧光成像技术进行体外细胞生物学和分子生物学的研究，然后应用生物发光技术进行动物体内检测。

在骨代谢领域，有学者合成了一种近红外线荧光（near-infrared fluorescence，NIR）双磷酸盐衍生物，该荧光染料能够在体内和体外迅速并且特异地与羟基磷灰石结合，静脉注射后可观察活体内成骨细胞的活动，这项技术可以应用于研究骨骼发育、成骨细胞的新陈代谢、冠状动脉粥样硬化和其他人类疾病过程。

与传统的体外成像方式相比，活体体内成像具有以下显著优势：

1. 特异性强，能够反映特定基因的表达和细胞的时空分布，将实时动态地在细胞、基因水平上研究活体内相关生物学过程变为可能。

2. 实验效率高、成本低，能够对同一研究对象进行长时间的跟踪成像，数据的可比性强，排除了个体差异对实验结果的影响，避免在不同时间点处死实验动物并分别进行检测，在提高实验效率的同时还能节约科研经费。

3. 可用于对转基因动物的表型进行直接的观测并进行定量分析。

4. 安全，不涉及放射性物质和方法。

5. 操作简单、结果直观、灵敏度高。

（一）实验试剂

1. 荧光染料

2. 麻醉剂

3. 脱毛膏

（二）仪器耗材

1. 小动物活体成像系统

2. 分子成像软件

（三）实验步骤

1. 实验对象准备　依据实验动物伦理要求，根据实验需要，通过尾静脉注射、皮下移植或原位移植等方法接种已被标记的细胞或组织。生物发光技术可用于标记单个视野中 5～300 个细胞，荧光技术则要求单个视野中至少 300 个发光细胞。此外，活体成像技术还能够在不同时间点观察细胞的存活状态及分布位置的变化，即示踪。近期，有学者研发了一种重组荧光素酶报告分子，该分子在哺乳动物细胞内表达时荧光活性下降，而在正发生凋亡的细胞中，caspase-3 蛋白酶特异性剪切其抑制蛋白后，该荧光素酶的荧光活性得到恢复，从而实现对凋亡细胞的标记[10]。转基因动物模型的构建则可用于基因层面的研究，研究者可以根据不同的科学问题将靶基因进行荧光素酶标记后转入实验动物体内，构建所需疾病模型。若需进行吸入麻醉，将麻醉剂倒入麻醉机中，并确认检查窗中液体位于"Min"和"Max"之间。若采用生物发光成像，体内注射外源性荧光素酶底物。

2. 操作步骤

（1）首先，将 X 线光源的开关开至"ON"的位置。

（2）将主机后方的电源开关开至"ON"的位置（大约需要 20min 预冷）。

（3）打开麻醉机（需要时），对实验对象进行麻醉。

（4）将实验对象置于托盘中，拍照部位朝下，并将四肢伸展，将托盘放置于暗箱拍摄位置（托盘缺口朝右）。

（5）分子成像软件操作

1）单击"capture in-vivo xtreme"按钮，打开拍摄参数。

2）点击"foreground"和"background"按钮切换主图像和背景图像。

3）File 菜单可以创建、编辑或执行一个 protocol。

4）选择拍照模式（modality），共 5 种：分别为荧光（fluorescence）、化学发光（luminescence）、同位素（radioisotopic）、X 线、反射光（reflectance），此外，还可以有定制模式（custom）。

5）选择光源，依据不同发光方式选择对应光源（表 2-1）：

表 2-1　发光方式及对应光源选择

发光方式	对应光源
生物发光、同位素	iuminescence
反射光	reflectance RGB
荧光和白光	multi-wavelength
X 线	X 线

为保证图像质量，凡是开启了光源的实验，都必须设置合适的校正文件（表 2-2）。荧光、白光和反射光的校正文件与焦距、光圈大小、成像视野和激发发射波长有关；X 线校正文件与焦距、光圈大小、成像视野和铝膜有关。所以，当改变拍摄程序中的以上参数时，须设置校正文件重新拍摄。

表 2-2　设置校正文件的具体方法

reference file	对应校正方法
"none"	不应用校正文件
"auto"	软件自动选择匹配的校正文件
"manual"	拍完正常图像后，移除样品和托盘，再拍摄校正文件

①选择滤光片（X 线拍摄时），铝膜越厚，过滤掉低能量的 X 线就越多，骨骼和肌肉的对比度越高，图像越清晰。例如大鼠对骨骼清晰度要求高或需要进行骨密度分析的图像，建议选择 0.8mm 厚的铝膜。

②荧光拍摄时选择激发和发射滤光片（表 2-3）。

表 2-3　常用荧光蛋白及荧光染料的激发和发射波长

	激发光谱 EM （emission spectrum）	发射光谱 EX （excitation spectrum）
GFP	520nm	480nm
dsRed/RFP	600nm	530nm
Cy5	680nm	630nm
Cy5.5	700nm	630nm
Cy7	780nm	700nm

（6）相机设置

1）依据发光方式选择 CCD 在采集图像时的读取速度（表 2-4）。

表 2-4　发光方式对应模式（mode）

发光方式	mode
荧光、反射光和 X 线	"high speed"
化学发光、同位素	"high sensitivity"

2）选择"binning"（像素合并）：通过将 CCD 的几个相邻像素合并为一个像素在图像中呈现，提高拍摄的灵敏度和响应速度。拍摄化学发光和同位素等信号比较弱的图像时可以将 binning 设置为 4×4 以上。

3）选择"FOV"（成像面积）。

4）选择"fStop"（光圈大小）：数值越小，通光量越大，成像信号越强。

5）选择"focal plane"（成像的焦距）：在托盘上选择 T 线，在小样品台选择 mag stage。

6）点击"preview"进入预览界面。

7）点击"capture"按钮进行最终拍摄成像。

8）保存并导出图像。

9）图像分析：发光面积、总光子数、光子强度等参数。

（7）关机：原则上小动物活体成像系统不建议关机，不使用时将计算机关闭即可，仪器则自动进入待机状态。若连续 2 月以上不进行实验，关机与开机顺序相反操作即可。

需要注意：

1. 由于小动物活体成像技术是在体外检测活体体内发出的信号，所以成像的结果受到体内发光光源的深度和位置的影响，如波长较短的荧光由于其穿透效率低，多用于皮下和解剖后脏器的直接成像；而深部脏器和体内转移的观察多选用荧光素酶标记。

2. 光在哺乳动物体内传播遇到细胞膜和细胞质时会发生折射，血红蛋白能吸收可见光中大部分的蓝绿光波段，而水和脂质主要吸收除 590nm ~ 800nm 以外的红外光，所以波长超过 600nm 的红外光虽有小部分散射消耗，但大部分可以穿透哺乳动物组织被高灵敏度 CCD 检测到，为成像观察的最佳选择。

3. 生物发光成像需要外源性注射荧光素酶的底物，底物在体内的分布及其药代动力学会影响到最终信号的产生。同时，该反应还需要氧、镁离子和 ATP 等物质的参与，所以生物发光成像还受到体内环境的影响。

4. 荧光成像时，动物在受到激发光激发后，会产生非特异性的荧光而影响检测的特异性和灵敏度。例如采用 GFP 成像时，皮毛中的黑色素会产生波长峰值在 500nm ~ 520nm 的自发荧光背景，应当在成像前对感兴趣部位进行备皮和脱毛处理以减少自发荧光。

5. 若预览时图像信号较弱，可适当延长曝光时间，但是延长曝光时间在增强目的信号的同时也放大了背景噪音而产生非特异性的背景杂点。

小动物活体成像技术将传统的细胞及分子生物学研究由体外转移到活体内，将连续实时动态地在细胞及分子水平上观测生物学过程变成可能，相比传统的 CT、PET 及 MRI 等检测手段操作更为简便且检测灵敏度更高。随着该技术的广泛应用，学者们研发了越来越多发光强度更高、体内稳定性更好的荧光物质，但该技术目前仍存在一些不足之处：①荧光成像需要激发光激发，而活体生物自身接受激发光会产生一定的自发荧光，因此存在一定的背景噪音；②生物发光技术存在一定的光吸收和光散射作用，因此成像深度受限，目前多应用近红外标记探针；③目前仅是二维成像，且荧光强度为半定量，仅用于小动物。

四、磁共振成像技术

磁共振成像（magnetic resonance imaging，MRI），是利用射频脉冲（radio frequency，RF）激发置于强磁场中的自旋原子核的物质，产生核磁共振，用感应线圈采集磁共振信号，经过空间编码、图像重建而得到一种数字图像。

MRI 无电离辐射，具有高效性、无创性、高信噪比（signal-noise ratio）的优点，空间分辨率可到达到 10-50μm。适用于大鼠、小鼠、兔等小动物的高分辨磁共振平扫/增强扫描、弥散加权磁共振扫描、磁共振血管造影、磁共振功能扫描。MRI 可用于检测肿瘤生长，活体跟踪小动物的肿瘤生长，对体积进行精确量化；也可提供骨骼的形态学和解剖学影像，检测骨坏死和炎症，长期跟踪疾病发展过程和治疗效果。

（石佳玉　刘蔚晴）

第四节　生物力学检测技术

生物力学是应用力学原理来研究生物体中力学问题的生物学与力学相互渗透融合而形成的一门新兴交叉学科，生物力学与口腔医学进一步交叉融合形成的口腔生物力学在研究牙颌面发育与再生相关基础科学问题、解决口腔临床实际问题以及研发口腔临床新技术手段中有着广泛的应用。

分析骨骼在外力作用下的骨内部形态、结构及力学特性的变化，是评价骨质和骨量的一种客观可靠的方法，骨密度（bone mineral density，BMD）指标虽然常被用于评价骨的脆性并预测骨折的发生，但临床研究中发现有许多脆性骨折患者的骨密度正常甚至高于骨质疏松诊断标准（T 值 ≥ −2.5）。其次，骨量增加并不一定意味着骨强度的增加。因此，在临床前动物实验评价骨质疏松药物疗效时，仅有骨形态计量学和骨密度等参数并不能准确地反映骨强度的变化，还需要进行生物力学检测，观察实际骨折的结果和外力作用下骨骼的内部效应比其他的替代参数更为客观、直接并具有说服力。

人和动物的骨组织的压缩、拉伸、断裂等力学特性和状态参数都可应用材料力学的基本原理和公式。但是与均质的材料不同，骨组织在形态、组成和力学性质都是各向异性的。

骨组织生物力学检测是利用力学的原理和研究方法，根据人和动物骨及关节的解剖特征和力学性质，分析并评价其相应生物力学性能，本节将着重介绍三点弯曲试验、推入/推出/拉出试验以及三维有限元分析技术。

一、三点弯曲试验技术

骨的力学性能通常包括压缩、拉伸和弯曲应变。其中压缩试验（compressive test）常用于椎骨的检测；拉伸试验（tensible test）的受力模式与生理状态下正好相反，所以在实际研究中较少采用；而弯曲试验（bending test）多用于检测长骨骨干对于外力的抵抗，是目前最为常用的检测手段。试验结果主要反映骨组织或修复再生骨组织的结构力学特征，受到骨结构、成分、骨改建和再生过程中骨几何形状变化的影响。

弯曲试验主要可分为三点弯曲和四点弯曲，其中四点弯曲试验要求各加力点上的载荷完全一致，在啮齿类动物的长骨中开展该技术难度较大。所以本部分将重点介绍较为常用且简单易行的三点弯曲试验。

（一）仪器耗材
万能材料试验系统及软件

（二）实验步骤
1. 处死实验动物，分离肌肉和软组织，生理盐水纱布包裹股骨或胫骨标本（也可浸泡于生理盐水中），−20℃保存，测试前需提前 12h 将样本取出置于室温下回温。

2. 标准温度和湿度下，将长骨标本平放（宽面朝上）于固定槽内，形成简支梁形式。

3. 设置弯曲试验跨距，通常为骨标本直径的 16 倍（大鼠长骨约 15mm，小鼠长骨约 10mm）。连接传感器的探头缓慢移动至与骨标本接触，运行软件，以大鼠 1.5mm/min 的加载速度施加压力，运行 2.5mm（小鼠 1mm/min，运行 2mm）。传感器测量弯曲变形，直至长骨标本断裂得到载荷−变形曲线（图 2-12），从该曲线可直接导出相关力学参数：弹性模量（elastic，N/mm^2）、

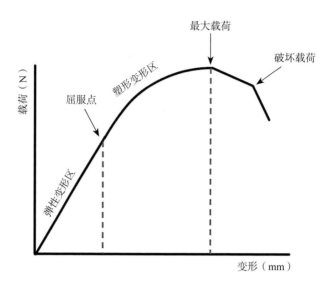

图 2-12　骨的载荷-变形曲线

最大载荷（maximum load，N）、最大应力（maximum stress，N/mm²）、破坏载荷（failure load，N）、破坏应力（failure stress，N/mm²）。

4. 结果分析：在弹性变形区，形变随着荷载的增加而线性增加，此时去除荷载骨组织可基本复原；在塑性变形区，随着荷载的增加，骨组织发生不可逆的永久损害；在最大载荷点以后，骨组织开始发生严重破坏，曲线开始下降；在破坏载荷点之后，长骨发生断裂，曲线呈直线下滑。

需要注意：

1. 实际载荷-变形曲线常常与理论上存在一定的差异，有时可能出现一定的平台期，平台期的长短与骨组织的微观结构、加载装置的刚度和加载速度等均存在一定的关系。

2. 传统的三点弯曲试验也存在一定局限性，其检测的是长骨骨干而非干骺端的力学性能，而临床上骨质疏松性骨折好发于骨松质丰富的干骺端。文献中有报道骨质疏松动物模型中骨形态计量参数和骨密度虽发生显著变化，但采用传统三点弯曲法测得的力学参数却无统计学差异[11]。有学者提出可以在干骺端而不是骨干进行三点弯曲测试，以期实现更有临床意义的骨生物力学检测[12]。

3. 需要强调的是，虽然三点弯曲试验结果能够反映骨的强度等力学特性，但目前尚无统一的试验标准，所以不同实验室做出的实验结果的可比性较低。

二、推入／推出／拉出试验技术

对于实验动物植入种植体骨结合强度的检测，主要分为破坏性和非破坏性两种。非破坏性检测方法包括叩诊试验（percussion test）、超声波传播试验（ultrasonic wave propagation）、共振频率分析（resonance frequency analysis）以及 micro-CT 等。因其检测过程并不破坏种植体与骨的结合，所以适用于在多个时间节点上的追踪实验以及临床研究。但是其缺点在于这些检测手段多是通过声音、微震动等指标来间接检测种植体稳定性，准确度较差。破坏性检测方法一般从组织形态学和机械力学两个方面来进行。组织形态学检查即对携带有种植体的骨组织样本进行切片染色，光学显微镜下分析种植体周围骨量及其骨结合程度；而机械力学检测常用的方法主要包括张力试验（tensional test），插入／旋出扭矩分析（insertion/reverse torque analysis），推入／推出／拉出试验（push-in/push-out/pull-out test）等。破坏性试验虽然会破坏种植体与骨组织的结合，但因其检测方式更加直观，指标易于量化，故在实验中也有着非常广泛的应用。

在推入／推出／拉出试验中，检测仪器的施力杆对种植体施加与其长轴相平行的力，使其与周围骨组织脱离，对仪器检测到的荷载-位移曲线进行分析，可以获得关于种植体骨结合机械强度的指标，相关结果分析同三点弯曲试验。相较于其他机械力学检测方法，推入／推出／拉出试验的施力方向更接近于口腔种植体在咀嚼活动中的受力方向，能够更好地模拟实际情况。但是该试验方法缺点在于其一般只能用于对非螺纹种植体的检测。

推入与推出试验在方法和原理上并无显著差别，但由于推出试验的样本准备过程中需要在盲视情况下对种植体对侧骨质进行开孔，操作复杂性较大，初学者易不慎破坏种植体稳定性[13]。本节将以小鼠股骨远端种植体推入试验为例进行介绍。

（一）实验试剂
1. PBS 缓冲液
2. 自凝树脂液体及粉剂

（二）仪器耗材
1. 万能材料试验系统
2. 包埋盒
3. 蜡刀、牙科用蜡片
4. 牙科用手机及钻针

（三）实验步骤

1. 依据伦理要求，以安乐死的方式处死已植入种植体的小鼠，剪开腹部皮肤及筋膜，钝性分离股骨肌肉，暴露种植体顶端。

2. 分别在股骨头及股骨远端水平剪断关节囊，完整分离股骨。

3. 将分离的带种植体的股骨样本转移至 PBS 缓冲液中以保持其湿润。

4. 取出股骨样本，在种植体顶端及底部覆盖一层蜡片，以防止包埋过程中自凝树脂渗入种植体周围，影响试验结果（图 2-13）。

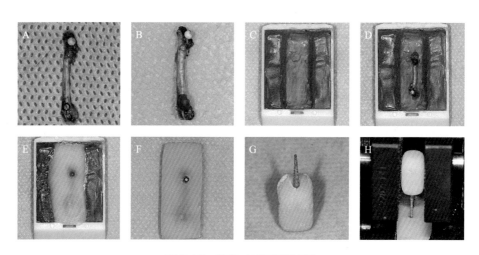

图 2-13　荷载-位移曲线检测

A. 完整解剖植入种植体的股骨　B. 于种植体表面覆盖一层蜡片　C. 制作包埋盒　D. 将样本放入包埋盒内，种植体顶端平行于包埋盒底部　E. 自凝树脂包埋，需暴露种植体顶端　F. 修整树脂块外形　G. 制作施力杆　H. 将样本及施力杆固定于样本夹头上，调整施力杆及样本的位置

5. 在包埋盒中铺上一层蜡片，以防止液体自凝树脂渗出。

6. 将样本放在包埋盒中，调拌自凝树脂，调拌完成后将自凝树脂倒入包埋盒中，包裹住样本，使种植体顶端与水平面平行。

7. 待自凝树脂硬固后取出，去除种植体顶端覆盖蜡片，使用牙科手机及金刚砂车针修整其外形，形成长方体形外观。

8. 调拌自凝树脂，待其到达面团期时将其塑形成立方体状，将裂钻末端插入自凝树脂块，硬固后作为施力杆。

9. 将包埋好的带有样本的树脂块以及施力杆置于万能材料试验系统的夹头上并夹紧。

10. 调整样本方向及位置，使施力杆正对种植体顶端并与其轻接触。

11. 设定压力杆速度为 1mm/min，开启仪器，待种植体脱位时暂停仪器，记录荷载-位移曲线。

需要注意:

1. 取材完成后的样本建议在新鲜状态下或冰冻处理后进行包埋,且在试验过程中应注意保持样本湿润。不可用多聚甲醛固定样本,以防止固定过程影响骨组织的机械性能。
2. 自凝树脂液体具有刺激性气味,建议调拌过程在通风橱内完成。
3. 应在自凝树脂到达面团期之前就将其倒入包埋盒中,否则将增加操作难度。

三、三维有限元分析技术

有限元分析法(finite element analysis,FEA)是一种重要的力学分析方法,本质上是一种求解连续介质力学问题的数值方法,其基本思想是将连续求解区域离散为有限个力学单元,通过逐一研究每个单元的性质从而获得整个连续求解区域的力学性质,目的是将空间从无线维转变为有限维,将结构从连续型转变为离散型,借助计算机快速精确地获得模型任何部位的应力值和位移值,主要应用于模型化几何形状复杂的求解区域,该研究方法高效、精确、成本低。

1973 年 Thresher 等学者率先将三维有限元分析用于人类牙的应力分析 [14],近年来该方法已经被广泛应用于牙颌面生物力学研究领域。本部分将以小鼠的股骨三维有限元分析为例介绍该技术。

骨组织的微观结构复杂,且不同部位的材料属性呈现出各向异性,所以对骨组织进行有限元分析,需要建立一个能够真实地反映骨内部微观结构并对其材料属性进行准确赋值的有限元模型。

外力作用于骨能够产生内部和外部两种效应,外部效应指外力改变骨骼的运动状态,本部分主要研究内部效应,即外力作用下骨内部形态结构的变化。通常使用应力和应变来描述骨骼的内部效应,骨的强度是其抵抗外力破坏的能力,骨的刚度、骨抵抗弯曲的能力,都属于骨的内在特性。

(一)仪器耗材

1. micro-CT
2. MIMICS 软件、ANSYS 软件

(二)实验步骤

1. 骨标本的制备:依据实验动物伦理,安乐死处死实验动物,分离肌肉和软组织,生理盐水纱布包裹股骨或胫骨标本(也可浸泡于生理盐水中),−20℃保存,测试前需提前 12h 将样本取出置于室温下回温。

2. 股骨三维有限元分析流程

（1）建立三维模型：micro-CT 扫描部分详见本章第三节，将 micro-CT 扫描所得的股骨断层影像数据导入 MIMICS 软件，生成矢状面、冠状面、轴面和三维重建 4 个视窗，通过设置阈值建立 Mask。通过对每层 Mask 修改建立平滑、连贯且无空洞的三维模型。

（2）划分网格：首先应用 MAGICS 9.9 软件对网格单元进行质量检测和优化，应用 MIMICS 软件中 FEA REMESH 模块进行网格划分，导出 ansys element files（.lis）文件，导入 ANSYS 软件。

（3）定义材料属性：将完成网格划分的股骨三维有限元模型重新导入 MIMICS 软件，将网格单元依据 CT 值划分为若干个等间隔的区域，用平均 CT 值对每个区域进行赋值。

（4）施加载荷并设置约束条件：固定股骨远端，垂直于股骨头施加约小鼠体重 1/4 的压力，肌肉韧带附着处施加约小鼠体重 1/8 的拉力，模拟小鼠静止直立时股骨受力情况。

需要注意：

1. 由于股骨在微观结构上由形状不规则骨小梁和骨髓腔构成，建立的三维模型必然存在噪点和空洞，需要在网格划分前对 CT 图像逐层进行修改，"erase"擦除噪声点，"draw"填补空洞，方能保证网格划分的顺利进行。

2. 由于小鼠股骨的三维重建模型并不规则，若直接应用 ANSYS 有限元软件进行网格划分，所得的网格质量差，影响最终的计算精度。所以，应用 MIMICS 软件中 FEA REMESH 模块对小鼠股骨的三维模型进行网格划分。

3. MIMICS 软件目前尚不支持三维模型的体网格划分，只能进行三角形单元面网格划分。若直接进行网格划分，所得网格质量差、数量庞大、计算困难，所以在网格划分前首先要进行网格质量和数量的检测。使用"normal triangle reduction"减少三角形网格单元的数量，使用"quality preserving triangle reduction"重新划分网格。

4. 定义材料属性时，骨密度与 CT 值呈近似线性关系，而骨的弹性模量与骨密度呈指数关系。骨由差异巨大的骨松质和骨密质组成，应当采用分段函数对骨组织进行赋值。

5. 本实验在设计施加载荷时，模拟的是小鼠静止直立且四肢着地时股骨受力情况，但小鼠股骨实际的受力是运动且变化的，若小鼠前肢离地仅后肢站立，或者完成跳跃动作时，其股骨受力远大于此。

（刘蔚晴）

参考文献:

[1] ZHENG X, MO A, WANG Y, et al. Effect of FK-506 (tacrolimus) therapy on bone healing of titanium implants: a histometric and biomechanical study in mice. Eur J Oral Sci. 2016; 125(1):28-33.

[2] ZHANG S, GUO Y, ZOU H, et al. Effect of estrogen deficiency on the fixation of titanium implants in chronic kidney disease mice. Osteoporos Int. 2015; 26(3):1073-1080.

[3] HUAWEI Z, XUEFENG Z, NINGYUAN S, et al. Effect of chronic kidney disease on the healing of titanium implants. Bone. 2013; 56(2):410-415.

[4] ZHANG D, JING J, FENG L, et al. Evidence for excessive osteoclast activation in SIRT6 null mice. Sci Rep. 2018:10992.

[5] XIE J, ZHANG D, LIN Y, et al. Anterior Cruciate Ligament Transection-Induced Cellular and Extracellular Events in Menisci: Implications for Osteoarthritis. Am J Sports Med. 2018; 46(5):1185-1198.

[6] NAGY A, GERTSENSTEIN M, VINTERSTEN K, et al. Alcian blue staining of the mouse fetal cartilaginous skeleton. Cold Spring Harb Protoc. 2009;2009(3):pdb.prot5169.

[7] BOUXSEIN M L, BOYD S K, CHRISTIANSEN B A, et al. Guidelines for assessment of bone microstructure in rodents using micro-computed tomography. J Bone Miner Res. 2010; 25(7):1468-1486.

[8] STUDWELL A J, KOTTON DNJMT. A shift from cell cultures to creatures: in vivo imaging of small animals in experimental regenerative medicine. Mol Ther. 2011; 19(11):1933-1941.

[9] ROSENTHAL E L, KULBERSH B D, KING T, et al. Use of fluorescent labeled anti-epidermal growth factor receptor antibody to image head and neck squamous cell carcinoma xenografts. Mol Cancer Ther. 2007; 6(4):1230-1238.

[10] BHARATHI L, HALL D E, MAHAVEER SWAROOP B, et al. Noninvasive real-time imaging of apoptosis. Proc Natl Acad Sci U S A. 2002; 99(26):16551-16555.

[11] PENG Z Q, NEN H K, ZHANG H X, et al. Long-term effects of ovariectomy on the mechanical properties and chemical composition of rat bone. Bone. 1997; 20(3):207-212.

[12] STÜRMER E K, SEIDLOVÁ-WUTTKE D, SEHMISCH S, et al. Standardized Bending and Breaking Test for the Normal and Osteoporotic Metaphyseal Tibias of the Rat: Effect of Estradiol, Testosterone, and Raloxifene. J Bone Miner Res. 2006; 21(1):89-96.

[13] WOOK-JIN S, SHAHRZAD G, SOO CHEOL J, et al. Comparison of push-in versus pull-out tests on bone-implant interfaces of rabbit tibia dental implant healing model. Clin Implant Dent Relat Res. 2013; 15(3):460-469.

[14] THRESHER R W, SAITO G E. The stress analysis of human teeth. J Biomech. 1973; 6(5):443-449.

第三章

牙颌面干细胞的体外分离培养

干细胞是一类具有自我复制和多向分化潜能的细胞，具有再生特定组织器官的潜在能力。牙颌面干细胞，是牙颌面组织生理状态下稳态维持和损伤刺激后自我修复的重要细胞来源。牙颌面干细胞的体外培养，即脱离体内复杂因素影响后，在体外模拟体内温度、酸碱度和提供适宜营养条件的情况下，研究该种细胞的增殖、分化和信号转导等特性，以辅助体内研究和探索其再生潜能。

2013 年至 2018 年间，已鉴定多种牙颌面骨、软骨相关干细胞和牙相关干细胞，并可通过分离培养技术进行体外研究，从原位组织为再生研究提供内源性细胞来源。其中牙颌面骨组织、软骨组织、牙体组织和牙周组织的再生潜能有望成为未来的前沿研究领域。

本节将介绍最新研究中发现的牙颌面干细胞的分离培养技术，其中涉及的骨、软骨相关干细胞为颌骨骨髓间充质干细胞（orofacial bone mesenchymal stem cells, OFMSCs）、颌骨骨膜干细胞（periosteal stem cells, PSCs）、髁突软骨干细胞（condyle cartilage stem cells）、颅缝间充质干细胞（suture-derived mesenchymal stem cells, SDMCs）；涉及的牙相关干细胞为牙囊干细胞（dental follicle stem cells, DFSCs）、牙髓干细胞（dental pulp stem cells, DPSCs）、根尖牙乳头干细胞（stem cells from apical papilla, SCAPs）、牙周膜干细胞（periodontal ligament stem cells, PDLSCs）、牙上皮干细胞（dental epithelial stem cells, DESCs）。本章将介绍以上九种细胞的分离培养过程（图 3-1）。

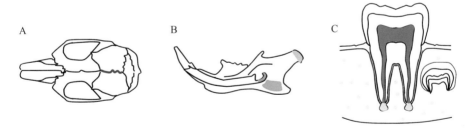

图 3-1　九种牙颌面干细胞体外分离培养的取材来源

A.颅骨，深红色为颅缝间充质干细胞来源　B.下颌骨，黄色为髁突软骨干细胞来源，橘色为牙上皮干细胞来源，粉色为颌骨骨膜干细胞来源　C.恒牙、牙胚、牙槽骨，浅黄色为颌骨骨髓间充质干细胞来源，绿色为牙周膜干细胞来源，深蓝色为牙髓干细胞来源，浅蓝色为根尖牙乳头干细胞来源，紫色为牙囊干细胞来源

第一节　牙囊干细胞的体外分离培养

牙囊包绕于成釉器和牙乳头外周，主要由来源于外胚间充质的牙囊细胞组成。由牙囊组织分离纯化而来的牙囊干细胞，可诱导分化为成纤维样、成骨、成牙骨质样、脂肪样和神经样细胞。作为组织工程种子细胞，其具有一定的研究价值和临床应用前景。

目前牙囊干细胞的体外分离培养技术已相对成熟，1992 年 Wise GE 等 [1] 用两步消化法首次获得可于体外培养的牙囊细胞，因该法需经胰蛋白酶二次消化，对细胞存活率有较大影响。后有研究者对分离牙囊的步骤进行改进 [2, 3]，结合组织块法和酶消化法，降低了酶消化对细胞的损耗，提高了牙囊细胞的纯度。

牙囊与成釉器"关系密切"，在原代培养中获得的牙囊细胞常混杂上皮细胞，通过差速传代、有限稀释、流式细胞分选的方法可以获得相对纯化的牙囊干细胞。差速传代技术是利用牙囊细胞与上皮细胞对培养皿的不同黏附能力，胰蛋白酶消化传代时牙囊细胞较上皮细胞先脱壁，经 3 ~ 4 次差速传代，即可获得相对纯化的牙囊干细胞。有限稀释法则是利用干细胞具有自我复制能力这一特点，在细胞传代时以 0.5 ~ 1 个 / 孔的细胞密度接种于 96 孔板中，置于 37℃、5%CO_2 细胞培养箱中培养。常规换液，培养 7 ~ 10 天后，待细胞形成克隆集落（ ≥ 50 个细胞 ）时，行胰蛋白酶消化，也可获得相对纯化的牙囊干细胞。此外，牙囊干细胞的纯化也可通过流式细胞分选技术检测间充质干细胞表面标记物（如 CD29、CD44、CD90、CD105、STRO-1 等 ）来完成，获得的牙囊干细胞通过免疫组化染色，检测波形丝蛋白和角蛋白的表达，验证其外胚间充质来源 [4]，也可在成骨培养基、成脂培养基和成神经元诱导培养基中培养并验证其多向分化能力 [5]。

牙囊干细胞取材的组织来源较为丰富。已有学者从出生 3 ~ 5 天的小鼠第一磨牙根尖，分离纯化获得牙囊干细胞 [6]；大鼠的牙囊干细胞则是从出生 6 ~ 7 天的大鼠磨牙根尖分离纯化得到 [7]；而人的牙囊干细胞通常来源于口内拔除的正畸减数牙或阻生牙 [8]。本节以人牙囊干细胞为例，介绍其体外分离培养方法。

一、实验方法

（一）实验试剂

DMEM 培养基（高糖）（dulbecco's modified eagle medium，DMEM）、胎牛血清（fetal bovine serum，FBS）、青霉素-链霉素混合溶液（100U/mL penicillin，100μg/mL streptomycin）、Ⅰ型胶原酶（collagenase，type Ⅰ）、胰蛋白酶（trypsin）、PBS 缓冲液（phosphate buffer saline，PBS）等。

（二）仪器耗材

生物安全柜、CO_2 细胞培养箱、恒温水浴箱、低速离心机、移液器、移液枪、离心管、体视显微镜、倒置相差显微镜、手术刀、眼科剪和眼科镊、细胞培养皿（瓶）、流式细胞分选仪等。

（三）实验步骤

1. 将口内拔除后带有牙囊的牙浸泡在含青霉素-链霉素混合溶液的无菌 PBS 缓冲液或不含血清的 DMEM 培养基中。

2. 在生物安全柜内，用无菌 PBS 缓冲液（含青霉素-链霉素混合溶液）冲洗 3 次。

3. 在体视显微镜下，用手术刀和眼科镊，将根端牙囊仔细轻柔地剥离下来，用眼科剪完全剪碎成 2mm×2mm×2mm 的小块。

4. 无菌 PBS 缓冲液（含青霉素-链霉素混合溶液）冲洗 3 次，每次洗完后，用低速离心机以 1 000r/min 的速度离心 5min，并去除上清。

5. 在上步获得的沉淀物中，加入提前配制好的 3mg/mL Ⅰ型胶原酶和 2.5g/L 胰蛋白酶，37℃水浴消化 1h。

6. 加入等体积含血清的 DMEM 培养基，充分吹打 1min，终止消化。

7. 低速离心机 1 000r/min 离心 5min，去除上清。

8. 在上步获得的沉淀物中加入含 20%FBS 的 DMEM 培养基，混悬液铺板，置于 37℃、5% CO_2 细胞培养箱中培养。

9. 倒置相差显微镜下观察细胞生长情况，待细胞贴壁后换为含 10% FBS 的 DMEM 培养基，未贴壁细胞通过换液除去。

10. 结合有限稀释法差速传代 3～4 代，或使用流式细胞分选技术获得较为纯化的牙囊干细胞（图 3-2）。

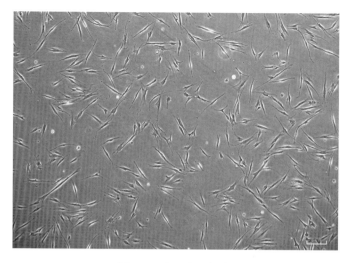

图 3-2　人牙囊干细胞

（第 3 代，标尺 200μm）

二、注意事项

需要注意：

1. 尽量使用新鲜的牙囊组织进行分离培养（建议拔除后不超过 3h），用于暂时存放牙的等渗溶液（含青霉素-链霉素混合溶液的 PBS 缓冲液或 DMEM 培养基）需预冷或置于冰上。

2. 分离牙囊组织的关键在于分离牙囊与成釉器，小动物组织体积较小，且牙胚中牙囊可能包绕至成釉器冠方，分离难度较大，建议在体视显微镜下进行分离操作。分离时可根据成釉器相对牙囊组织质地偏硬，且色泽偏乳光色，而牙囊组织相对透明且可能带血丝等特点进行分离。

（郑黎薇）

第二节　牙髓干细胞的体外分离培养

牙乳头起源于外胚间充质，是产生牙髓的原始组织。牙乳头外层细胞分化为成牙本质细胞。随着成熟的成牙本质细胞不断分泌牙本质，相应部位牙乳头的未分化间充质细胞分化为星形纤维细胞，即为牙髓细胞。后随着牙本质不断形成，成牙本质细胞向中心移动，牙乳头的体积逐渐减少。等到原发性牙本质完全形成，余留在髓腔内的多血管结缔组织伴有神经的长入，形成牙髓，其细胞出现分化。牙髓细胞中包括一群具有自我增殖和多向分化能力的牙髓干细胞，使牙髓具有一定的自我修复和再生功能。当外界刺激损伤成牙本质细胞时，牙髓干细胞可分化为牙本质细胞，代替其行使职能。

2000 年，Gronthos 等 [9] 首次从体外培养的牙髓组织中，获得集落状生长的细胞，其可被诱导分化为成牙本质样细胞，并形成牙本质样结构，增殖活性较强，同时具有形成细胞克隆的能力，与其他组织成体干细胞的生物学特性相似，从而证实牙髓组织中存在牙髓干细胞。后 Miura 等 [10] 从脱落乳牙的牙髓中分离出乳牙的牙髓干细胞，其形态及生物学功能与恒牙牙髓干细胞相近，但较恒牙牙髓干细胞有更高的增殖能力和多向分化能力，体外分离培养方法与之类似。牙髓干细胞在特定诱导条件下，可定向分化为骨、软骨、脂肪、神经、肝、心肌等多种组织细胞，基于牙髓干细胞的机体组织器官修复再生已成为当前研究热点之一。

目前已有研究者成功利用酶消化法联合组织块法从人、小鼠、比格犬和兔的牙髓组织中分离培养出牙髓细胞 [11-13]。另与牙囊干细胞类似，牙髓干细胞的纯化主要也是通过有限稀释法、流式细胞分选法（可用于分选的表面标记物如 CD73、CD90、CD105、CD13、CD29、CD44、HLA-1 等）实现。

人牙髓干细胞主要取材于拔除的正畸减数牙或阻生牙。因人牙髓干细胞来源丰富、取材简单，下面以其为例，介绍体外分离培养的方法。

一、实验方法

（一）实验试剂

α-MEM 培养基（α-minimum eagle's medium，α-MEM）、FBS、青霉素-链霉素混合溶液、I 型胶原酶、中性蛋白酶、PBS 缓冲液等。

（二）仪器耗材

生物安全柜、CO_2 细胞培养箱、恒温水浴箱、低速离心机、移液器、移液枪、EP 管、离心管、体视显微镜、倒置相差显微镜、小锤子、牙挺、镊子、眼科剪和眼科镊、拔髓针、细胞培养皿（瓶）、流式细胞分选仪等。

（三）实验步骤

1. 将口内拔除的正畸减数牙或阻生牙，浸泡在含青霉素-链霉素混合溶液的无菌 PBS 缓冲液中。

2. 在生物安全柜内，用无菌 PBS 缓冲液（含青霉素-链霉素混合溶液）冲洗 3 次。

3. 在体视显微镜下，将牙放置于无菌纱布上，用手或镊子进行固定，牙挺置于冠根交界处，小锤子敲击牙挺手柄以分离离体牙冠根部，眼科镊或拔髓针取离体牙牙髓，移入 1mL 含青霉素-链霉素混合溶液的无菌 PBS 缓冲液的 EP 管中，用眼科剪完全剪碎成 1mm×1mm×1mm 的小块，低速离心机 1 000r/min 离心 5min，去除上清。

4. 在上步获得的沉淀物中，加入 3mg/mL Ⅰ型胶原酶和 4mg/mL 中性蛋白酶，37℃水浴消化 1~3h。

5. 加入等体积含血清的 α-MEM 培养基，充分吹打 1min，终止消化。

6. 低速离心机 1 000r/min 离心 5min，去除上清。

7. 在上步获得的沉淀物中，加入含 20%FBS 的 α-MEM 培养基，混悬液铺板，置于 37℃、5% CO_2 细胞培养箱中培养。

8. 每 3 天于倒置相差显微镜下观察后，半量换液，待细胞爬出后，更换全部液体为含 10% FBS 的 α-MEM 培养基。

9. 结合有限稀释法，或使用流式细胞分选技术获得较为纯化的牙髓干细胞（图 3-3）。

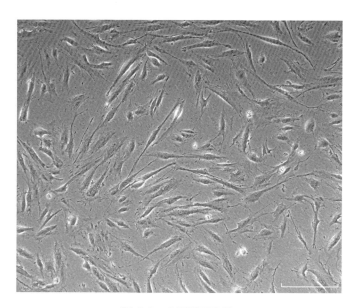

图 3-3 人牙髓干细胞

（第 2 代，标尺 250μm）

二、注意事项

需要注意：

1. 取材离体牙建议选择年轻恒牙（不超过 20 岁的正畸减数牙或阻生牙）。
2. 尽量使用新鲜的牙髓组织进行分离培养（建议拔除后不超过 3h），用于暂时存放牙的等渗溶液（含青霉素-链霉素混合溶液的 PBS 缓冲液或 α-MEM 培养基）建议预冷或置于冰上。
3. 分离牙冠和牙根时注意无菌操作，避免污染。
4. 酶消化过程中可通过间断晃动混悬液以保证酶消化效率，酶消化后牙髓组织理想状态呈丝状组织碎片。

（郑黎薇）

第三节　根尖牙乳头干细胞的体外分离培养

根尖牙乳头干细胞为间充质来源，位于年轻恒牙未发育完成的牙根根尖牙乳头内[13]。在人根尖孔外表面的根尖牙乳头组织，表达间充质干细胞表面标志物基质细胞抗原，因而其可能含有干细胞或前体细胞群[14]。

2006 年，学者首次从人第三磨牙的根尖周牙乳头组织内分离培养出根尖牙乳头干细胞[14]。进一步发现，当根尖牙乳头干细胞体外低密度培养时，可观察到集落形成单位，与其他间充质干细胞的特性相似。当根尖牙乳头干细胞体外多向诱导培养时，能形成钙化结节或脂滴，具有成骨和成脂分化潜能。与牙髓干细胞和骨髓间充质干细胞相比，根尖牙乳头干细胞是一种独特的干细胞：其增殖能力强于牙髓干细胞 2 ~ 3 倍，成骨分化能力与骨髓间充质干细胞相近，成脂分化能力较骨髓间充质干细胞弱[15, 16]。根尖牙乳头干细胞还具有成牙本质向分化能力，能分化为成牙本质样细胞，并形成牙本质[17]。神经分化诱导下，根尖牙乳头干细胞表达多种神经相关的标志物，比如巢蛋白（nestin）和神经丝蛋白中链（neurofilament M）[18]，据此研究者推测，根尖牙乳头干细胞可能具有神经向分化能力。综上，根尖牙乳头干细胞为一种独特的干细胞来源，其体外分离培养在年轻恒牙根尖发育不全的临床治疗中具有潜在价值[19]。

根据研究目的和实验动物模型的不同，相应种属来源的根尖牙乳头干细胞的分离培养技术相继发展起来，如犬[20]、小鼠[21]、大鼠[22]。本节以人来源根尖牙乳头干细胞为例，介绍其体外分离培养方法。

一、实验方法

（一）实验试剂

α-MEM 培养基、FBS、抗坏血酸、左旋谷氨酰胺、青霉素-链霉素混合溶液、Ⅰ型胶原酶、中性蛋白酶、PBS 缓冲液、胰蛋白酶、混合酶溶液（3mg/mL Ⅰ型胶原酶和 4mg/mL 中性蛋白酶，溶于 PBS 缓冲液中）、人根尖牙乳头干细胞培养液（15% FBS，100mmol/L 抗坏血酸，2mmol/L 左旋谷氨酰胺，青霉素-链霉素混合溶液，混合于 α-MEM 培养基）等。

（二）仪器耗材

生物安全柜、CO_2 细胞培养箱、恒温水浴箱、低速离心机、移液器、移液枪、倒置相差显微镜、体视显微镜、70μm 细胞筛、眼科剪和眼科镊、细胞培养皿、离心管、EP 管、流式细胞分选仪等。

（三）实验步骤

1. 收取第三磨牙（16～24 岁），要求牙髓及根尖周未感染、牙根未发育完成，新鲜拔除，浸泡于人根尖牙乳头干细胞培养液中。

2. 生物安全柜内，先用 PBS 冲洗，在体视显微镜下，持眼科镊从根尖表面轻柔剥离根尖牙乳头组织，眼科剪剪碎，混合酶溶液消化，视组织量封于 EP 管或离心管内，置于 37℃水浴 30min 至 1h 后，终止消化。

3. 通过 70μm 细胞筛，离心，轻柔混合于人根尖牙乳头干细胞培养液，以 1×10^4 的细胞密度种于 10cm 培养皿，培养于 37℃、5% CO_2 细胞培养箱。

4. 倒置相差显微镜下观察细胞生长情况，当细胞长至约 85% 融合时，行胰蛋白酶消化，以 1：3 传代，第 1～3 代用于后续实验。

5. 人根尖牙乳头干细胞可通过流式细胞分选进一步纯化[23]。细胞表达 STRO-1、ALP、CD24、CD29、CD73、CD90、CD105、CD106、CD146、CD166，不表达 CD34、CD45、CD18 和 CD150。骨髓间充质干细胞和牙髓干细胞的细胞表面也表达 STRO-1 和 CD146，但不表达 CD24。据报道，CD24 是根尖牙乳头干细胞特有标志物。

二、注意事项

需要注意：

1. 不同种属来源的根尖牙乳头干细胞的取材部位有所不同。研究报道，20周龄比格犬的上颌第三切牙牙根形成 2/3 时，拔除后可分离获得根尖牙乳头组织[24]。4 周龄雄性小鼠下颌切牙的根尖可分离获得根尖牙乳头组织[25]。3 周龄大鼠切牙的根尖可分离获得根尖牙乳头组织[26]。

2. 不同种属来源的根尖牙乳头组织的混合酶消化条件不同。犬来源根尖牙乳头组织于混合酶（3mg/mL Ⅰ型胶原酶、4mg/mL 分散酶）、37℃消化 30min[27]。小鼠来源根尖牙乳头组织于胰蛋白酶、37℃消化 20~60min[28]。大鼠来源根尖牙乳头组织消化条件同人来源条件[29]。

3. 不同种属来源的根尖牙乳头干细胞的培养液配制有所不同。犬：10% FBS，2mmol/L 谷氨酰胺，青霉素-链霉素混合溶液，添加于 α-MEM 细胞培养基[30]。小鼠：10% FBS，青霉素-链霉素混合溶液，添加于 DMEM 培养基[31]。大鼠：10% FBS，100mmol/L 抗坏血酸，2mmol/L 左旋谷氨酰胺，青霉素-链霉素混合溶液，混合于 α-MEM 培养基[31]。

（郑黎薇　徐若诗）

第四节　颌骨骨髓间充质干细胞的
体外分离培养

　　1968 年，Friendenstein 首次在骨髓中发现骨髓间充质干细胞。它来源于非造血组织，具有很强的增殖能力和多向分化潜能，可分化为骨、软骨、脂肪、神经、心肌等多种胚层细胞，因此在基因工程、细胞替代治疗等领域得到广泛应用。与长骨骨髓间充质干细胞相比，颌骨骨髓间充质干细胞有更高的集落形成能力、碱性磷酸酶活性和矿化能力等。

　　目前，颌骨骨髓间充质干细胞的体外培养方法尚无统一标准，主要包括全骨髓贴壁法、密度梯度离心法、流式细胞术分选法和免疫磁珠法[32-34]。流式细胞术分选法和免疫磁珠法将颌骨骨髓间充质干细胞表面抗原进行特异性免疫荧光或磁珠标记，通过流式细胞仪或磁性细胞分离系统实现细胞的分离。它们具有精度高、速度快的特点，所获细胞可直接用于培养、移植及功能实验。但由于设备价格昂贵，所需细胞数量较多，使用相对较少。

密度梯度离心法利用颌骨骨髓间充质干细胞与其他细胞体积和密度的不同，在淋巴细胞分离液中具有不同的沉降率，从而实现颌骨骨髓间充质干细胞与其他细胞的分离。该法分离效果好，但离心时间较长，容易造成细胞的损伤，且操作也相对严格。

全骨髓贴壁法利用颌骨骨髓间充质干细胞的贴壁特性，将其与造血细胞分离，通过传代进一步纯化和扩增。该法操作简便，对细胞干预小，提取过程中最大程度地保留了骨髓中其他干细胞和基质细胞所分泌的生长因子，利于原代细胞的贴壁及生长，可以获得稳定且活性较高的颌骨骨髓间充质干细胞，因此在组织细胞工程学及细胞治疗方面得到广泛应用。

颌骨骨髓间充质干细胞可通过形态学观察、流式细胞分选（检测CD44、CD90等）及定向诱导分化鉴定。刚接种于培养皿的颌骨骨髓间充质干细胞悬浮于培养基中，呈大小不一的圆形。3天时，呈集落式克隆，细胞形态为长梭形、三角形或多角形。约6～7天后细胞融合度可达80%～90%，呈"鱼群"或"旋涡"状排列。

颌骨骨髓间充质干细胞取材常选用小动物，如兔、大鼠和小鼠。本节以大鼠为例，介绍颌骨骨髓间充质干细胞的体外分离培养方法。

一、实验方法

（一）实验试剂

75% 乙醇溶液、α-MEM 培养基、FBS、胰蛋白酶、青霉素–链霉素混合溶液、PBS 缓冲液等。

（二）仪器耗材

生物安全柜、CO_2 细胞培养箱、移液器、移液枪、倒置相差显微镜、手术剪、镊子、空针、细胞培养皿（瓶）等。

（三）实验步骤

1. 取雄性 SD 大鼠，使用颈椎脱臼法处死后，将处死的大鼠置于 75% 乙醇溶液中浸泡 1min。

2. 生物安全柜内，无菌分离大鼠下颌骨，仔细去除颌骨上附着的肌肉组织。

3. 用含青霉素-链霉素混合溶液的 PBS 缓冲液，浸洗分离的下颌骨，以除去表面血迹。

4. 小心剪去颌骨两端，以充分暴露骨髓腔。

5. 用已加入含青霉素-链霉素混合溶液和 10% FBS 的 α-MEM 培养基的空针，冲洗骨髓至培养皿中，重复前述操作直至髓腔接近白色。

6. 收集混有骨髓的培养液，轻轻吹打分散细胞成单细胞悬液，然后接种于细胞培养瓶内，置于 37℃、5% CO_2 细胞培养箱中培养。

7. 次日行半量换液以弃去不贴壁的悬浮细胞，之后每 2 天换液 1 次。

8. 倒置相差显微镜下观察细胞生长情况，待细胞达 80% ~ 85% 融合时，采用胰蛋白酶消化后以 1∶3 比例传代，取第 3 ~ 5 代细胞用于实验（图 3-4）。

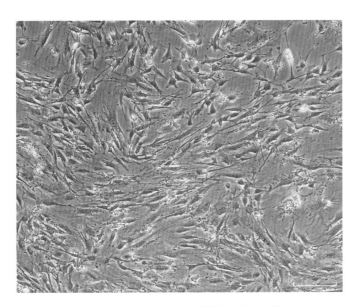

图 3-4　大鼠原代颌骨骨髓间充质干细胞

（标尺 200μm）

二、注意事项

需要注意：

1. 分离培养过程中注意无菌操作，尤其是骨髓腔暴露后，必须在生物安全柜内完成，手尽量不直接接触颌骨。

2. 大鼠处死后，浸泡 75% 乙醇溶液的时间不宜过长，以保证取材组织的新鲜度。

3. 细胞分离过程需严格注意时间控制，不宜过久，以保证分离后的细胞活性。
4. 取材分离过程中，尽量不要破坏骨的完整性，以保证取得足够的细胞量。
5. 取材的大鼠建议选择年轻大鼠（4周龄左右）。供体越年轻，所得细胞的增殖活性和分化能力越好。

（向琳）

第五节　牙周膜干细胞的体外分离培养

牙周膜是一种结缔组织，连接牙骨质和牙槽窝内壁，具有支持牙，提供营养和损伤修复的作用[35]。牙周膜内含有多种细胞，有的能分化为成牙骨质细胞，有的能分化为成骨细胞。因此，牙周组织内可能含有参与牙周再生的相关前体细胞[36]。牙周疾病，即破坏牙龈、牙周膜、牙骨质、牙槽骨的感染性疾病，逐渐导致牙松动，是成年人牙脱落的主要原因[37]。重建健康的牙周组织是牙周治疗的重要目标之一。有学者提出假设，牙周膜内可能含有能再生牙骨质和牙周膜的多潜能干细胞[38]。

为了进一步研究牙周膜细胞的干性，并探究其在牙周再生中的应用，学者通过体外分离、培养、鉴定，首次获得了人来源的牙周膜干细胞，其为位于牙周膜组织内的成体干细胞[38]。体外分离培养的牙周膜干细胞能分化为牙骨质样细胞、脂肪细胞和胶原形成细胞[39]。当植入体内，牙周膜干细胞能形成牙骨质-牙周膜样结构[40]。据推测，体外分离培养的人牙周膜干细胞具有体内成牙骨质和成牙周膜的潜能，进而为临床牙周组织再生提供了一类可能的成体干细胞来源。

随着人来源的牙周膜干细胞分离培养技术的广泛使用，研究者们根据不同实验目的，对其他种属来源的牙周膜干细胞的分离培养也相继展开了尝试，如大鼠[41]和犬[42]。本节将主要介绍人来源牙周膜干细胞的体外分离培养技术。

一、实验方法

（一）实验试剂

α-MEM培养基、FBS、抗坏血酸、左旋谷氨酰胺、青霉素-链霉素混合溶液、胰蛋白酶、PBS 缓冲液、混合酶溶液、人牙周膜干细胞培养液（15%FBS、100mmol/L 抗坏血酸、2mmol/L 左旋谷氨酰胺、青霉素–链霉素混合溶液，混合于 α-MEM 培养基）等。

（二）仪器耗材

生物安全柜、CO_2 细胞培养箱、恒温水浴箱、低速离心机、移液器、移液枪、倒置相差显微镜、体视显微镜、70μm 细胞筛、手术刀、眼科剪和眼科镊、细胞培养皿、离心管、EP 管、流式细胞分选仪等。

（三）实验步骤

1. 收取阻生牙或正畸减数牙（19～29 岁），要求根尖周及牙周未感染，新鲜拔除，迅速浸泡于人牙周膜干细胞培养液。

2. 生物安全柜内，用 PBS 冲洗后在体视显微镜下，持手术刀或眼科镊从牙根表面轻柔剥离牙周组织，眼科剪剪碎，混合酶溶液消化，视组织量封于 EP 管或离心管内，置于 37℃水浴，30min 后终止消化。

3. 通过 70μm 细胞筛、离心，轻柔混合于人牙周膜干细胞培养液，以 1×10^4 的细胞密度种于 10cm 培养皿，培养于 37℃、5%CO_2 细胞培养箱。

4. 倒置相差显微镜下观察细胞生长情况，当细胞长至约 85%，用胰蛋白酶消化，以 1 : 3 传代，第 1～3 代细胞用于后续实验。

5. 需要进一步鉴定的实验，可参考如下牙周膜干细胞的表面标志物[43]。体外分离培养的牙周膜干细胞表面表达 STRO-1 和 CD146/MUC18。STRO-1 和 CD146/MUC18 也是表达于骨髓间充质干细胞和牙髓干细胞的早期间充质干细胞标志物。不同的是，Scleraxis，一种肌腱特有的转录因子，在牙周膜干细胞中有较高的表达，推测其可作为鉴定牙周膜干细胞的标志物之一。

二、注意事项

需要注意：

1. 与以上步骤不同的是，犬来源的牙周膜干细胞分离培养技术有如下特殊步骤需要注意。分离犬上颌或下颌切牙，用 α-MEM 培养基冲洗后，剥离根中 1/3 健康牙周组织，剪切成小块，用少量全培养液（10%FBS，青霉素–链霉素混合溶液，添加于 α-MEM 培养基）包裹牙周组织，铺于倒置的培养皿底培养，2h 后翻转培养皿，补充全培养液，3 天后半量换液，约 2 周后观察组织块细胞爬出半径大于 5mm 时传代[41]。选取第

2代用于后续实验。

2. 大鼠来源的牙周膜干细胞分离培养技术与人来源的相似[44]，分离大鼠磨牙后，迅速保存于培养基（青霉素-链霉素混合溶液，添加于α-MEM培养基）中，避免干燥。

（郑黎薇　徐若诗）

第六节　颌骨骨膜干细胞的体外分离培养

骨膜是以纤维-血管膜为特殊形式覆盖在除关节外所有骨骼表面的成骨器官。它通过穿透进骨质的胶原纤维-沙比纤维与骨紧密结合在一起。骨膜高度血管化并受神经支配，此外，还包含了大量的淋巴管。骨膜具有不同种类的神经：感觉神经和血管收缩神经。拥有伤害感受器的痛觉纤维被高度表达的现象，可解释骨膜被损害后出现的持续疼痛。而血管收缩神经则通过前毛细血管括约肌和毛细血管血流来调节血管的张力。

至今，骨膜的超微结构和功能结构尚未被完全阐明。最早将骨膜分为3层：浅表的纤维层、中间具有血管的未分化层以及深面的生发层。纤维层主要由粗大的胶原纤维束构成，细胞很少。中间层主要含有未分化细胞和毛细血管，提供营养。生发层的血管、细胞均丰富，有成骨细胞、破骨细胞、间充质干细胞及血管内皮细胞，是骨生成与改建的主要细胞来源，也是骨膜成骨的基础。其中，外骨膜生发层的成骨作用尤为重要，其成骨量占全部骨折愈合成骨量的30%。同时，骨膜还合成转化生长因子β、胰岛素样生长因子以及骨形态发生蛋白等。

尽管早在200多年前，即有关于骨膜具备良好再生能力的记载，但直到近年来，学界才更加关注和深入探索骨膜的再生潜能。骨膜是有着丰富血供的成骨器官，其具有复杂、精密的复合结构，拥有大量多能干细胞以及调控细胞行为的分子。同时，骨膜又展现出了高级的材料学特性。实验和临床的大量数据表明，骨骼系统的发育和再生与其包被的骨膜有着千丝万缕的联系，例如骨折的愈合和促骨形成药物的响应等。在骨折愈合成骨过程中，与骨髓和骨内膜相比，骨膜在骨痂形成过程中起到了更为重要的作用，是骨修复、骨愈合过程中最关键的细胞贡献者，骨膜也被认为是更有潜力的干细胞来源。

最早在 2013 年，Yang 等[43] 在关节软骨外膜旁的兰氏结构处，发现存在着一些 cathepsin K 阳性的类似间充质干细胞的分布。2018 年，Debnath 等[45] 发现了骨膜干细胞并鉴定了其内成骨的特性。目前认为，骨膜干细胞在骨折愈合和骨密质改建中发挥着重要作用。

颌骨骨膜干细胞取材常选用大鼠和小鼠，本节以小鼠为例，介绍颌骨骨膜干细胞的体外分离培养方法。

一、实验方法

（一）实验试剂

75% 乙醇溶液、完全间充质培养基、FBS、青霉素-链霉素混合溶液、胶原酶 P、中性蛋白酶Ⅱ、脱氧核糖核酸酶Ⅰ（deoxyribonuclease，DNase Ⅰ）、PBS 缓冲液、StemPro Accutase 等。

（二）仪器耗材

生物安全柜、CO_2 细胞培养箱、恒温水浴箱、体视显微镜、低速离心机、移液器、移液枪、倒置相差显微镜、70μm 细胞筛、流式细胞分选仪、手术刀、眼科剪和眼科镊、细胞培养瓶等。

（三）实验步骤

1. 取雄性野生小鼠，使用颈椎脱臼法处死后，将处死的小鼠放在 75% 乙醇溶液中浸泡 1min。

2. 生物安全柜内，在体视显微镜下进行小鼠下颌骨骨膜的显微切割，并仔细去除骨膜上附着的表面组织。

3. 用含青霉素-链霉素混合溶液的 PBS 缓冲液浸洗分离的骨膜，除去血迹。

4. 使用手术刀切碎收获的骨膜组织，加入胶原酶 P 和中性蛋白酶Ⅱ消化缓冲液，在恒温水浴箱中震荡消化 1h。

5. 将含有 2% FBS 的培养基加入上述消化物中，离心混合物，倒去上清液。

6. 将上述获得的沉淀物重悬于 DNase Ⅰ溶液中，并在 37℃下短暂温育 5min。

7. 加入培养基，轻轻吹打，分散细胞成单细胞悬液。

8. 使用 70μm 细胞筛过滤单细胞悬液，并收集滤液，使用流式细胞分选仪进行细胞分选。

9. 分选后的原代颌骨骨膜干细胞在完全间充质培养基中，置于 37℃、5% CO_2 细胞培养箱中培养，每隔 7 天半量换液，在倒置相差显微镜下观察细胞达 60% ~ 70% 融合后，用 StemPro Accutase 传代（图 3-5）。

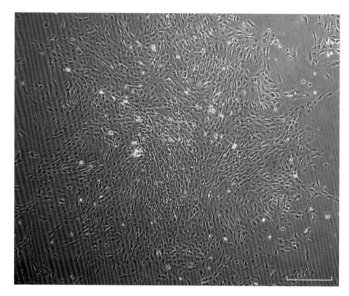

图 3-5 小鼠原代颌骨骨膜干细胞

（标尺 500μm）

二、注意事项

需要注意：

1. 分离培养过程中注意无菌操作，手尽量不接触骨膜，防止细胞污染。
2. 小鼠处死后，浸泡在 75% 乙醇溶液的时间不宜过长，以保证组织新鲜度。
3. 细胞分离过程注意时间控制，不宜过久，防止分离后的细胞活性不佳。
4. 分离骨膜组织后，需仔细去除骨膜上附着的表面组织，以防止分离的颌骨骨膜干细胞中混入过多的杂细胞。
5. 建议选择年轻小鼠。供体越年轻，所得细胞的增殖活性和分化能力越好。
6. 相较于小鼠，大鼠颌骨骨膜干细胞的原代取材更容易，方法基本相同。

（向琳）

第七节　髁突软骨干细胞的体外分离培养

颞下颌关节是颞骨前方的关节结节和后方的下颌关节窝与下颌骨髁突间的动关节，主要包括颞骨关节面（含关节窝和关节结节）、髁突、关节盘、关节囊和关节韧带。

成年人下颌髁突表面背覆纤维软骨。髁突软骨为继发性软骨，是颌面部生长发育和改建的中心，既受激素类物质调节又受局部因素影响。颞下颌关节髁突软骨包含纤维性表浅区、增殖软骨区和肥大软骨区，其中纤维性表浅区可能储存着能分化为成熟软骨和成骨细胞的干细胞。

Embree 等[46] 在 2016 年发现髁突软骨干细胞，并认为其可自发地改建成骨，并改善组织微环境。值得注意的是，髁突软骨干细胞对力学刺激信号的感知和传递，是髁突软骨具有终生改建能力的生物学基础，在正畸治疗中，特别是功能矫形治疗中有重要意义。

髁突软骨干细胞取材常选用小动物，如大鼠和小鼠。本节以大鼠为例，介绍髁突软骨干细胞的体外分离培养步骤。

一、实验方法

（一）实验试剂

75% 乙醇溶液、DMEM 培养基、FBS、青霉素-链霉素混合溶液、Ⅱ型胶原酶、中性蛋白酶Ⅱ、胰蛋白酶、PBS 缓冲液等。

（二）仪器耗材

生物安全柜、CO_2 细胞培养箱、恒温水浴箱、体视显微镜、低速离心机、移液器、移液枪、倒置相差显微镜、100μm 细胞筛、手术剪、镊子、离心管、细胞培养瓶等。

（三）实验步骤

1. 取雄性 SD 大鼠，使用颈椎脱臼法处死后，将处死的大鼠放在 75% 乙醇溶液中浸泡 1min。

2. 生物安全柜内，在无菌条件下小心分离大鼠髁突，并仔细剥离表面组织。

3. 用含青霉素-链霉素混合溶液的 PBS 缓冲液，浸洗分离的髁突，以除去表面血迹。

4. 在37℃恒温水浴箱中，用4mg/mL中性蛋白酶Ⅱ消化髁突15min。

5. 体视显微镜下，小心分离出纤维性表浅区组织。

6. 加入Ⅱ型胶原酶和中性蛋白酶Ⅱ消化缓冲液，消化纤维性表浅区组织。

7. 消化液用100μm细胞筛过滤，收集滤液后1 000r/min离心5min，弃滤液。

8. 细胞沉淀中加入含20% FBS的DMEM培养基，轻轻吹打，分散细胞成单细胞悬液，并转入细胞培养瓶中，培养于37℃、5% CO$_2$细胞培养箱。在倒置相差显微镜下观察细胞达80%融合后，用胰蛋白酶传代（图3-6）。

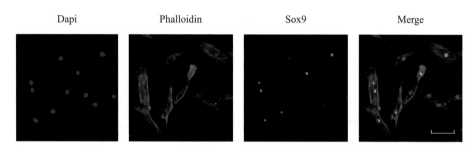

| Dapi | Phalloidin | Sox9 | Merge |

图3-6 人髁突软骨干细胞

（标尺25μm）

二、注意事项

需要注意：

1. 分离培养过程中要在严格的无菌条件下操作，以防止细胞污染。

2. 取材的大鼠建议选择年轻大鼠，供体越年轻，组织越新鲜，原代髁突软骨干细胞越易培养成功。

3. 细胞分离过程需严格注意时间控制，不宜过久，防止取出的细胞活性不佳。

4. 应恰当控制酶消化时间，以确保细胞存活率。

（毕瑞野　向琳）

第八节　颅缝间充质干细胞的体外分离培养

颅骨间的纤维关节称为颅缝，由成骨前缘和其间的颅缝间充质组成。人的颅缝在 20 岁到 30 岁逐渐闭合，面部骨缝在 50 岁之后闭合[47, 48]。患儿由于颅缝内细胞增殖、分化和凋亡的失衡，导致发育阶段内颅缝提前闭合，称为先天性颅缝早闭，可能导致颅内压增高、颅颌面畸形、神经系统发育混乱和智力缺陷。为了研究生长发育过程中颅缝逐渐闭合的生物过程和颅缝早闭的病理机制，学者逐步建立了转基因小鼠模型，并发现了颅骨颅缝间结缔组织内的颅缝间充质干细胞[49]。通过研究转基因小鼠模型，研究者们发现颅缝间充质干细胞在体内能分化为成骨前缘及周围成熟骨组织，并能迁移分化为周围骨膜细胞和硬脑膜细胞，从而参与出生后小鼠颅骨的稳态维持和创伤修复。

研究者们于 2005 年首次分离培养出小鼠来源的颅缝间充质干细胞，建立了颅缝生物学的体外研究体系。2015 年至 2018 年，颅缝间充质内 *Gli1* 阳性细胞、*Axin2* 阳性细胞和 *Prx1* 阳性细胞相继被鉴定为颅缝间充质干细胞[50, 51]。分离培养的颅缝间充质细胞于体外表现出集落形成能力及成骨、成软骨和成脂的多向分化能力，植入体内后能修复骨缺损[52]。因此，颅缝间充质细胞的体外分离培养技术为研究颅缝早闭等颅颌面发育疾病和探索骨组织再生提供了干细胞来源。

颅缝间充质干细胞存在于未闭合的颅缝中，小鼠颅颌面大多数骨缝终生保持未闭合状态，其颅缝间充质干细胞长期活跃，因而成为研究者们分离培养时首选的种属。本节以小鼠为例，介绍颅缝间充质干细胞的体外分离培养技术。

一、实验方法

（一）实验试剂

75% 乙醇溶液、α-MEM 培养基、FBS、青霉素-链霉素混合溶液、聚维酮碘、胰蛋白酶、PBS 缓冲液、颅缝间充质干细胞培养液（10% ~ 20% FBS、青霉素-链霉素混合溶液，混合于 α-MEM 培养基）等。

（二）仪器耗材

生物安全柜、CO_2 细胞培养箱、移液器、移液枪、倒置相差显微镜、体视显微镜、眼科剪和眼科镊、细胞培养皿、流式细胞分选仪等。

（三）实验步骤

1. 选择颅缝未闭合的出生后 5 周小鼠，使用颈椎脱臼法处死后，将处死的小鼠放在 75% 乙醇溶液中浸泡 1min。

2. 生物安全柜内，在体视显微镜下，消毒头顶皮肤，暴露颅顶骨面，剥离骨膜和硬脑膜，于颅缝双侧各预留 0.5mm 宽度的边界，截断后解剖分离出矢状缝组织。

3. PBS 冲洗矢状缝组织块，加抗生素或加聚维酮碘的 PBS 反复冲洗，剪碎矢状缝组织块，培养于盛有颅缝间充质干细胞培养液的细胞培养皿，置于含 5%CO_2 的 37℃细胞培养箱中孵育。

4. 倒置相差显微镜下观察细胞生长情况，长至约 2 天后，颅缝来源的间充质细胞从组织块中爬出。每隔 1 天更换培养基。快长满前，使用胰蛋白酶消化传代。建议使用两代以内的细胞用于后续实验（图 3-7）。

5. 纯化的颅缝间充质干细胞可通过流式细胞分选技术获得。*Gli1*、*Axin2* 和 *Prx1* 是最近几年发现的颅缝间充质干细胞标志物[53]。

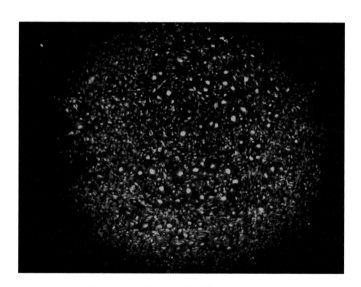

图 3-7　颅缝间充质干细胞原代克隆

细胞来源于 *Gli1-CreER; ZsGreen* 小鼠

二、注意事项

需要注意：

1. 小鼠的周龄需与实验目的相对应，视研究目的而选择出生后几天至几周的小鼠，分离开放的颅缝作为取材对象。

2. 需仔细鉴别外层骨膜、内层硬脑膜和成骨前缘之间位于中线的颅缝组织，尽可能多的去除骨膜、硬脑膜，以避免细胞污染。

（向琳　徐若诗）

第九节　牙上皮干细胞的体外分离培养

来源于外胚层的上皮细胞分化为成釉细胞，分泌基质，形成牙釉质。牙萌出后，人失去了能形成牙釉质的成釉细胞，且成釉干细胞还未发现在人体中存在[54]。不同的是，许多哺乳动物，如啮齿类，拥有终生生长萌出的切牙[55]。牙上皮干细胞是推动成年小鼠切牙持续生长的原因之一，许多研究显示唇侧颈环细胞龛内存在牙上皮干细胞[56, 57]。研究发现，位于小鼠唇侧颈环的 Sox2 阳性细胞是牙上皮干细胞，参与牙上皮的稳态维持[58]。

为了研究牙上皮干细胞及牙釉质再生，研究者们于 2013 年首次从小鼠切牙唇侧颈环组织内分离培养出牙上皮干细胞。体外分离培养的牙上皮干细胞在二维培养中表现出集落形成能力和自我更新能力，即典型的干细胞特性[59]。三维培养中，体外分离培养的牙上皮干细胞具有形成球状细胞团块和表达黏附连接蛋白（adherens junction proteins）及整合素（integrins）的能力，此为上皮细胞特异表达模式[60]。小鼠下颌切牙颈环为常用的牙上皮干细胞来源，本节将重点介绍其分离培养技术。

一、实验方法

（一）实验试剂

75% 乙醇溶液、DMEM/F12 培养基、青霉素-链霉素混合溶液、Ⅰ型胶原酶、胰蛋白酶、PBS 缓冲液、成品细胞分离溶液、B27 添加剂、表皮生长因子重组蛋白（EGF recombinant protein）、成纤维细胞生长因子（FGF2 recombinant protein）、牙上皮干细胞培养液（DMEM/F12 培养基内添加 B27、20ng/mL EGF、25ng/mL FGF2、青霉素-链霉素混合溶液）等。

（二）仪器耗材

生物安全柜、CO_2 细胞培养箱、恒温水浴箱、低速离心机、移液器、移液枪、倒置相差显微镜、体视显微镜、手术刀、眼科剪和眼科镊、胰岛素注射器针头、细胞培养皿（瓶）、低黏度孔板、离心管、EP 管、流式细胞分选仪等。

（三）实验步骤

1. 选择适龄出生后小鼠，使用颈椎脱臼法处死后，将处死的小鼠置于 75% 乙醇溶液中浸泡 1min。

2. 生物安全柜内，在体视显微镜下，剥离小鼠下颌皮肤，从中切牙之间剖开下颌骨成左右对称的两半，去掉所有的肌肉、肌腱和韧带。在第三磨牙下小心剖开舌侧骨板，切断下颌神经束，将颈环远端和周围的多余组织切除，夹持牙釉质部位轻柔解离出下颌切牙，切取唇侧颈环部位，置于 2% Ⅰ 型胶原酶处理，4℃下作用 3 ~ 4h。

3. 将颈环组织移入 DMEM/F12 培养基，眼科镊或胰岛素注射器针头机械分离上皮组织与间充质组织，获得的颈环及周围上皮组织呈翅膀样。手术刀切取近心段（proximal end），也称顶芽（apical bud），迅速放入盛有冷 DMEM/F12 培养基的 1.5mL EP 管，置于冰上备用。重复该操作以完成所有颈环的上皮分离和顶芽切取，收集于 1.5mL EP 管。

4. 离心，弃去培养基，换为成品细胞分离溶液处理，37℃下处理 30min，轻柔吹打，形成单细胞悬液，培养于牙上皮干细胞培养液中。

5. 在 5 天后行第一次半量换液，减少液体流动对细胞黏附于培养皿底的负向作用。之后每 2 天行全换液。

6. 传代时，预热的 PBS 清洗细胞 3 次，加入预热的胰蛋白酶，于 37℃消化 10 ~ 15min。加入上皮干细胞培养液以中和胰蛋白酶，轻柔吹打，置于 15mL 离心管，离心，视细胞量铺板，置于含 5% CO_2 的 37℃细胞培养箱中孵育，在倒置相差显微镜下观察细胞生长情况。

7. 体内唇侧颈环及体外培养细胞爬片的免疫荧光染色均显示，牙上皮干细胞表达 E-cadherin、integrin alpha-6 和 integrin beta-4，可作为特异性细胞标志物鉴定牙上皮细胞。*Sox2* 是位于小鼠唇侧颈环的牙上皮干细胞标志物（图 3-8）。

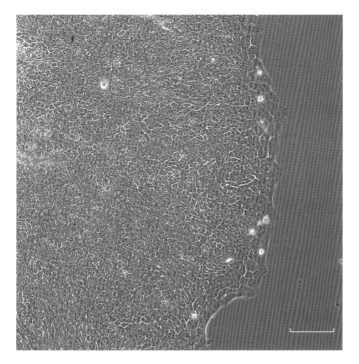

图 3-8　小鼠原代牙上皮干细胞

（标尺 50μm）

二、注意事项

需要注意：

1. 取材时注意尖锐器械的走向为近远中方向，不要损伤颈环组织。

2. 行 2% Ⅰ型胶原酶处理时，注意需使用低黏度或低吸附的孔板（low attachment plate）。

3. 铺板细胞密度，以 6 孔板为例，每毫升 $1\sim6\times10^{4}$ 细胞的密度铺板，1mL 每孔，铺板前 5 天勿动孔板以促进黏附和细胞集落形成。

（郑黎薇　徐若诗）

参考文献：

[1] ARMELIN H A. Pituitary extracts and steroid hormones in the control of 3T3 cell growth. Proc Natl Acad Sci U S A. 1973; 70(9):2702-2706.

[2] ZHANG Y, GORRY M C, POST J C, et al. Genomic organization of the human fibroblast growth factor receptor 2 (FGFR2) gene and comparative analysis of the human FGFR gene family. Gene. 1999; 230(1):69-79.

[3] KIMELMAN D, KIRSCHNER M. Synergistic induction of mesoderm by FGF and TGF-beta and the identification of an mRNA coding for FGF in the early Xenopus embryo. Cell. 1987; 51(5):869-877.

[4] VILLANUEVA S, GLAVIC A, RUIZ P, et al. Posteriorization by FGF, Wnt, and retinoic acid is required for neural crest induction. Dev Biol. 2002; 241(2):289-301.

[5] KUBOTA Y, ITO K. Chemotactic migration of mesencephalic neural crest cells in the mouse. Dev Dyn. 2000; 217(2):170-179.

[6] TUCKER A S, YAMADA G, GRIGORIOU M, et al. Fgf-8 determines rostral-caudal polarity in the first branchial arch. Development. 1999; 126(1):51-61.

[7] BOULET A M, MOON A M, ARENKIEL B R, et al. The roles of Fgf4 and Fgf8 in limb bud initiation and outgrowth. Dev Biol. 2004; 273(2):361-372.

[8] SUN X, MARIANI F V, MARTIN G R. Functions of FGF signalling from the apical ectodermal ridge in limb development. Nature. 2002; 418(6897):501-508.

[9] ISEKI S, WILKIE A O, MORRISS-KAY G M. Fgfr1 and Fgfr2 have distinct differentiation- and proliferation-related roles in the developing mouse skull vault. Development. 1999; 126(24):5611-5620.

[10] RICE D P, ABERG T, CHAN Y, et al. Integration of FGF and TWIST in calvarial bone and suture development. Development. 2000; 127(9):1845-1855.

[11] WANG Q, GREEN R P, ZHAO G, et al. Differential regulation of endochondral bone growth and joint development by FGFR1 and FGFR3 tyrosine kinase domains. Development. 2001; 128(19):3867-3876.

[12] MOOSA S, WOLLNIK B. Altered FGF signalling in congenital craniofacial and skeletal disorders. Semin Cell Dev Biol. 2016; 53:115-125.

[13] NEBEN C L, MERRILL A E. Signaling Pathways in Craniofacial Development: Insights from Rare Skeletal Disorders. Curr Top Dev Biol. 2015; 115:493-542.

[14] BROOKE B S, HABASHI J P, JUDGE D P, et al. Angiotensin II blockade and aortic-root dilation in Marfan's syndrome. N Engl J Med. 2008; 358(26):2787-2795.

[15] FITZPATRICK D R, DENHEZ F, KONDAIAH P, et al. Differential expression of TGF beta isoforms in murine palatogenesis. Development. 1990; 109(3):585-595.

[16] MU Z, YANG Z, YU D, et al. TGFbeta1 and TGFbeta3 are partially redundant effectors in brain vascular morphogenesis. Mech Dev. 2008; 125(5-6):508-516.

[17] SUDARSHAN C, YASWEN L, KULKARNI A, et al. Phenotypic consequences of trans-

forming growth factor beta1 gene ablation in murine embryonic fibroblasts: autocrine control of cell proliferation and extracellular matrix biosynthesis. J Cell Physiol. 1998; 176(1):67-75.

[18] SANFORD L P, ORMSBY I, GITTENBERGER-DE GROOT A C, et al. TGFbeta2 knockout mice have multiple developmental defects that are non-overlapping with other TGFbeta knockout phenotypes. Development. 1997; 124(13):2659-2670.

[19] YANG L T, LI W Y, KAARTINEN V. Tissue-specific expression of Cre recombinase from the Tgfb3 locus. Genesis. 2008; 46(2):112-118.

[20] CUI X M, SHIOMI N, CHEN J, et al. Overexpression of Smad2 in Tgf-beta3-null mutant mice rescues cleft palate. Dev Biol. 2005; 278(1):193-202.

[21] LARSSON J, GOUMANS M J, SJOSTRAND L J, et al. Abnormal angiogenesis but intact hematopoietic potential in TGF-beta type I receptor-deficient mice. EMBO J. 2001; 20(7):1663-1673.

[22] OSHIMA M, OSHIMA H, TAKETO M M. TGF-beta receptor type II deficiency results in defects of yolk sac hematopoiesis and vasculogenesis. Dev Biol. 1996; 179(1): 297-302.

[23] STENVERS K L, TURSKY M L, HARDER K W, et al. Heart and liver defects and reduced transforming growth factor beta2 sensitivity in transforming growth factor beta type III receptor-deficient embryos. Mol Cell Biol. 2003; 23(12):4371-4385.

[24] DUDAS M, SRIDURONGRIT S, NAGY A, et al. Craniofacial defects in mice lacking BMP type I receptor Alk2 in neural crest cells. Mech Dev. 2004; 121(2): 173-182.

[25] CASTRANIO T, MISHINA Y. Bmp2 is required for cephalic neural tube closure in the mouse. Dev Dyn. 2009; 238(1):110-122.

[26] WINNIER G, BLESSING M, LABOSKY P A, et al. Bone morphogenetic protein-4 is required for mesoderm formation and patterning in the mouse. Genes Dev. 1995; 9(17):2105-2116.

[27] SOLLOWAY M J, ROBERTSON E J. Early embryonic lethality in Bmp5; Bmp7 double mutant mice suggests functional redundancy within the 60A subgroup. Development. 1999; 126(8):1753-1768.

[28] HAYANO S, KOMATSU Y, PAN H, et al. Augmented BMP signaling in the neural crest inhibits nasal cartilage morphogenesis by inducing p53-mediated apoptosis. Development. 2015; 142(7):1357-1367.

[29] DIXON M J, MARAZITA M L, BEATY T H, et al. Cleft lip and palate: understanding genetic and environmental influences. Nat Rev Genet. 2011; 12(3):167-178.

[30] WARREN S M, BRUNET L J, HARLAND R M, et al. The BMP antagonist noggin regulates cranial suture fusion. Nature. 2003; 422(6932):625-629.

[31] WANG Y, ZHENG Y, CHEN D, et al. Enhanced BMP signaling prevents degeneration and leads to endochondral ossification of Meckel's cartilage in mice. Dev Biol. 2013; 381(2):301-311.

[32] NUSSE R, VARMUS H E. Many tumors induced by the mouse mammary tumor virus contain a provirus integrated in the same region of the host genome. Cell. 1982; 31(1):99-109.

[33] HE F, CHEN Y. Wnt signaling in lip and palate development. Front Oral Biol. 2012; 16:81-90.

[34] DUCHARTRE Y, KIM Y M, KAHN M. The Wnt signaling pathway in cancer. Crit Rev Oncol Hematol. 2016; 99:141-149.

[35] BRUGMANN S A, GOODNOUGH L H, GREGORIEFF A, et al. Wnt signaling mediates regional specification in the vertebrate face. Development. 2007; 134(18): 3283-3295.

[36] MANI P, JARRELL A, MYERS J, et al. Visualizing canonical Wnt signaling during mouse craniofacial development. Dev Dyn. 2010; 239(1):354-363.

[37] BRAULT V, MOORE R, KUTSCH S, et al. Inactivation of the beta-catenin gene by Wnt1-Cre-mediated deletion results in dramatic brain malformation and failure of craniofacial development. Development. 2001; 128(8):1253-1264.

[38] LAN Y, RYAN R C, ZHANG Z, et al. Expression of Wnt9b and activation of canonical Wnt signaling during midfacial morphogenesis in mice. Dev Dyn. 2006; 235(5):1448-1454.

[39] SONG L, LI Y, WANG K, et al. Lrp6-mediated canonical Wnt signaling is required for lip formation and fusion. Development. 2009; 136(18):3161-3171.

[40] YAMADA W, NAGAO K, HORIKOSHI K, et al. Craniofacial malformation in R-spondin2 knockout mice. Biochem Biophys Res Commun. 2009; 381(3):453-458.

[41] HE F, XIONG W, WANG Y, et al. Epithelial Wnt/beta-catenin signaling regulates palatal shelf fusion through regulation of Tgfbeta3 expression. Dev Biol. 2011; 350(2): 511-519.

[42] HE F, POPKIE A P, XIONG W, et al. Gsk3beta is required in the epithelium for palatal elevation in mice. Dev Dyn. 2010; 239(12):3235-3246.

[43] HE F, XIONG W, YU X, et al. Wnt5a regulates directional cell migration and cell proliferation via Ror2-mediated noncanonical pathway in mammalian palate development. Development. 2008; 135(23):3871-3879.

[44] LI Y, PAWLIK B, ELCIOGLU N, et al. LRP4 mutations alter Wnt/beta-catenin signaling and cause limb and kidney malformations in Cenani-Lenz syndrome. Am J Hum Genet.

2010; 86(5):696-706.

[45] YAMAGUCHI T P, BRADLEY A, MCMAHON A P, et al. A Wnt5a pathway underlies outgrowth of multiple structures in the vertebrate embryo. Development. 1999; 126(6):1211-1223.

[46] SAAL H M, PROWS C A, GUERREIRO I, et al. A mutation in FRIZZLED2 impairs Wnt signaling and causes autosomal dominant omodysplasia. Hum Mol Genet. 2015; 24(12):3399-3409.

[47] LEE J M, KIM J Y, CHO K W, et al. Wnt11/Fgfr1b cross-talk modulates the fate of cells in palate development. Dev Biol. 2008; 314(2):341-350.

[48] MAJUMDAR A, VAINIO S, KISPERT A, et al. Wnt11 and Ret/Gdnf pathways cooperate in regulating ureteric branching during metanephric kidney development. Development. 2003; 130(14):3175-3185.

[49] WOODS C G, STRICKER S, SEEMANN P, et al. Mutations in WNT7A cause a range of limb malformations, including Fuhrmann syndrome and Al-Awadi/Raas-Rothschild/ Schinzel phocomelia syndrome. Am J Hum Genet. 2006; 79(2):402-408.

[50] LIU F, THIRUMANGALATHU S, GALLANT N M, et al. Wnt-beta-catenin signaling initiates taste papilla development. Nat Genet. 2007; 39(1):106-112.

[51] IWATSUKI K, LIU H X, GRONDER A, et al. Wnt signaling interacts with Shh to regulate taste papilla development. Proc Natl Acad Sci U S A. 2007; 104(7):2253-2258.

[52] NUSSLEIN-VOLHARD C, WIESCHAUS E. Mutations affecting segment number and polarity in Drosophila. Nature. 1980; 287(5785):795-801.

[53] INGHAM P W, MCMAHON A P. Hedgehog signaling in animal development: paradigms and principles. Genes Dev. 2001; 15(23):3059-3087.

[54] LEWIS K E, EISEN J S. Hedgehog signaling is required for primary motoneuron induction in zebrafish. Development. 2001; 128(18):3485-3495.

[55] WELSH I C, O'BRIEN T P. Signaling integration in the rugae growth zone directs sequential SHH signaling center formation during the rostral outgrowth of the palate. Dev Biol. 2009; 336(1):53-67.

[56] SAGAI T, AMANO T, TAMURA M, et al. A cluster of three long-range enhancers directs regional Shh expression in the epithelial linings. Development. 2009; 136(10): 1665-1674.

[57] HAN J, MAYO J, XU X, et al. Indirect modulation of Shh signaling by Dlx5 affects the oral-nasal patterning of palate and rescues cleft palate in Msx1-null mice. Development. 2009; 136(24):4225-4233.

[58] COBOURNE M T, XAVIER G M, DEPEW M, et al. Sonic hedgehog signalling inhibits

palatogenesis and arrests tooth development in a mouse model of the nevoid basal cell carcinoma syndrome. Dev Biol. 2009; 331(1):38-49.

[59] CHIANG C, LITINGTUNG Y, LEE E, et al. Cyclopia and defective axial patterning in mice lacking Sonic hedgehog gene function. Nature. 1996; 383(6599):407-413.

[60] HU D, MARCUCIO R S. Unique organization of the frontonasal ectodermal zone in birds and mammals. Dev Biol. 2009; 325(1):200-210.

第四章

牙颌面干细胞体内
示踪与鉴定

近年来，干细胞领域已逐步将利用转基因小鼠等体内研究工具作为鉴定干细胞功能的金标准。从体内角度出发，验证干细胞种类并鉴定其在组织发育、稳态调节及修复再生过程中的作用，结合传统的干细胞表面标记物以及三向分化等体外鉴定手段，可为干细胞机理研究提供更全面、可靠的信息。

本章首先简要介绍与干细胞示踪与鉴定技术相关的转基因小鼠基本理论，然后阐述牙颌面干细胞研究常用的转基因工具鼠，最后通过列举其中几种工具鼠在本领域的应用来阐述目前牙颌面干细胞常用的体内鉴定技术。

第一节 转基因小鼠基本理论

转基因动物是指基因组中整合有外源目的基因的一类动物。通过利用基因组编辑技术改变动物受精卵并使其发育成为完整的胚胎，最终培养出转基因动物。转基因动物模型的构建有助于研究者研究基因的功能，探索基因调控的分子机制，了解机体的发育过程，阐明疾病发生的致病机理。转基因小鼠模型的构建为研究各种生命现象提供了良好的模型，对人类遗传性疾病的药物筛选和基因治疗具有重要的指导意义[1]。对干细胞研究领域而言，转基因小鼠的构建与应用也已经超出了单纯的基因敲除范畴。

传统的靶向基因组编辑技术主要依赖于基因同源重组（homologous recombination，HR）原理，利用设计的同源臂替代靶基因片段，从而达到基因敲除的目的。但是HR在体细胞中的发生率极低，在干细胞中操作的效率也仅能达到$1 \times 10^{-7} \sim 1 \times 10^{-6}$。因此，传统基因组编辑技术仍然存在一些难以克服的缺陷，如步骤繁琐、周期漫长、成功率低、费用高昂等，严重制约了其在动物模型构建方面的研究应用。近几年随着新型基因组编辑工具的应运而生，特别是RNA介导的CRISPR/Cas9（clustered regularly interspaced short palindromic repeats/CRISPR-associated protein 9）系统的快速发展，动物模型构建已取得突破性进展。由于CRISPR/Cas9技术操作简单、成本低且高效，该技术已经在构建转基因小鼠方面得到广泛应用[2]。

目前转基因动物模型主要包括传统敲除、传统过表达、条件性敲除以及条件性过表达等类型。本节重点介绍与本章节技术相关的条件性敲除小鼠模型。条件性敲除小鼠模型主要依赖于Cre/loxP系统。Cre/loxP系统来源于F1噬菌体，该系统可以介导位点特异的DNA重组。Cre/loxP系统包括两种成分：①一段长34bp的DNA序列，含有两个13bp的反向重复序列和一个8bp的核心序列。这段34bp序列是Cre重组酶识别的位点，被称为loxP位点（locus of X-over P1）；②Cre重组酶（cyclization recombination），它是一种由343个氨基酸组成的单体蛋白，可以引发loxP位点的DNA重组[3]。

由于Cre/loxP系统具有如下的诸多优点，其在基因敲除以及相关体内研究中获得了广泛的应用：①Cre/loxP系统不需要细胞或者生物体提供其他的辅助因子提供能量来完成DNA重组过程；②Cre重组酶是一种比较稳定的蛋白质，可以在生物体不同的组织以及不同的生理条件下发挥作用；

③ Cre 重组酶的编码基因可以置于任何一种启动子的调控之下，从而使 Cre 重组酶在生物体不同的细胞和组织以及不同的发育阶段下发挥作用，这也是 Cre/loxP 系统在应用过程中最为重要的一点。由条件性敲除模型衍生的细胞谱系示踪技术以及共定位分析等技术在干细胞研究领域有着广泛的应用。

利用 Cre/loxP 系统实现在体内条件下某特定基因的敲除，需要两种转基因小鼠：第一种小鼠为 flox 小鼠，在这种转基因小鼠中，loxP 位点被引入到相应基因的内含子内，理论上不会对相应基因的功能产生影响，因此一般情况下，该小鼠的表型是正常的；第二种转基因小鼠为 Cre 小鼠，在这种小鼠中，Cre 重组酶被置于某特定基因启动子的调控之下，可以使其在特定条件下表达[4]。以上两种小鼠交配可产生同时含有上述两种基因型的子代小鼠，其某一特定类型细胞中的某一特定基因就会被敲除（图 4-1）。

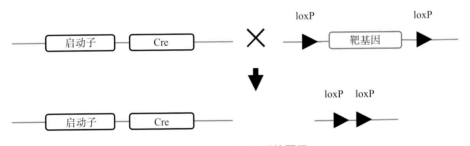

图 4-1　Cre/loxP 系统图示

不同启动子控制的 Cre/loxP 系统介导的条件性基因敲除

因此，在何种细胞或组织中敲除某一特定的基因取决于所选择的启动子。只要选择合适的启动子调控 Cre 重组酶的表达，使其在生物体特定的部位和特定的条件下产生，就可以实现相应条件下某一特定基因的敲除。迄今为止，研究者们已经成功利用多个不同的启动子实现了在不同条件下的基因敲除，这些启动子可以是细胞类型特异的，如 *Plp1* 启动子（神经胶质细胞）、*MyoD* 启动子（肌肉细胞）等。启动子也可以受某些外源性化学物质的调控，外源性调控的基因敲除可以避免在胚胎发育早期由于基因功能的异常所产生的副作用，如他莫昔芬依赖的雌激素诱导型 CreER 系统和四环素调节系统等。

雌激素诱导型 CreER 系统，是将雌激素受体（estrogen receptor，简称 ER）的配体结合区与 Cre 重组酶相融合，形成定位于胞浆中的融合蛋白（CreER），其较之四环素诱导型 Cre 系统更为简单，是目前应用最广泛的诱导型基因敲除系统，可以实现对基因重组时间和空间特异性的调控。将

CreER 设计在组织特异性启动子之后，并与 flox 小鼠交配，就可以通过在特定时间点给予他莫昔芬来最终实现对靶基因的时空特异性敲除（图 4-2）。近年来，大量的 CreER 工具鼠被成功构建，除了用于基因敲除外，通过诱导型 CreER 系统还可应用于体内细胞谱系示踪技术以及共定位分析技术（详见本章第三节），应用这些技术可以在体内追踪不同细胞的命运并且分析不同细胞类型之间的关系，尤其在干细胞研究领域有着广泛的应用。

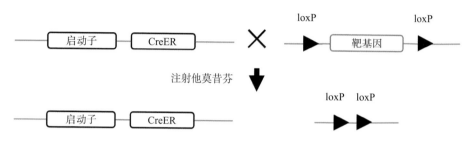

图 4-2　雌激素诱导型 Cre/loxP 系统图示

雌激素诱导型 Cre/loxP 系统介导的条件性基因敲除

（靖军军　周陈晨）

第二节　牙颌面干细胞研究常用转基因工具鼠

　　转基因工具鼠已成为干细胞研究不可或缺的研究手段。本节着重从牙颌面硬组织来源的干细胞出发，介绍小鼠切牙干细胞、磨牙干细胞和颅缝干细胞研究常用的转基因工具鼠。

一、小鼠切牙干细胞相关工具鼠

　　由于小鼠切牙是富含干细胞类型的终身生长器官，自我更新快，而且组织结构相对简单，切牙上皮干细胞和间充质干细胞的组织学定位相对清楚，因此常被作为干细胞体内研究的模型。

（一）切牙间充质干细胞相关工具鼠

1. *NG2-CreER* 小鼠　*NG2* 是 pericyte 的标记物。pericyte 是血管周围细胞类型中的一种，通常认为其位于血管内皮细胞外侧并与内皮细胞相邻。虽然将 pericyte 作为一类间充质干细胞的观点仍有争议，但小鼠切牙间充质中 *NG2* 阳性的 pericyte 可作为一类干细胞，分化为成牙本质细胞和牙髓细胞并参与切牙损伤修复[5]。然而，*NG2* 阳性的 pericyte 并不参与切牙发育以及稳态维持过程。*NG2-CreER* 小鼠可标记部分 pericyte，从而对该部分细胞在牙损伤修复等过程中的机理进行研究。

2. *Plp1-CreER* 小鼠　*Plp1* 是一类神经胶质细胞的标记物。这类胶质细胞从颅神经脊细胞分化而来。研究发现 *Plp1* 阳性的神经胶质细胞可转变为小鼠切牙间充质干细胞并参与切牙发育、损伤修复和稳态调节[6]。该现象也为间充质干细胞的起源提供了一条新线索。*Plp1-CreER* 小鼠可标记 *Plp1* 阳性的神经胶质细胞。

3. *Gli1-CreER* 小鼠　*Gli1* 是刺猬（hedgehog，HH）信号通路的下游分子，常被用作 HH 信号通路的指示分子。*Gli1* 同样可标记一部分切牙间充质干细胞，并且超过 90% 的小鼠切牙间充质细胞均为 *Gli1* 阳性干细胞的子代细胞，说明该部分干细胞对切牙稳态调节至关重要[7]。因而，*Gli1-CreER* 小鼠常被用来研究间充质干细胞在切牙损伤修复和稳态调节中的功能。

4. *Thy1-CreER* 小鼠　*Thy1*（CD90）为细胞表面标记物中的一种。研究表明 *Thy1* 阳性的间充质干细胞主要参与小鼠切牙的发育过程，对切牙组织稳态贡献甚微[8]。因此 *Thy1-CreER* 小鼠可对该部分干细胞进行相关研究。

（二）切牙上皮干细胞相关工具鼠

1. *Sox2-CreER* 小鼠　*Sox2* 广泛表达于全身各种组织，是较早发现的小鼠切牙上皮干细胞标记物[9]。研究表明 *Sox2* 阳性的上皮干细胞可贡献整个切牙上皮细胞谱系，贯穿切牙发育过程的不同时期以及成体阶段。*Sox2-CreER* 小鼠可标记该部分上皮干细胞并对其功能进行相关研究。

2. *Bmi1-CreER* 小鼠　*Bmi1* 是多梳复合物（PRC1）组分之一。研究表明 *Bmi1* 与小鼠切牙上皮干细胞自我更新密切相关，*Bmi1* 阳性的切牙上皮干细胞同样参与切牙上皮组织稳态调节[10]。*Bmi1-CreER* 小鼠可标记该部分上皮干细胞并对其功能进行相关研究。

3. *Gli1-CreER* 小鼠　*Gli1-CreER* 小鼠不仅可以标记切牙间充质干细胞，也可标记切牙上皮干细胞。研究表明 *Gli1* 阳性切牙上皮干细胞可分化为切牙上皮细胞，说明 HH 信号通路对切牙上皮干细胞同样重要[11]。

4. *Lgr5-CreER* 小鼠　*Lgr5* 作为小鼠小肠上皮干细胞的标记物被广泛研

究。研究发现 *Lgr5* 标记的小鼠切牙上皮干细胞是 *Sox2* 阳性细胞中的一类，对切牙上皮同样具有重要功能[12]。*Lgr5-CreER* 小鼠可标记该部分上皮干细胞并对其进行相关研究。

5. *Lrig1-CreER* 小鼠 通过细胞谱系示踪技术发现 *Lrig1* 也可标记部分小鼠切牙上皮干细胞[11]。

6. *Igfbp5-CreER* 小鼠 通过细胞谱系示踪技术发现 *Igfbp5* 同样可以标记部分小鼠切牙上皮干细胞，并提示其具有重要功能[13]。

二、小鼠磨牙干细胞相关工具鼠

小鼠磨牙是包含牙乳头干细胞、牙囊干细胞等干细胞的器官，常被用作牙发育的体内研究模型。最近几年若干种与牙乳头干细胞和牙囊干细胞相关的转基因工具鼠被鉴定或构建出来。

（一）磨牙牙乳头干细胞相关工具鼠

小鼠磨牙牙乳头干细胞可以分化为牙髓细胞和成牙本质细胞，是牙发育不可缺少的干细胞类型。牙乳头干细胞相关的转基因工具鼠可以针对该细胞类型参与的牙发育以及疾病相关的各种过程进行研究。

1. *Gli1-CreER* 小鼠 *Gli1* 阳性的小鼠磨牙根尖牙乳头干细胞可以参与小鼠磨牙的牙根发育过程[14]。细胞谱系示踪发现出生后 5 天的小鼠磨牙 *Gli1* 阳性细胞可以分化为磨牙成牙本质细胞和牙髓细胞，故该工具小鼠同样可以对磨牙牙根发育过程中牙乳头干细胞相关行为进行研究。

2. *Pax9-CreER* 小鼠 通过原位杂交以及细胞谱系示踪技术表明，*Pax9* 在出生后一周的小鼠磨牙根尖牙乳头细胞有大量表达，提示 *Pax9* 可以标记部分牙乳头干细胞[15]。*Pax9-CreER* 小鼠可对该部分牙乳头细胞进行研究。

3. *Osx-CreER* 小鼠 *Osx* 阳性的磨牙根尖牙乳头细胞同样在一定程度参与了牙根的形成，因此 *Osx-CreER* 小鼠也可用于研究磨牙牙根发育过程中该部分细胞的参与情况[16]。

（二）磨牙牙囊干细胞相关工具鼠

小鼠磨牙牙囊干细胞可以分化为牙周膜，牙骨质以及牙槽骨，是牙支持组织的干细胞来源，因此，牙囊干细胞相关的工具鼠可以针对参与牙支持组织发育以及疾病相关的各种过程进行研究。

Pthrp-CreER 小鼠 目前关于牙囊干细胞相关的转基因工具鼠报道较少，Wanida Ono 等于 2018 年在 PNAS 杂志发表研究表明 *Pthrp-CreER* 可以特异

性标记磨牙牙囊干细胞，并且自分泌的 PTHrP-PPR 信号通路对磨牙萌出有显著影响 [17]。

三、颅缝间充质干细胞相关工具鼠

颅缝是负责连接不同颅骨的结缔组织，颅缝与颅骨以及脑组织发育密切相关。小鼠颅缝同样包含间充干细胞，其与颅骨发育以及稳态调节等紧密相关。因此颅缝也是颅颌面部包含间充质干细胞类型的另一重要体内研究模型（表 4-1）。

1．*Gli1-CreER* 小鼠　*Gli1* 可以标记成年小鼠颅缝间充质干细胞。*Gli1* 阳性间充质干细胞可以分化为颅骨成骨细胞和骨细胞，参与颅骨损伤修复和稳态调节，是维持颅缝开放的一类关键细胞类型 [18]。

2．*Prrx1-CreER* 小鼠　研究表明 *Prrx1* 可以标记一部分颅缝间充质干细胞，该部分细胞对颅骨损伤修复密切相关，然而并不参与颅骨发育过程 [19]。

3．*Axin2-CreER* 小鼠　*Axin2* 是经典 Wnt 信号通路的指示分子。研究发现，*Axin2* 阳性的颅缝干细胞可以参与颅骨的发育过程以及颅骨损伤修复和稳态调节，对颅骨的稳态有显著影响 [20]。

4．*Cathepsin K-CreER* 小鼠　*Cathepsin K* 可以标记骨膜干细胞，并且 *Cathepsin K* 在颅缝也有表达，因此 *Cathepsin K* 也是潜在的颅缝间充质干细胞标记物 [21]。

表 4-1　牙颌面干细胞研究常用转基因工具鼠

牙颌面干细胞研究常用转基因工具鼠	功能
切牙间充质干细胞相关工具鼠	
NG2-CreER 小鼠	*NG2* 阳性细胞在切牙损伤修复中功能
Plp1-CreER 小鼠	*Plp1* 阳性细胞在切牙稳态维持以及损伤修复中功能
Gli1-CreER 小鼠	*Gli1* 阳性细胞在切牙稳态维持以及损伤修复中功能
Thy1-CreER 小鼠	*Thy1* 阳性细胞在切牙稳态维持中功能
切牙上皮干细胞相关工具鼠	
Sox2-CreER 小鼠	*Sox2* 阳性细胞在切牙发育以及稳态维持中功能
Bmi1-CreER 小鼠	*Bmi1* 阳性细胞在切牙自我更新以及稳态维持中功能
Lgr5-CreER 小鼠	*Lgr5* 阳性上皮干细胞在切牙稳态维持中功能

续表

牙颌面干细胞研究常用转基因工具鼠	功能
Gli1-CreER 小鼠	*Gli1* 阳性上皮干细胞在切牙稳态维持中功能
Lrig1-CreER 小鼠	*Lrig1* 阳性上皮干细胞在切牙稳态维持中功能
Igfbp5-CreER 小鼠	*Igfbp5* 阳性上皮干细胞在切牙稳态维持中功能
磨牙干细胞相关工具鼠	
Gli1-CreER 小鼠	*Gli1* 阳性牙乳头干细胞在磨牙发育过程中的功能
Pax9-CreER 小鼠	*Pax9* 阳性牙乳头干细胞在磨牙发育过程中的功能
Osx-CreER 小鼠	*Osx* 阳性牙乳头干细胞在磨牙发育过程中的功能
Pthrp-CreER 小鼠	*Pthrp* 阳性牙囊干细胞在磨牙发育过程中的功能
颅缝间充质干细胞相关工具鼠	
Gli1-CreER 小鼠	*Gli1* 阳性干细胞在颅骨稳态维持以及损伤修复功能
Prrx1-CreER 小鼠	*Prrx1* 阳性干细胞在颅骨损伤修复功能
Axin2-CreER 小鼠	*Axin2* 阳性干细胞在颅骨稳态维持以及损伤修复功能
Cathepsin K-CreER 小鼠	*Cathepsin K* 阳性干细胞在颅骨稳态维持及损伤修复功能

（周陈晨　靖军军）

第三节　牙颌面干细胞体内示踪与
鉴定技术及其应用

以各种转基因工具鼠为研究工具，通过细胞谱系示踪技术、label retaining assay 以及共定位分析等体内研究手段对干细胞标记物以及干细胞功能进行全面的鉴定，已是目前干细胞鉴定和功能研究不可缺少的研究方法。本节重点介绍这几种体内鉴定技术并列举其在牙颌面干细胞研究领域的应用。

一、细胞谱系示踪技术

细胞谱系示踪技术是揭示特定类型细胞（如干细胞）在发育、疾病和再生过程中细胞命运的有效研究方法。目前，体内的细胞谱系示踪技术主要基于 Cre-loxP 同源重组系统。在含有 Cre 的转基因小鼠中，Cre 表达在特定的细胞类群中。当 Cre 小鼠与含有 loxP 位点的报告基因小鼠（如 *tdTomato* 小鼠）交配时，Cre 通过识别 loxP 位点，从而使含有 Cre 的细胞类群表达出报告基因。由于这种切除是位于基因上的，且是永久性的和不可逆的，因此所有表达 Cre 的细胞类群及其后代（无论是否表达 Cre）都将永久地被报告基因蛋白标记上。因此，利用该细胞追踪技术可以解析干细胞的起源和命运。诱导型的 Cre-loxP 系统已被广泛地运用于各个器官和组织，逐渐成为干细胞鉴定的金标准。

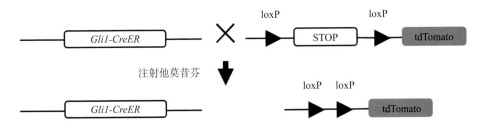

图 4-3　细胞谱系示踪图示

图 4-3 是以 *Gli1-CreER*；*tdTomato* 转基因小鼠为例说明细胞谱系示踪技术原理：通过他莫昔芬诱导型的 Cre/loxP 系统介导的条件性敲除，敲除片段此处为 *tdTomato* 前阻止 *tdTomato* 表达的 DNA 序列，因此一旦该序列被敲除 *Gli1* 阳性细胞内均有 *tdTomato* 表达，从而可根据 *tdTomato* 表达来示踪 *Gli1* 阳性细胞。本部分以 *Gli1-CreER*；*tdTomato* 小鼠在切牙的细胞谱系示踪为例进行说明。

（一）实验试剂

1. PK 缓冲液
2. 蛋白酶 K
3. 他莫昔芬溶液　将他莫昔芬粉末在 37℃下溶解于玉米油溶剂中，配好的溶液过滤，最终浓度应为 20mg/mL。
4. 玉米油
5. 4% PFA

6．10% EDTA

7．15% 蔗糖溶液、30% 蔗糖溶液

8．OCT 包埋剂

9．1×PBS 溶液

10．DAPI 溶液

（二）仪器耗材

1．体式显微镜

2．手术钳、手术剪和镊子

3．0.5mL 注射器

4．EP 管

5．凝胶电泳设备

6．恒温水浴箱

7．离心机

8．冰冻切片机

9．盖玻片

10．载玻片

11．荧光显微镜

（三）实验步骤

1．小鼠模型的建立　将 *Gli1-CreER* 转基因小鼠与 *tdTomato* 小鼠进行交配，对子代小鼠进行基因型鉴定。

2．基因型的鉴定　取小鼠耳部组织 1～1.5mm 放入 1.5mL EP 管中，加入 300μL PK 缓冲液，再加 3μL 蛋白酶 K，放于 55℃水浴箱过夜。第二天将 EP 管从水浴箱中取出，置于沸水中煮 10min，12 000r/min 离心 20min，取上清 DNA 样本进行常规 PCR，之后进行琼脂糖凝胶电泳分析。

3．激活 *Gli1-CreER*　对成年 *Gli1-CreER; tdTomato* 小鼠行腹腔注射，10mg 每天，连续注射三天。

4．一周和一个月后分别对小鼠行颈椎脱臼处死，取出下颌骨，置于 4% PFA 固定 24h。

5．将固定后的样本放于 10% EDTA 溶液于 4℃脱钙两周。

6．取出脱钙好的样本用 PBS 溶液冲洗两遍，放入 15% 蔗糖溶液 2h，其后 30% 蔗糖溶液 4℃过夜。

7．OCT 包埋，冰冻切片。

8．PBS 漂洗两遍，DAPI 孵育 3 分钟，封片。

9. 荧光显微镜观察 *tdTomato* 阳性细胞数目以及所在组织学位置的变化情况（图 4-4）。

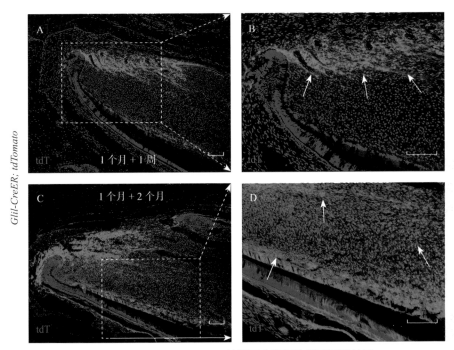

图 4-4 *Gli1-CreER; tdTomato* 转基因小鼠细胞谱系示踪结果

A、B. *Gli1-CreER; tdTomato* 转基因小鼠细胞谱系示踪一周后结果，*Gli1* 阳性细胞主要集中于切牙近端间充质 C、D. *Gli1-CreER; tdTomato* 转基因小鼠细胞谱系示踪 2 个月后结果，*Gli1* 阳性细胞基本覆盖整个切牙间充质

箭头所示为 *Gli1* 阳性细胞。tdT 为 tdTomato 简写。（标尺 100μm）

需要注意：

1. 如果示踪一段时间发现所标记荧光细胞消失，则说明该细胞类型不能自我更新而并非干细胞类型。

2. 根据实验目的和不同干细胞类型特性，选取不同的示踪时间，一般验证新的干细胞标记物时至少示踪 6 个月的时间。

3. 要结合所标记细胞及由其分化而来的细胞来判断所标记细胞是是否为干细胞，也可以结合共定位分析。

二、label retaining assay 技术

干细胞通常被认为是 slow cycling cells。通过 BrdU 或 EdU 摄入实验标记增殖细胞时，增殖较快的细胞在较短时间内可以通过快速分裂将 BrdU 或 EdU 稀释掉。然而，干细胞等分裂较慢的细胞其摄入的 BrdU 或 EdU 短时间内往往很难稀释掉，因此可以最终通过检测 BrdU 或 EdU 的表达情况来确定标记的 label retaining cell（潜在的干细胞）。此外，如果对所研究干细胞增殖特性不清楚，也可以通过 label retaining assay 来鉴定所研究的干细胞是否为 slow cycling cells。该研究方法是体内研究干细胞增殖活力的金标准。

本部分以小鼠切牙的 BrdU label retaining assay 为例进行说明。

（一）实验试剂

1. BrdU 溶液　将 BrdU 粉末于 37℃下溶于 1×PBS 溶液中，终浓度为 10mg/mL。

2. BrdU 抗体

3. 荧光二抗

4. 4% PFA

5. 10% EDTA

6. 15% 蔗糖溶液、30% 蔗糖溶液

7. OCT 包埋剂

8. 1×PBS 溶液

9. DAPI 溶液

（二）仪器耗材

1. 体式显微镜

2. 手术钳、手术剪和镊子

3. 0.5mL 注射器

4. 冰冻切片机

5. 盖玻片

6. 载玻片

7. 荧光显微镜

（三）实验步骤

1. 成年小鼠腹腔注射 10mg/mL BrdU（150mg/kg），每天一次，连续注射两周，最后一次注射完成后，等待三周时间。

2. 对小鼠行颈椎脱臼处死，取出下颌骨，置于 4% PFA 固定 24h。

3. 将固定好的样本放入 10% EDTA 溶液于 4℃脱钙两周。

4. 取出脱钙好的样本用 PBS 冲洗两遍，放入 15% 蔗糖溶液 2h，其后 30% 蔗糖溶液 4℃过夜。

5. OCT 包埋，冰冻切片。

6. BrdU 免疫荧光染色。

7. 荧光显微镜下观察 BrdU 阳性细胞数目以及所在组织学位置情况（图 4-5）。

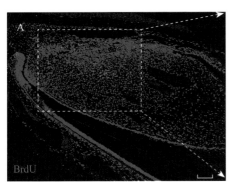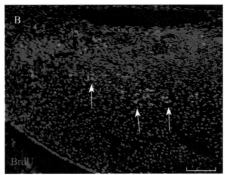

图 4-5 小鼠切牙 BrdU label retaining assay

1 月龄野生型小鼠切牙 BrdU 注射后 3 周的 label retaining assay，红色细胞即为 BrdU 阳性的 label retaining cells（白色箭头）。B 图为 A 图的局部放大部分。

（标尺 100μm）

需要注意：

1. 要根据所研究干细胞特性选取稀释时间。

2. 并非所有干细胞均为 slow cycling cells，如果 label retaining assay 结果呈阴性，也有可能所研究干细胞类型增殖较快。

三、共定位分析技术

不同的干细胞类型具有不同的标记物，同一干细胞类型的不同亚型也具有不同的标记物。因此，将不同的干细胞标记物共定位或者将干细胞和其他已分化细胞的共定位，可以观察不同干细胞群或干细胞和周围微环境相关的细胞群之间的关系。该研究方法对干细胞功能、干细胞异质性和微环境对干细胞调节等研究至关重要。共定位分析主要依据不同荧光标记物标记不同的细胞类型，最后在荧光显微镜下通过分析荧光定位情况来判定不同的细胞类型。

本部分以小鼠切牙的 *Gli1* 阳性细胞（*Gli1-CreER；tdTomato* 小鼠）与 *NG2* 阳性细胞（*NG2-GFP* 小鼠）共定位为例进行说明。

（一）实验试剂

1. PK 缓冲液
2. 蛋白酶 K
3. 他莫昔芬溶液
4. 4% PFA
5. 10% EDTA
6. 15% 蔗糖溶液、30% 蔗糖溶液
7. OCT 包埋剂
8. 1×PBS 溶液
9. DAPI 溶液

（二）仪器耗材

1. 体式显微镜
2. 手术钳、手术剪和镊子
3. 0.5mL 注射器
4. EP 管
5. 凝胶电泳设备
6. 水浴箱
7. 离心机
8. 冰冻切片机
9. 盖玻片
10. 载玻片
11. 荧光显微镜

（三）实验步骤

1. 小鼠模型的建立　将 *Gli1-CreER；tdTomato* 转基因小鼠与 *NG2-GFP* 小鼠进行交配，对子代小鼠进行基因型鉴定，找到同时携带 *Gli1-CreER；tdTomato* 和 *NG2-GFP* 的转基因小鼠。

2. 基因型的鉴定　取小鼠耳部组织 1～1.5mm 放入 1.5mL EP 管中，加入 300μL PK 缓冲液，再加 3μL 蛋白酶 K，放于 55℃水浴箱过夜。第二天将 EP 管从水浴箱中取出，置于沸水中煮 10min，12 000r/min 离心 20min，取

上清 DNA 样本进行常规 PCR，之后进行琼脂糖凝胶电泳分析。

3. 激活 *Gli1-CreER*　对成年 *Gli1-CreER*；*tdTomato*；*NG2-GFP* 小鼠行腹腔他莫昔芬溶液注射，10mg 每天，连续注射三天。

4. 一周后对小鼠行颈椎脱臼处死，取出下颌骨，置于 4%PFA 固定24h。

5. 将固定后的样本放于 10% EDTA 于 4℃脱钙两周。

6. 取出脱钙好的样本用 PBS 溶液冲洗两遍，放入 15% 蔗糖溶液 2h，其后 30% 蔗糖溶液 4℃过夜。

7. OCT 包埋，冰冻切片。

8. PBS 冲洗两遍，DAPI 孵育 3 分钟，封片。

9. 荧光显微镜下同时在红色荧光和绿色荧光通道下观察两种标记物的共定位情况（图 4-6 ）。

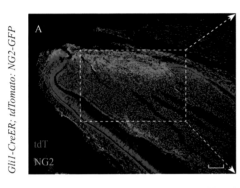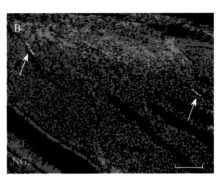

图 4-6　小鼠切牙 *Gli1* 阳性细胞与 *NG2* 阳性细胞共定位分析

基因型为 *Gli1-CreER*；*tdTomato*；*NG2-GFP* 的转基因小鼠切牙 *Gli1* 阳性细胞与 *NG2* 阳性细胞共定位分析。注射他莫昔芬 1 周后观察，红色细胞即为 *Gli1* 阳性细胞，绿色细胞为 *NG2* 阳性细胞（箭头所示）。B 图为 A 图的局部放大部分。

（标尺 100μm）

需要注意：

1. 选择容易区分的不同荧光来标记不同细胞类型。

2. 可以选择不同的报告基因小鼠进行共定位分析，也可以选择使用一种转基因小鼠标记一种细胞类型，使用免疫荧光来标记另一种细胞类型来进行共定位分析。

（靖军军　周陈晨）

参考文献：

[1] GAMA SOSA M A, DE GASPERI R, ELDER G A. Animal transgenesis: an overview. Brain Struct Funct. 2010; 214(2-3):91-109.

[2] BURGIO G. Redefining mouse transgenesis with CRISPR/Cas9 genome editing technology. Genome Biol. 2018; 19(1):27.

[3] VAN DUYNE G D. Cre Recombinase. Microbiol Spectr. 2015; 3(1):MDNA3-0014-2014.

[4] BOUABE H, OKKENHAUG K. Gene targeting in mice: a review. Methods Mol Biol. 2013; 1064(2013):315-316.

[5] FENG J, MANTESSO A, DE BARI C, et al. Dual origin of mesenchymal stem cells contributing to organ growth and repair. Proc Natl Acad Sci U S A. 2011; 108(16):6503-6508.

[6] KAUKUA N, SHAHIDI M K, KONSTANTINIDOU C, et al. Glial origin of mesenchymal stem cells in a tooth model system. Nature. 2014; 513(7519):551-554.

[7] ZHAO H, FENG J, SEIDEL K, et al. Secretion of shh by a neurovascular bundle niche supports mesenchymal stem cell homeostasis in the adult mouse incisor. Cell Stem Cell. 2014; 14(2):160-173.

[8] AN Z, SABALIC M, BLOOMQUIST R F, et al. A quiescent cell population replenishes mesenchymal stem cells to drive accelerated growth in mouse incisors. Nat Commun. 2018; 9(1):378.

[9] JUURI E, SAITO K, AHTIAINEN L, et al. Sox2+ stem cells contribute to all epithelial lineages of the tooth via Sfrp5+ progenitors. Dev Cell. 2012; 23(2):317-328.

[10] BIEHS B, HU J K, STRAULI N B, et al. BMI1 represses Ink4a/Arf and Hox genes to regulate stem cells in the rodent incisor. Nat Cell Biol. 2013; 15(7):846-852.

[11] SEIDEL K, MARANGONI P, TANG C, et al. Resolving stem and progenitor cells in the adult mouse incisor through gene co-expression analysis. Elife. 2017:e24712.

[12] SANZ-NAVARRO M, SEIDEL K, SUN Z, et al. Plasticity within the niche ensures the maintenance of a Sox2(+) stem cell population in the mouse incisor. Development. 2018; 145(1):dev155929.

[13] SEIDEL K, AHN CP, LYONS D, et al. Hedgehog signaling regulates the generation of ameloblast progenitors in the continuously growing mouse incisor. Development. 2010; 137(22):3753-3761.

[14] FENG J, JING J, LI J, et al. BMP signaling orchestrates a transcriptional network to control the fate of mesenchymal stem cells in mice. Development. 2017; 144(14):2560-2569.

[15] FENG J, JING J, SANCHEZ-LARA P A, et al. Generation and characterization of

tamoxifen-inducible Pax9-CreER knock-in mice using CrispR/Cas9. Genesis. 2016; 54(9):490-496.

[16] ONO W, SAKAGAMI N, NISHIMORI S, et al. Parathyroid hormone receptor signalling in osterix-expressing mesenchymal progenitors is essential for tooth root formation. Nat Commun. 2016; 7:11277.

[17] TAKAHASHI A, NAGATA M, GUPTA A, et al. Autocrine regulation of mesenchymal progenitor cell fates orchestrates tooth eruption. Proc Natl Acad Sci U S A. 2018; 116(2):575-580.

[18] ZHAO H, FENG J, HO T V, et al. The suture provides a niche for mesenchymal stem cells of craniofacial bones. Nat Cell Biol. 2015; 17(4):386-396.

[19] WILK K, YEH S A, MORTENSEN L J, et al. Postnatal Calvarial Skeletal Stem Cells Expressing PRX1 Reside Exclusively in the Calvarial Sutures and Are Required for Bone Regeneration. Stem Cell Reports. 2017; 8(4):933-946.

[20] MARUYAMA T, JEONG J, SHEU T J, et al. Stem cells of the suture mesenchyme in craniofacial bone development, repair and regeneration. Nat Commun. 2016; 7:10526.

[21] DEBNATH S, YALLOWITZ A R, MCCORMICK J, et al. Discovery of a periosteal stem cell mediating intramembranous bone formation. Nature. 2018; 562(7725):133-139.

第五章

牙颌面发育异常动物模型

牙颌面发育异常主要包括牙发育异常、唇腭裂和颌面发育异常等。本章主要介绍牙颌面发育异常的经典动物模型及其研究方法。

牙发育异常包括牙结构异常、形态异常、数目异常和萌出异常。其共同特点为均发生于胚胎或儿童牙发育期内，但只有在牙萌出后才能被发现。基于操作和伦理学的考虑，人牙发育异常的发生机制研究受限。小鼠与人类基因序列的相似性高（接近90%），且目前有多种成熟、可靠的基因修饰工具，成本相对较低。因此，转基因小鼠模型被广泛用于发育相关疾病的机制研究。

牙发育异常以数目异常最为常见，人群中约20%有数目异常，最常见的是第三磨牙缺失，其次是侧切牙缺失和第二前磨牙缺失。先天性缺牙既可是全身综合征在口腔的表现，也可是非综合征的孤立性表现。除数目异常外，牙结构（牙釉质、牙本质及牙根）发育异常的转基因小鼠模型及其研究方法也将是本章的重点内容。表5-1总结了部分典型的牙发育异常致病基因及其对应转基因小鼠模型，并将在本章第一至四节中进行详细介绍。

表5-1 牙发育异常相关基因概览

牙发育异常	相关基因	小鼠模型
牙缺失	*PAX9*	*Pax9*$^{-/-}$（Peters, 1998）
		Pax9^{hyp}（Kist, 2005）
	MSX1	*Msx1*$^{-/-}$（Satokata, 1994）
	AXIN2	
牙缺失相关综合征	*EDA*	*Tabby*（Pispa, 1999）
	EDAR	*Downless*（Peterkova, 2006）
	EDARADD	
	IRF6	
	MSX1	*Msx1*$^{-/-}$（Satokata, 1994）
	NEMO	
	P63	*p63*$^{-/-}$（Mills, 1999）
	PITX2	*Pitx2*$^{-/-}$（Lin, 1999）
	SHH	*Shh*$^{-/-}$（Dassule, 2000）
额外牙	*RUNX2*	
	APC	*K14-Cre, Apc$^{flox/flox}$*（Kuraguchi, 2006）
牙本质发育不良	*DSPP*	*Dspp* 启动子驱动的 *Tgfβ* 过表达（Thyagarajan, 2001）

牙发育异常	相关基因	小鼠模型
牙本质发育不全	*DSPP*	*Dspp*$^{-/-}$（Sreenath, 2003） *Dspp* 启动子驱动的 *Tgfβ* 过表达 （Thyagarajan, 2001）
牙釉质发育不全	*AMELX* *DLX3* *ENAM* *KLK4* *MMP20* *AMBN*	*Amelx*$^{-/-}$（Bartlett, 2006） *Enam*$^{-/-}$（Masuya, 2005） *Mmp20*$^{-/-}$（Caterina, 2002） *Ambn*$^{Δ5-6}$（Wazen, 2009） *Ambn* 过表达（Paine, 2003）
毛发-牙-骨综合征 / 牙釉质生长不全	*DLX3*	

颌面部胚胎发育涉及复杂的面突外生和融合。神经嵴细胞从背侧向腹侧迁徙进入鼻额突、上颌突及下颌突，通过区域特异性增殖实现面突形态变化。面突在外生过程中相互靠近接触，最终通过上皮黏附融合形成连续的颌面部结构。随后神经嵴细胞进一步分化形成包括颌面部骨骼在内的各型组织。在面突的发生、外生、融合和分化的任何一个阶段出现异常，均会形成相应的先天畸形。最常见的颌面部发育异常包括唇腭裂畸形及第一二鳃弓综合征等。前者是两侧上颌突与鼻额突融合异常造成的鼻唇及上腭区域连续性中断及组织缺损，后者是由于上颌突及下颌突的外向生长异常导致的上下颌软硬组织容量不足。

颅脑部发育可视为脑组织发育驱动的颅底及颅顶结构形成过程。颅底骨骼主要通过软骨内成骨发生，颅顶骨骼通过膜内成骨发生。不同于四肢骨骼通过关节连接，颅脑区域骨骼借助骨缝结构相连。骨缝是颅骨的成骨中心，直至颅脑生长发育完成前均保持开放，使得颅部骨性结构可以匹配脑组织的生长不断扩张。骨缝缺失或过早闭合会形成方颅、尖颅等畸形形态，并限制大脑发育，出现脑积水等症状。颅骨骨质的缺失会引起脑组织异位膨出。此外，前脑区域分化异常会导致颅颌面中线区域的畸形。人类最常见的颅脑畸形包括颅缝早闭及前脑无裂畸形等。

第一节　遗传性牙釉质发育异常动物模型

遗传性牙釉质发育异常主要是牙釉质发育不全（amelogenesis imperfecta，AI），是指由于牙釉质生成和（或）矿化过程中出现异常，导致牙釉质发育缺陷的一类遗传性疾病。

一、牙釉质发育不全动物模型

牙釉质发育不全可以累及乳牙和恒牙，其临床表现及遗传方式具有明显的异质性。牙釉质发育不全最常用的分型为发育不全型（hypoplastic AI）、钙化不全型（hypocalcified AI）、成熟不全型（hypomaturation AI）及复合型。其中，发育不全型 AI 表现为牙釉质厚度降低但矿化程度正常，病理原因在于分泌期成釉细胞分泌功能障碍。牙釉质钙化不全型 AI 和成熟不全型 AI 均可表现为牙釉质基质形成完全，但矿化过程紊乱从而导致矿化程度降低，牙釉质质地较软而易发生磨耗。其病理原因可能存在区别：前者是因为钙离子转运不足导致牙釉质松软，后者是由于蛋白酶未充分水解牙釉质蛋白导致牙釉质矿化不全。

目前已知的可引起 AI 的牙源性基因主要分为以下几类：

1. 釉基质蛋白（enamel matrix proteins，EMPs）　釉原蛋白（amelogenin，AMELX）、釉蛋白（enamelin，ENAM）、成釉蛋白（ameloblastin，AMBN）。

2. 釉基质蛋白酶　基质金属蛋白酶 20（matrix metalloproteinase 20，MMP20）、激肽释放酶 4（kallikrein 4，KLK4）。

3. 细胞-细胞或细胞-基质黏附相关基因　*ITGB6*、*LAMB3*、*LAMA3*、*COL17A1*、*AMTN*、*FAM83H*。

4. 离子转运相关基因　*WDR72*、*SLC24A4*。

5. 其他重要调控因子　*FAM20A*、*DLX3*。

6. 晶体成核相关因子　*C4orf26*。

7. 质子感应相关基因　*GPR68*。

8. 未知功能基因　*ACPT* 等。

LOVD 数据库收集了 270 个发生 AI 的家庭，分析并统计 AI 相关的基因突变，发现了 192 个 AI 相关的基因突变，其中最常见的突变基因为

FAM83H（19.3%），而后依次为 *FAM20A*（15.2%）、*ENAM*（14.2%）、*AMELX*（11.5%）。已知基因突变的 AI 家族中，48.9% 为常染色体显性遗传，40.4% 为常染色体隐性遗传，11.5% 为 X 染色体相关遗传。

由于 AI 表型只能在牙萌出后进行观测，对人 AI 发生过程的研究受到操作上和伦理学的限制，因此转基因小鼠模型对 AI 的发生及机制研究尤为重要。虽然 *FAM83H* 基因突变导致人类 AI 发生的概率很高，但是 *Fam83h* 基因敲除小鼠或 *Fam83h* 过表达的小鼠均未出现 AI 表型。本节将选取以下具有代表性的转基因小鼠模型进行详述。

（一）*Fam20a* 基因敲除小鼠

FAM20（family with sequence similarity 20）是近年来发现的一个新型分泌激酶家族，包括三个成员：FAM20A、FAM20B 和 FAM20C。尽管三者有较高的序列同源性，但是生物活性截然不同。FAM20C 是一种高尔基体酪蛋白激酶，在生物矿化过程中参与分泌蛋白的磷酸化。研究显示 FAM20A 参与调控 FAM20C 定位并辅助其胞外活动，因此 FAM20A 又被称为一种假性激酶。

FAM20A 突变可导致常染色体隐性遗传的牙釉质发育不全伴牙龈纤维瘤病综合征（amelogenesis imperfecta and gingival fibromatosis syndrome，AIGFS）和牙釉质肾病综合征（enamel renal syndrome，ERS）。患者牙釉质可表现为牙釉质发育不全型 AI，口腔内还可表现为牙萌出延迟、髓石形成和牙龈增生伴异位钙化。

Fam20a[-/-] 小鼠[1]牙体表现为白垩色或不透明的牙釉质色泽，表面呈粗糙或多孔状，磨牙牙尖明显磨耗而呈短柱状。组织学上，成釉细胞层结构紊乱，与釉牙本质界分离，其间充满疏松的纤维血管间质。牙釉质微观结构排列紊乱，无编织状结构。最外层牙釉质结构为不规则的矿化不良的牙釉质小体，并且与不规则排列的成釉细胞混杂。上皮特异性敲除 *Fam20a* 的 K14-Cre, *Fam20a*[flox/flox] 小鼠[2]与 *Fam20a*[-/-] 小鼠表型相似，并伴有磨牙萌出延迟和牙龈上皮增生。

FAM20A 蛋白可通过参与分泌蛋白的磷酸化影响牙釉质发育。*FAM20A* 突变可导致成釉细胞中 ENAM 和 MMP20 蛋白表达下降，此变化可能是 FAM20A 的缺失影响其辅助 FAM20C 对 ENAM 的磷酸化，导致相应磷酸化水平降低。因此，*Fam20a* 基因敲除的 AI 小鼠表型与 *Ambn* 或 *Enam* 基因敲除小鼠表型相似。

（二）*Amelx* 基因敲除小鼠

釉原蛋白（amelogenin，AMELX）是一种由成釉细胞分泌的疏水性的、富含脯氨酸和组氨酸的蛋白，是牙釉质基质蛋白的主要成分。

　　AMELX 突变常导致 X 染色体相关 AI 的发生。在男性，*AMELX* 类似基因也存在于 Y 染色体上，称为 *AMELY*，但是 *AMELY* 转录的蛋白只占 *AMELX* 转录的 10% 左右。若 *AMELX* 发生突变，*AMELY* 难以代偿 *AMELX* 缺失造成的影响。*AMELX* 基因不同位点的突变可导致不同的 AI 表型。目前已有 20 多种 *AMELX* 的突变形式被报道。例如，在信号肽上的无义突变可导致釉原蛋白的全部缺失，引起成熟不全型 AI；釉原蛋白 C 末端的缺失导致发育不全型 AI；釉原蛋白 N 末端的丢失造成成熟不全型 AI。

　　目前，已经有多种 *Amelx* 基因缺失的小鼠模型，以探讨 *AMELX* 突变导致 AI 表型的机制。Gibson 等人 [3] 通过基因敲除 *Amelx* 外显子 2 和内含子 2，导致釉原蛋白分泌所必须的信号序列缺失，造成釉原蛋白分泌受阻。突变小鼠的牙呈白垩色外观，牙釉质厚度减少为正常小鼠牙牙釉质厚度的 10% ~ 20%，多孔状的牙釉质无规则的釉柱或编织状结构。AMELX 蛋白可以缓冲细胞外基质 pH 微环境，并且可作为支架为牙釉质晶体提供生长空间，影响牙釉质晶体的形成形式和牙釉质厚度。

　　Amelx 三酪氨酸基团突变小鼠模型（*Amelx* tri-tyrosyl domain mutation mouse）[4] 改变了釉原蛋白三酪氨酸模体中第一个酪氨酸残基（Y64）的表达。雌性 $Amelx^{X/Y64H}$ 小鼠牙釉质厚度明显减少，雄性 $Amelx^{Y/Y64H}$ 小鼠牙釉质大面积缺失而无法测量。$Amelx^{X/Y64H}$ 小鼠的牙釉质编织状结构不紧密，而 $Amelx^{Y/Y64H}$ 小鼠牙釉质呈光滑的镜面样微观结构，但两者牙釉质的矿物质密度均显著减低。组织学上，成釉细胞形态异常，与细胞外基质剥离，形成多细胞团块，细胞凋亡增加。*Amelx* 三酪氨酸基团的突变导致了蛋白在胞内和基质中的异常沉积。同时 AMBN 的沉积增加，提示 AMELX 和 AMBN 蛋白的相互作用可能通过 AMELX 的三酪氨酸模体进行。另外，AMELX 的降解依赖于三酪氨酸基团的凝集素样结合能力，其突变抑制了蛋白的水解作用。

　　通常 *AMELX* 的前体 mRNA 在拼接过程中不包含外显子 4，但有些 AI 患者中出现了外显子 4 表达的 *AMELX*。为进一步研究，研究者构建了 *Amelx* 转录本拼接障碍小鼠模型，发现拼接了 *Amelx* 外显子 4 的小鼠的牙釉质层变薄且矿化不足。

（三）*Enam* 基因敲除小鼠

　　釉蛋白（enamelin，ENAM）为釉基质蛋白中分子量最大的蛋白，是由分泌期成釉细胞分泌的酸性蛋白。其 C 末端可被剪切修饰，产生不同的亚型。*ENAM* 突变将导致牙釉质发育不全型 AI。其基因的异常拼接常导致严重的 AI 表型，而基因的错义突变常导致相对轻微且局部的 AI 表型。

研究者通过剪切 *Enam* 基因编码序列的外显子 3 至外显子 7 序列成功构建 *Enam* 基因敲除小鼠模型[5]。*Enam*$^{+/-}$ 小鼠下颌切牙呈白垩色且易被磨耗，磨牙牙釉质薄，表面呈多孔状且粗糙。*Enam*$^{-/-}$ 小鼠磨牙牙釉质严重磨耗、剥脱致牙本质暴露。*Enam*$^{-/-}$ 小鼠牙釉质矿化不良，未形成正常的编织状微观结构。ENAM 的部分剪切产物，如 32kDa 的釉蛋白，富集在晶体周围，与羟基磷灰石晶体有高度的亲和力，可参与调控牙釉质晶体的成形。

（四）*Ambn* 基因敲除小鼠

成釉蛋白（ameloblastin，AMBN）是一种富含甘氨酸、白氨酸和脯氨酸的蛋白，存在于牙釉质基质、托姆斯突和釉牙本质界，同时也存在于前成牙本质细胞、发育中的牙根及颅颌面骨中。在牙釉质形成过程中，*AMBN* 基因持续表达，并在分泌期达到高峰。

目前只报道了两种 *AMBN* 基因突变引起的 AI 表型。一种是包含外显子 6 的框内缺失，另一种是拼接方式异常导致的纯合子突变。

研究者通过成功构建 *Ambn* 基因外显子 5 和外显子 6 缺失的 *Ambn*$^{\Delta5-6}$ 小鼠[6] 发现其无法表达全长的 AMBN 蛋白，而只能翻译形成 32-38kDa 的部分蛋白片段。突变小鼠表现为分泌期后的成釉细胞层与牙表面剥离，牙本质表面覆盖一层薄的矿化不全的物质而非牙釉质。成釉细胞柱状形态消失，无托姆斯突形成。机制研究提示 AMBN 作为牙釉质基质的重要成分，参与牙釉质基质的沉积和晶体结构的形成。当 AMBN 被 MMP20 降解时，可被剪切形成不同的蛋白产物，富集在牙釉质基质中。另外，AMBN 还可以影响成釉细胞的分化和增殖，并且作为胞外信号诱导成骨细胞分化、影响细胞附着等。

此外，过表达 *Ambn* 的小鼠[7] 呈现菲薄而多孔状的牙釉质，且釉柱及晶体结构紊乱，提示维持正常水平的 AMBN 蛋白有利于牙釉质的发育。

（五）*Mmp20* 基因敲除小鼠

基质金属蛋白酶 20（matrix metalloproteinase 20，MMP20）也被称为牙釉质溶解素，是一种锌依赖的肽链内切酶，由分泌期成釉细胞分泌，可特异性地剪切、降解釉基质蛋白。

MMP20 基因突变可导致成熟不全型 AI，为常染色体隐性遗传。目前报道 11 种不同类型的 *MMP20* 基因突变均可导致相似的 AI 表型。

通过剪切 *Mmp20* 基因的内含子 4 和外显子 5 构建 *Mmp20*$^{-/-}$ 小鼠[8]，其中外显子 5 参与翻译蛋白的锌结合位点，是 MMP20 蛋白催化反应的重要基团。突变小鼠表现为磨牙牙釉质易剥脱、牙釉质层厚度减小以及编织状微观结构消失。组织学检查发现成釉细胞托姆斯突未进入牙釉质层，成釉细胞柱状形态变短。成熟晚期牙釉质层剥脱，矿化不足。MMP20 在牙釉质发育中的作用归因于 MMP20 可参与牙釉质基质的降解，使得牙釉质晶体伸长，并且为羟基磷灰石晶体的形成提供了空间，调节矿化过程。另外，MMP20 可以剪切钙黏素的胞外基团，介导细胞间的连接，调节成釉细胞的运动。

（六）*Klk4* 基因敲除小鼠

激肽释放酶 4（kallikrein 4，KLK4）是一种富含丝氨酸的蛋白酶，由转化期和成熟期成釉细胞分泌，但不在分泌期表达。新分泌的 KLK4 经剪切后形成活化的蛋白。

KLK4 基因突变造成的成熟不全型 AI 为常染色体隐性遗传。目前报道的 4 种 *KLK4* 基因突变都属于无义突变或移码突变。

Klk4[−/−] 小鼠[9] 的基因序列从翻译起始位点到最后一个外显子 6 均被敲除，无 *Klk4* 编码序列保留。突变小鼠出现成熟不全型 AI 表型，表现为：牙釉质呈白垩色、切牙切端和磨牙工作尖常因磨耗而缺失；牙釉质具有编织状微观结构，但是釉柱中的晶体相互分离；成熟期牙釉质中 ENAM 和 AMELX 表达升高，未被降解；牙釉质矿物质密度仍高于牙本质和骨，但是切牙及磨牙的牙釉质矿化过程推迟。KLK4 的作用机理在于能在成熟期牙釉质 pH 浮动的微环境中进一步酶解 MMP20 剪切后的釉基质蛋白，通过胞吞作用去除降解产物，协助牙釉质晶体伸长。

二、牙釉质表型检测方法

（一）显微 CT 检测

小鼠处死后分离获得下颌骨组织，10% 福尔马林固定后保存于 70% 酒精。选择合适的扫描角度摆放样本后，行显微 CT（micro computed tomography，micro-CT/μ-CT）扫描。扫描前选取合适的阈值以区分矿化组织（牙釉质、牙本质和骨）及其他软组织。获得二维信息后可行 3D 重建及分析。牙釉质的观察要点包括：①利用重建的矢状面和切牙的横断面图像，观察切牙及磨牙牙釉质的有无、厚度和切牙牙釉质的长度；②牙釉质与牙本质、牙槽骨的影像密度比较，观察牙釉质的矿化程度，并可进一步量化牙釉质的量、矿化程度等。

（二）切片染色检测

分离、固定后的颌骨样本置于 16%EDTA 中脱钙，梯度酒精脱水，石蜡包埋，切片。石蜡切片可行 HE 染色（hematoxylin-eosin staining，HE staining）和 Masson 三色染色（Masson's trichrome staining）观察牙釉质及成釉细胞形态。

1. HE 染色法：通过苏木精染液将细胞核着紫蓝色，伊红将细胞质和细胞外基质成分着红色。观察要点：①细胞如成釉细胞、成牙本质细胞等的形态、排列等；②细胞外基质如牙釉质、牙本质等硬组织的分布、矿化程度等。

2. Masson 三色染色：是常用的结缔组织染色方法，对胶原纤维有良好的显色效果。由于牙本质中含有大量的钙盐及胶原纤维，故常用于牙的组织形态学检测。其中细胞质及牙釉质呈红色，牙本质呈蓝色。相较于 HE 染色，Masson 三色染色的优点是：①更好地区分牙釉质及牙本质的成分和结构；②有利于观察釉牙本质界。

（三）扫描电镜检测

小鼠处死后分离下颌骨组织，10% 福尔马林固定后保存于 70% 酒精中。梯度酒精脱水后空气干燥 15 ~ 30min。若要进行牙横截面的观察，则需进行打磨处理：用金刚石外圆分隔片作纵切或横切面，得到观察面，再用粗砂纸作粗磨平，用细砂纸作细磨平，用微粉作精磨平，最后用氧化硅抛光液在抛光机上把观察面进行抛光。35% 磷酸酸蚀 15s 去除玷污层，再用纯水（pH 7.0）冲洗。样本制备完成后，用石墨涂料固定样本于铜质底座上，镀金后采用扫描电子显微镜观察。观察指标：牙釉质的厚度、牙釉质的微观结构（包括编织状排列、釉柱结构、釉柱内晶体结构等）。图 5-1 示牙釉质编织状排列的釉柱结构。

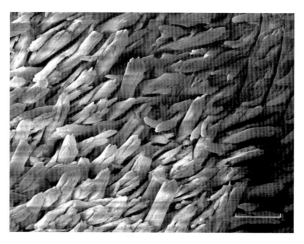

图 5-1　4 周野生型小鼠切牙牙釉质扫描电镜图

（标尺 5μm）

（四）透射电镜检测

分离小鼠样本后，2% 多聚甲醛或 2% 戊二醛（0.1mol/L 的二甲胂酸缓冲液配制，pH 7.3）4℃固定一天。EDTA 脱钙后，切割样本得到观察面。后用二甲胂酸缓冲液冲洗 3 次，每次 15min。加入 1% 锇酸处理 1h 后固定。二甲胂酸缓冲液冲洗，梯度酒精脱水。在氧化丙烯中清洁后，包埋在环氧树脂中。包埋的样本在超薄切片机上行超薄切片，切片面积最大不能超过 0.5mm×0.3mm。切片样本行正染色：超薄切片先用柠檬酸铅染色 10min，纯水清洗 3 次，再用醋酸铀染色 30min，纯水清洗 3 次，待超薄切片干燥后即可在透射电镜上观察。观察指标：胞内细胞器如高尔基体，分泌小体等。

（周雅川　王骏）

第二节　遗传性牙本质发育异常动物模型

遗传性牙本质发育异常是一种常见的人类遗传性疾病，主要局限于牙中胚层及牙乳头发育异常，其发病率约为 1/10 000～1/6 000，主要包括牙本质发育不全（dentinogenesis imperfecta，DGI）和牙本质发育不良（dentine dysplasia，DD）两类。

根据 Shields 分类，DGI 又可细分为 3 种亚型，分别是：①Ⅰ型牙本质发育不全（DGI-Ⅰ）：伴有全身骨骼发育不全，这种遗传性的胶原形成缺陷造成骨质疏松、易碎，肢体呈弓形，双侧颞部突出，蓝色巩膜，乳牙比恒牙受累程度更严重；②Ⅱ型牙本质发育不全（DGI-Ⅱ）：即遗传性乳光牙本质，病变仅发生在牙，无全身骨骼发育不良，这一类病例乳牙和恒牙受累均等；③Ⅲ型牙本质发育不全（DGI-Ⅲ）：又称壳状牙，最突出的表现是钟形牙冠，特别是在恒牙列中。累及的牙呈贝壳样并有多发性露髓。此型只见于马里兰的一个独立的人群，即白兰地酒人群。另外，DD 也可细分为 2 种亚型，即：Ⅰ型牙本质发育不良（DD-Ⅰ）和Ⅱ型牙本质发育不良（DD-Ⅱ）。

对于遗传性牙本质发育异常的分子机制研究，DGI-Ⅱ、DGI-Ⅲ 和 DD-Ⅱ 的致病基因均为牙本质涎磷蛋白（dentin sialophosphoprotein，DSPP）基因，故合并命名为 DSPP 相关遗传性牙本质发育障碍；DGI-Ⅰ 为成骨发育不全在口腔的表现，其致病基因为 *COL1A1* 或 *COL1A2*；DD-Ⅰ 临床表现为短牙根，甚至无牙根，目前致病基因仍未知。但也有报道显示，一些 DGI-Ⅱ患者未能找到 *DSPP* 基因的突变，而采用全外显子测序或者筛查 *COL1A1* 或 *COL1A2* 基因时，发现有 *COL1A2* 基因的突变。

根据遗传性牙本质发育异常的分类，以转基因小鼠为主，介绍部分典型的遗传性牙本质发育异常动物模型及其常用的研究方法，为牙本质相关研究提供参考依据。

一、牙本质发育不全动物模型

（一）Ⅰ型牙本质发育不全（伴成骨发育不全）

1. *Col1α1*、*Col1α2* 基因突变小鼠　Ⅰ型胶原纤维是由两条前 α1（Pro-α1）蛋白链和一条 α2（Pro-α2）蛋白链构成的三螺旋结构，*COL1A1* 基因和 *COL1A2* 基因分别编码Ⅰ型胶原前 α1 和 α2（Pro-α1 和 Pro-α2）蛋白链。*COL1A1* 和 *COL1A2* 基因突变导致胶原 α 链合成障碍是遗传性成骨发育不全（osteogenesis imperfecta，OI）的病因。Ⅰ型牙本质发育不全是相关的牙表型，临床表现为牙变色、脆性增加、牙髓腔闭塞和咬合异常，伴有骨脆性增加、骨量减少等特征。

Col1α1^Jrt/+ 基因突变小鼠[10]是一种通过乙烷基亚硝基脲（N-ethyl-N-nitrosourea，ENU）诱变获得的 Ehlers-Danlos 综合征动物模型，具有中度至重度的 OI 特征。值得注意的是，*Col1α1^Jrt/+* 突变小鼠也具有典型的牙本质发育不全特征：μ-CT 发现基因突变小鼠下颌切牙的矿化牙本质量显著降低；组织学染色显示未矿化的前期牙本质层明显增厚；透射电镜进一步发现虽然该小鼠牙本质基质富含大量胶原纤维，但其胶原纤维直径较野生型对照小鼠更小，排列也存在异常。

Col1α2^oim（*oim*）突变小鼠[11]是另一种被广泛用于 OI 研究的动物模型。该突变小鼠是由于编码Ⅰ型胶原纤维 α2 链的基因移码突变，进而引起Ⅰ型胶原纤维 α2 蛋白链合成障碍所致。*oim/+* 杂合子小鼠具有较低的骨骼脆性，但牙接近正常；而 *oim/oim* 纯合小鼠表现为显著的骨骼脆性，牙也呈脆性，并具有典型的牙本质发育不全表型。*oim/oim* 小鼠切牙较磨牙异常表型更为显著，主要表现在髓腔增大、牙形态及牙本质结构异常。具体来说，*oim/oim* 小鼠牙呈褐色改变，髓腔增大和牙本质层厚度减少。扫描电镜进一步发现，*oim/oim* 小鼠牙本质小管稀疏，排列不规则，管周牙本质和管间牙本质界限模糊。

2. *Bmp1/Tll1* 双基因敲除小鼠　骨形态发生蛋白 1（bone morphogenetic protein 1，BMP1）/ tolloid 样蛋白 1（tolloid like 1，TLL1）是在多种物种形态发生中均发挥重要作用的基质金属蛋白酶，属于虾红素家族。临床报道发现 *BMP1* 基因突变患者有典型的牙本质发育不全伴成骨发育不全，提示

BMP1 及与其密切相关的 TLL1 在牙本质生长发育过程中具有重要作用。

*2.3kb Col1α1-Cre,Bmp1^flox/flox^,Tll1^flox/flox^* 及 *Ubc-CreER,Bmp1^flox/flox^,Tll1^flox/flox^* 条件性基因敲除小鼠[12] 均具有典型的牙本质发育不全表型，包括牙髓腔增大，前期牙本质层增宽，缺乏极化的成牙本质细胞。同时，通过注射荧光染料，标记矿物质沉积，发现基因敲除小鼠牙本质矿物质沉积不规则且速率较慢。

BMP1/TLL1 主要作用是参与细胞外基质多种胶原和非胶原蛋白的生物合成，从而调控细胞外基质稳态。一方面，BMP1/TLL1 对于前胶原的酶切加工起着关键作用，研究已证实 BMP1/TLL1 可负责切除前胶原的 C 端前肽，充当 C 端前肽酶的作用；另一方面，BMP1/TLL1 也参与了重要非胶原蛋白（如 DMP1、DSPP）的酶切成熟过程。

（二）Ⅱ型、Ⅲ型牙本质发育不全

1. *Dspp* 基因敲除小鼠　DSPP 是一种由成牙本质细胞合成的非胶原基质蛋白，属于 SIBLING 蛋白（small integrin-binding ligand N-linked glycoproteins, 小分子整联蛋白结合配体 N-连接糖蛋白）家族，后被酶切为三种功能性蛋白：即取自羟基末端的牙本质磷蛋白（dentin phosphoprotein，DPP）、氨基末端的牙本质涎蛋白（dentin sialoprotein，DSP）以及分子中间的牙本质糖蛋白（dentin glycoprotein，DGP）。这些蛋白质在牙本质矿物质沉积的调节中起着重要作用。临床报道发现 *DSPP* 基因突变患者可出现Ⅱ型或Ⅲ型牙本质发育不全表现。

Dspp 基因敲除小鼠[13] 表型与Ⅲ型牙本质发育不全相近：前者表现为未矿化的前期牙本质层增宽，而矿化牙本质层宽度减少，髓腔增大，牙髓暴露发生率较高，非矿化区蛋白多糖增加。

2. *Dmp1* 基因敲除小鼠　牙本质基质蛋白-1（dentin matrix protein 1，DMP1）也是 SIBLING 蛋白家族的一员，是一种酸性磷酸化细胞外基质蛋白，主要在牙及骨组织中表达。DMP1 不仅参与未分化的牙髓间充质干细胞向成牙本质细胞分化的进程，同时还介导牙本质的矿化和细胞间的信号转导。

Dmp1 基因敲除小鼠[14] 具有与 *Dspp* 基因敲除小鼠相似的典型的牙本质发育不全表型：前期牙本质层增宽、矿化牙本质层减少、髓腔增大等。有研究证实 DSPP 是 DMP1 下游的效应分子：DMP1、DSPP 均在成牙本质细胞中高表达，小鼠 DMP1 比 DSPP 的表达早出现约 1.5 天；*Dmp1* 基因敲除小鼠与 *Dspp* 基因敲除小鼠的牙本质缺陷表型相似，均表现为矿化牙本质层宽度减少，而未矿化的前期牙本质层增宽，髓腔增大等；*Dmp1* 基因敲除小鼠 DSPP 表达量降低。最为直接的证据是利用 *Dspp* 过表达的转基因小鼠可挽救 *Dmp1* 基因敲除小鼠的牙本质发育缺陷。

二、牙本质发育不良动物模型

牙本质发育不良是一组以异常牙本质结构为特点的常染色体显性遗传病，临床表现为呈黄褐色、棕/蓝色、乳褐色的牙体组织（乳光半透明），放射影像可显示为球形根、髓室小或无，窄根伴细窄根管或无根管。根据 Shields 分类可分为Ⅰ型牙本质发育不良（DD-Ⅰ）和Ⅱ型牙本质发育不良（DD-Ⅱ）。已有研究提示 DD 的致病位点可能位于 *DSPP* 基因。*DSPP* 基因编码的 mRNA 最终被剪切翻译为 3 种非胶原蛋白：牙本质涎蛋白（DSP）、牙本质糖蛋白（DGP）和牙本质磷蛋白（DPP），在牙本质的形成、矿化中具有重要的调节作用。DSP 是一种磷酸化程度低而富含唾液酸的蛋白。而 DPP 高度磷酸化，并且根据不同磷酸化程度具有不同的亚型，可在矿化过程中和胶原纤维的特殊区域连接：在低浓度钙磷条件下可诱发羟基磷灰石晶体形成；高浓度条件下抑制羟基磷灰石生长，对羟基磷灰石晶体的长度、高度的形成具有调控作用。因此，*DPP*、*DSP* 基因编码区突变均可导致牙本质发育不良。

（一）Ⅰ型牙本质发育不良

DD-Ⅰ是一种罕见的常染色体显性遗传病，可影响恒牙列和乳牙列。恒牙列和乳牙列临床上多数表现为正常临床牙冠形态、颜色，有时可能有轻微的乳光或蓝褐光泽；X 线检查常可发现不明原因透射影，牙根短小，呈短锥状，髓室仅余留牙冠方"新月形"结构平行于釉牙骨质界，根管通常缺如。患者初始症状多为牙松动，常有牙早失伴轻度磨损。有假设提出，DD-I 的发生与牙根发育过程中牙胚上皮部分改变导致的 Hertwig's 上皮根鞘过早内陷和过早停止有关。另外，也有研究提出 *PAX9*、*BMP2*、*BMP4*、*RUNX2*、*DMPL* 等基因功能均可能参与 DD-Ⅰ形成过程，但目前为止对其具体致病基因和作用机制仍不清楚。目前相关动物研究发现通过调控 *Dspp* 启动子驱动的 *Tgfβ*1（transforming growth factor-β1，转化生长因子-β1）过表达可导致与 DD-I 相似的表型[15]。

（二）Ⅱ型牙本质发育不良

DD-Ⅱ也是一种常染色体显性遗传病，乳牙临床表现与 DGI-Ⅱ型相似：恒牙列多数呈正常牙冠形态、结构、颜色，髓腔呈漏斗状改变且常含髓石，牙根长度和正常牙相似，无明显根尖周透射影。有的病例中还可以见到类似 DGI-Ⅱ的其他特点，如球形冠伴明显冠颈部缩窄、牙体轻度着色、髓室闭塞。研究显示 DD-Ⅱ患者家系中可检测到 *DSPP* 基因信号肽密码子突变

（c.16T > G,p.Y6D），突变直接导致分泌到牙本质基质中的 DSPP 量下降近 50%[16]。另有研究报道部分 DD-Ⅱ患者存在 *DPP* 基因编码区基因缺失，导致基因转录异常，引起 DD-Ⅱ。

三、牙本质表型检测方法

（一）micro-CT 检测

micro-CT 在牙硬组织研究领域扮演着重要角色。micro-CT 具有高空间分辨率、成本相对低廉、使用方便等优点，并已经实现了在不处死动物或损伤标本的前提下对小动物和标本进行扫描。

对于牙本质发育的研究，micro-CT 主要的统计参数包括牙本质的体积、牙本质矿化密度等。

（二）切片染色检测

组织形态学是认识牙髓-牙本质复合体组织形态特征的基本而重要的方法，可深入了解牙髓-牙本质复合体内部复杂的组织结构特点。样本的固定、包埋、切片及染色方法详见第二章。在此以 HE 染色为例，简述牙本质组织形态学的观察要点。

牙本质的形成是持续性的，在成牙本质细胞和矿化牙本质之间是一层未矿化的牙本质，即前期牙本质。如图 5-2 所示，HE 染色下前期牙本质为浅

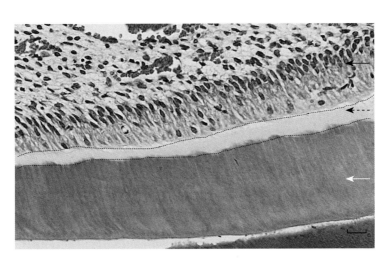

图 5-2　四周龄野生型小鼠切牙 HE 染色

黑色箭头：成牙本质细胞；黑色虚线箭头：前期牙本质；白色箭头：矿化牙本质

（标尺 20μm）

红色，与牙本质有明显分界。在牙本质矿化障碍时，可表现为前期牙本质层增宽，矿化牙本质层宽度减少，前期牙本质层／矿化牙本质层比例增大等。

另一观察要点是成牙本质细胞。成牙本质细胞是位于牙髓组织最外层的高柱状细胞，顶端能分泌牙本质基质，底端位于牙髓组织内，是一种典型的极化细胞。在遗传性牙本质发育异常时，常可见成牙本质细胞缺乏极化，呈现矮柱状等。

（三）荧光双标检测

荧光双标是利用荧光染料能与骨、牙本质等硬组织特异结合并沉积在其矿化前沿的特性，采用钙黄绿素和茜素氨羧络合剂双标记法，可将时间因素以荧光标记在硬组织发育或改建过程中，从而动态地观察硬组织的变化，得到动态参数信息的方法。对于牙本质的研究，最常用的是测量牙本质两次标记的荧光线间距离，进而求得牙本质矿物质沉积速率。

1. 荧光标记物的注射　实验小鼠腹腔注射钙黄绿素（绿色）和茜素氨羧络合剂（红色）。常用的注射方法和剂量如下：小鼠处死前 7 天按照 10mg/kg 体重剂量注射钙黄绿素，小鼠处死前 2 天按照 40mg/kg 体重剂量注射茜素氨羧络合剂。

2. 树脂包埋块制备　颌骨固定后梯度酒精脱水并进行树脂包埋。使用二甲苯浸泡 2 天后，再使用甲基丙烯酸甲酯浸泡 1 天。配置含 2% 过氧化苯甲酰（甲基丙烯酸甲酯单体的聚合引发剂）的甲基丙烯酸甲酯单体并置于塑料容器中。将样本浸入其中并在 55℃培养箱中聚合至体系变黏稠（此过程约 45~60min）。然后将容器转入冰浴冷却 30min 后恢复室温。为消除样本聚合过程中可能形成的气泡，可在容器中加入少量纯水。

3. 切片、磨片、抛光、封片　待树脂彻底凝固后（此过程约 1 周），使用硬组织切片机切出需要观察的平面，然后用金刚石刀片将剩余树脂切去，剩下约 300~400μm 含有样本的树脂薄片。使用粗砂纸反面磨片至 30~50μm 厚，再用细砂纸双面抛光，最后用金刚石悬浮液将样本抛光至表面无划痕。使用水溶性树脂封片后即可在荧光／激光共聚焦显微镜下观察绿色和红色荧光带（图 5-3）。

（四）FITC 染色检测

异硫氰酸荧光素（fluorescein isothiocyanate，FITC）是一种微小的荧光分子，可以渗透到所有的未矿化的组织。在牙本质研究中，FITC 可以渗入牙本质小管，以便观察牙本质小管的结构。FITC 染色方法如下：先将颌骨样本在 70% 乙醇溶液固定 3 天，随后在 95%、100% 乙醇溶液脱水各 2 天。

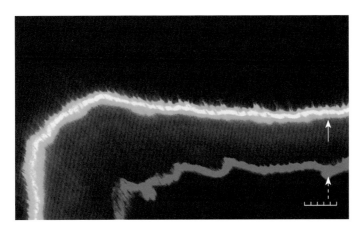

图 5-3 4 周野生型小鼠牙本质荧光双标图
白色箭头：第一次注射；白色虚线箭头：第二次注射
（标尺 25μm）

然后使用 100% 酒精配置新鲜的 1%FITC 染液，浸泡 1 天，接着再次使用 100% 酒精浸泡。之后再参照上述方法进行树脂包埋、切片、磨片、抛光及封片，最后用激光共聚焦显微镜拍片。如图 5-4 所示，激光共聚焦显微镜下可见成牙本质细胞突几乎贯穿牙本质全层，并可见大量细小分支。

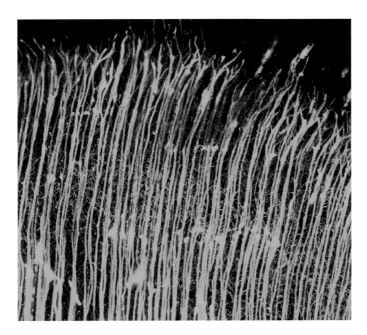

图 5-4 人牙本质 FITC 染色图

（五）背散射扫描电镜检测

背散射扫描电镜（backscattered scanning electron microscopy，BSE）也是一种常用的观察牙本质细微结构，尤其是成牙本质细胞突的方法。常用的样本处理方法如下：参照上述方法进行样本固定、梯度酒精脱水及树脂包埋。树脂凝固后，使用硬组织切片机切出要观察的平面。先用 400 目、600目、800 目、1 200 目的砂纸依次抛光，然后再用 0.5μm、0.25μm、0.05μm的金刚石悬浮液将树脂块抛光至表面光滑、无划痕。将树脂块放入装有纯水的烧杯中超声清洗 90s。然后取出树脂块，将其表面水吸干，放入真空干燥器中干燥 72h。在样本表面喷碳，电镜下观察。

（六）酸蚀扫描电镜检测

待 BSE 拍照结束后，可通过磷酸酸蚀，去掉矿物质，更好地暴露出成牙本质细胞，尤其是成牙本质细胞突。样本制备方法如下：完成 BSE 采图后，用细砂纸依次抛光，去掉样本表面碳层。再用金刚石悬浮液将样本抛光至表面无划痕。将树脂块放入装有纯水的烧杯中超声清洗 90s。使用 20% 磷酸酸蚀表面 8s（不同样本牙本质矿化程度不同，可适当调整酸液浓度和酸蚀时间）。酸蚀过程中应注意使磷酸覆盖整个样本表面，以去除样本表面矿物质。纯水冲洗 3 次，每次 3min。轻柔地将样本放入容器冲洗，在整个过程中保持样本表面向上并不要碰触样本表面。轻柔地将样本放入 5.25% 次氯酸钠中，保持样本表面向上并避免碰触样本表面，15min 后更换次氯酸钠，再浸泡 10min。拿出样本将水控干，放入真空干燥器中干燥 72h 后在样本表面镀金，电镜下观察。

（王骏）

第三节　遗传性牙根发育缺陷

牙是由牙釉质覆盖的牙冠和牙骨质覆盖的牙根所组成。近几十年在牙冠的发育和再生方面已取得了实质性进展，然而我们对牙根的发育仍知之甚少。最近，牙根发育研究得到了更多的关注，也取得了一定进展。研究发现，转录因子核因子-IC（nuclear factor-IC, *Nfic*）基因敲除小鼠牙根发育短，而牙冠发育正常，提示牙根可能存在与牙冠不同的发育机制。另外，值得注意的是，人群中约 0.6% ~ 10% 存在遗传性短根异常（short root anomaly，SRA）。短根异常是一种牙根生理性发育障碍疾病，国内学者也称之为牙根发育不良（hypoplasia of tooth root，HTR），表现为牙根短小、圆钝、甚至缺如，多累及上颌中切牙，有左右侧同时受累倾向。本节主要讨论牙根发育缺陷相关的转基因小鼠模型。另外考虑到基于 Cre/loxP 重组酶系统的条件性基因敲除技术对于牙根发育研究尤为重要，本节在第二部分特别介绍了常用的牙根发育研究相关的 Cre 工具鼠。

一、牙根发育缺陷小鼠模型

（一）*Nfic* 基因敲除小鼠

NFIC（nuclear factor-IC）属于核因子-I 家族，其家族成员还有 NFIA、NFIB 和 NFIX。近年来研究发现这些转录因子可以通过结合 DNA 上靠近转录起始位点的特定序列起到激活下游目标基因转录的作用。NFIC 仅在发育中磨牙的前成牙本质细胞和成牙本质细胞中表达。$Nfic^{-/-}$ 小鼠[17] 磨牙牙根短，而牙冠发育正常，提示 NFIC 在牙根发育过程中存在一种不同于牙冠的特殊的调控机制。研究 $Nfic^{-/-}$ 小鼠切牙发现，*Nfic* 基因缺失可抑制小鼠前成牙本质细胞的增殖，促进其凋亡，干扰成牙本质细胞间连接的形成和细胞极性。进一步的机制研究发现，NFIC 可识别并结合 *Hhip*（Hhip 是刺猬（hedgehog，Hh）信号通路的抑制剂）的启动子，下调 *Hhip* 的表达，进而增强 Hh 活性。

（二）*Osterix* 基因敲除小鼠

Osterix（OSX）是一种包含锌指结构的转录因子，也是骨和牙骨质发育的关键调控分子。近年研究发现 OSX 是 NFIC 下游的关键分子，在 $Nfic^{-/-}$ 小鼠中 OSX 在成牙本质细胞中的表达明显下降。*2.3-kb Col1α1-Cre；$Osx^{flox/flox}$*、*3.6-kb Col1α1-Cre；$Osx^{flox/flox}$* 和 *osteocalcin-Cre；$Osx^{flox/flox}$* 小鼠[18] 均表现为与 $Nfic^{-/-}$ 小鼠相似的表型：牙根发育短小，但牙冠发育不受影响。OSX 在牙冠和牙根成牙本质细胞均有表达，但 *Osx* 基因缺失仅引起牙根发育的异常，提示在牙冠中可能存在另一种机制代偿 *Osx* 基因缺失造成的影响。进一步的机制研究发现，*Osx* 基因敲除小鼠的牙髓中缺少极化的成牙本质细胞，但细胞增殖明显增强，说明 OSX 能促进牙髓细胞向成牙本质细胞的分化，但抑制其增殖。此外，两种关键的牙本质基质蛋白 DMP1 和 DSPP 在 *Osx* 基因敲除小鼠牙根、牙本质基质中表达显著降低，说明 OSX 通过 DMP1 和 DSPP 一定程度上参与牙根成牙本质细胞的分化和牙根、牙本质的发育。

（三）BMP 信号通路相关基因敲除小鼠

骨形态发生蛋白（bone morphogenetic protein，BMP）信号通路在 Hertwig 上皮根鞘（Hertwig's epithelial root sheath，HERS）的形成和成牙本质细胞的分化中起着决定细胞命运的关键作用。接下来我们主要介绍 BMP 受体（*Bmpr1a*）、配体（*Bmp2*）和关键转录因子（*Smad4*）基因敲除小鼠牙根发育异常的表现。

1. *Bmpr1a* 基因敲除小鼠　骨形态发生蛋白受体（bone morphogenetic protein receptor，BMPR）属于跨膜丝氨酸 / 苏氨酸激酶家族，包括 I 型受体 BMPR1A 和 BMPR1B 以及 II 型受体 BMPR2。BMPR1A 介导的信号转导在颅颌面器官发育中十分重要。利用 *Gli1-CreER; Bmpr1a^flox/flox* 条件性基因敲除小鼠[19] 发现，基因敲除小鼠牙根缺失，*Gli1*⁺ 牙髓间充质干细胞无法分化为成熟的成牙本质细胞，提示 BMPR1A 在牙根发育过程中对间充质干细胞的细胞命运起着决定性的作用。利用高通量 RNA 测序技术进一步发现 BMP 信号通路下游的转录因子 PAX9、KLF4、SATB2 和 LHX8 可能参与调控间充质干细胞的成牙本质细胞向分化。

2. *Bmp2* 基因敲除小鼠　在 *OSX*⁺ 细胞中条件性地敲除 *Bmp2* 基因（*Bmp2-cKO^Sp7-Cre-EGFP*），*OSX*⁺ 细胞成牙本质细胞向分化障碍，最终导致短根异常表型[18]。值得注意的是，在 *Bmp2-cKO* 牙根成牙本质细胞中，*Nfic* 编码的 mRNA 表达显著降低，提示 NFIC 可能是 BMP 信号通路在牙根发育调控中重要的转录因子。

3. *Smad4* 基因敲除小鼠　BMP 和 TGF-β 信号通路的关键转录因子 SMAD4 也参与调控牙根发育：利用 *Osteocalcin-Cre; Smad4^flox/flox* 特异性地敲除成牙本质细胞中的 *Smad4*，可导致成牙本质细胞的分化障碍及短根表型；利用 *K14-Cre; Smad4^flox/flox* 在 HERS 上皮细胞特异性地敲除 *Smad4* 基因，同样出现短根表型，提示 SMAD4 可能参与介导了 HERS 和间充质细胞间的相互作用，而这种相互作用对于牙根发育是必不可少的[18]。

（四）Wnt 信号通路相关基因敲除小鼠

1. *β-catenin* 条件性敲除小鼠模型　Wnt 信号通路是一个复杂的蛋白质作用网络，其中 β- 连环蛋白（β-catenin）是经典 Wnt 信号途径下游关键的信号分子。利用 *Osr2-Ires-Cre; Catnb^flox/flox* 转基因鼠在牙间充质细胞特异性敲除 *β-catenin* 可导致牙发育停滞在蕾状期。而多项独立研究也证明，β-catenin 对于牙根发育也是至关重要的。*Osteocalcin-Cre; Catnb^flox/flox* 小鼠牙冠发育几乎正常，却显著地影响了牙根发育[18]。类似地，利用 2.3-kb *Col1α1-Dkk1* 转基因小鼠在前牙本质细胞和成牙本质细胞过表达 *Dkk1*（一种 Wnt 信号通路的抑制剂），抑制 Wnt 信号通路活性，也可导致短根及牙本质菲薄的表型[18]。

2. β-catenin 持续激活小鼠模型　正如高水平的 Wnt/β-catenin 信号通路可能对骨发育不利，通过 *Osteocalcin-Cre；Catnb^{+/lox(ex3)}* 小鼠在成牙本质细胞持续激活 β-catenin 可导致牙根、牙本质的形成加速（包括前期牙本质的缺乏和矿化牙本质层的增厚），但是牙根长度仍然较短（不到正常对照组牙根长度的一半）[18]。

3. 经典 Wnt 通路条件性敲除小鼠模型　在牙根发育的研究中，目前最具有挑战性的是多根牙牙根分叉的发育及调控机制。*Wnt10a^{-/-}* 小鼠具有牛牙症的表现，其特点为牙根细长，根分叉位置低甚至无根分叉，这与 *Wnt10a* 基因突变患者的临床表现相似。但是 *Wnt10a^{-/-}* 小鼠成牙本质细胞分化和根部牙本质形成不受影响，说明 Wnt10a 可能特异地在根分叉形成中发挥关键作用[18]。

WLS（Wntless）蛋白是一种膜蛋白，现被认为其具有调控 Wnt 分泌，进而活化 Wnt 信号通路的作用。*Osteocalcin-Cre；Wls^{flox/flox}* 小鼠牙根短，牙本质菲薄，牙髓腔增大；同时，根尖孔处的牙髓细胞增殖受到抑制，Wnt10a 和 AXIN2 的表达水平也显著降低[18]。

二、牙根发育常用工具鼠

目前还没有特异的、仅作用于牙根的 Cre 工具鼠，但已经有多种 Cre 工具鼠用于标记上皮来源的 HERS 细胞或能够向成牙本质细胞分化的间充质来源的细胞，以用于牙根发育的机制研究（图 5-5）。

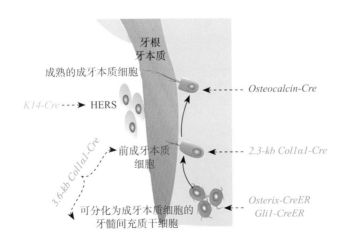

图 5-5　牙根发育常用 Cre 工具鼠模式图

K14-Cre 是现在常用的作用于上皮来源的 HERS 细胞的 Cre 工具鼠。*Gli1-CreER* 和 *Osterix-Cre* 现被认为可作用于间充质来源的祖细胞,这些祖细胞的子代细胞可分化为牙根成牙本质细胞。但值得注意的是,*Gli1+* 细胞和 *Osx+* 细胞在冠髓中也大量存在,说明其子代细胞亦可分化为牙冠的成牙本质细胞,参与牙冠的发育,提示 *Gli1-CreER* 和 *Osterix-Cre* 并不是牙根发育特异的 Cre 工具鼠。

常用的标记成牙本质细胞的 Cre 工具鼠包括 2 种非诱导性的 Cre 工具鼠:*2.3-kb Col1α1-Cre*(对前成牙本质细胞较特异)和 *3.6-kb Col1α1-Cre*(可标记牙髓细胞、前成牙本质细胞和成牙本质细胞)以及可他莫昔芬诱导的 *3.2-kb Col1α1-CreER*(在前成牙本质细胞和成牙本质细胞中激活)。

Osteocalcin-Cre 可以作用于分化成熟的成牙本质细胞,最早可以在发育中的牙胚观察到它的激活。在出生后 4 天(postnatal day 4,PN4)和 6 天(PN6),*Osteocalcin-Cre* 在牙冠的成牙本质细胞中高表达。在出生后第 10 天(PN10),*Osteocalcin-Cre* 在牙根成牙本质细胞中高表达。

另外,也有部分广泛表达的 Cre 工具鼠用于牙根发育的研究,如 *Ubc-CreER*(这种 Cre 受到人泛素 C 启动子控制)。

(王骏)

第四节　牙数目异常

牙数目异常包括先天缺牙、额外牙以及牙萌出异常等,是最为常见的牙发育异常。人群中最常见的牙数目异常为第三磨牙缺失,其次是侧切牙及第二前磨牙缺失。本节将重点介绍先天性缺牙、牙萌出异常及额外牙的部分代表性的小鼠模型。

一、先天性缺牙动物模型

(一)*Pax9* 基因敲除小鼠

PAX9(paired box 9,配对盒基因 9)基因主要在牙胚间充质细胞中表达,在早期牙生长发育中发挥着重要的调控作用,也是胚胎多种组织器官发育所必须的转录因子。有研究报道 *PAX9* 突变可导致畸形甚至丧失特定器

官，如免疫系统、大脑、眼、鼻、肾、骨骼和神经嵴细胞衍生物等。相关研究发现，*PAX9* 基因突变可使牙发育停滞于蕾状期，引起多颗恒磨牙缺失畸形，偶尔还可导致其他类型牙缺失。*Pax9*$^{-/-}$ 小鼠[19]上下颌均呈现为无牙，通过胚胎连续组织切片发现基因敲除鼠牙发育停滞于蕾状期。釉结是调控帽状期牙发育的信号中心，间充质来源的 BMP4 和诱导釉结形成有关，而 PAX9 又具有诱导 BMP4 表达的作用。通过敲除 *Pax9* 基因可下调间充质中 BMP4 的表达水平，进而抑制牙胚发育从蕾状期过渡到帽状期。此外，PAX9 在牙胚发育帽状期和钟状早期具有促进牙乳头细胞增殖作用，敲除 *Pax9* 基因使牙胚后续发育受限。另有研究将 *Pax9*$^{-/-}$ 小鼠牙上皮和正常小鼠间充质重组后，小鼠至少有 1 颗牙萌出，且牙形态和正常小鼠相似，并能正确形成牙釉质和牙本质，提示 *Pax9* 基因可通过不同途径参与上皮-间充质正常发育过程。

（二）*Msx1* 基因敲除小鼠

肌节同源盒基因 1（muscle segment homolog 1，*MSX1*）基因是配对盒基因之一，在多处上皮-间充质相互作用诱导形态发生的胚胎组织中存在表达，包括发育中的颌骨和牙，其功能表达影响胚胎组织的形态发生、发育过程。*Msx1*$^{-/-}$ 小鼠[20]牙胚间充质中 *Bmp4* 基因表达显著性下调，而磨牙发育也停滞于蕾状期。*MSX1* 基因主要影响前磨牙和磨牙，且常与唇裂和（或）腭裂畸形相关，能引起单纯性裂开畸形及 Witkop 综合征。*Msx1* 在牙胚早期形态发生阶段受 BMP4 信号通路调控。同时，BMP4 的表达依赖于 MSX1 的反馈诱导作用，*Msx1* 基因敲除后可显著下调牙胚间充质中 BMP4 表达水平。

（三）*Pitx2* 基因敲除小鼠

垂体同型框 2（pituitary homeobox 2，PITX2）是具有高度同源性的双分子相关转录因子，是同型框基因 *bicoid* 相关家族的一员，最先被认定是常染色体显性遗传病 Rieger 综合征的致病基因位点，跟多系统器官的发育异常有关。研究发现，*PITX2* 突变可影响乳牙列和恒牙列的发育过程，导致牙缺陷（过小牙）或牙缺失，提示其和多种牙发育异常密切相关。*Pitx2*$^{-/-}$ 小鼠[21]下颌牙发育停滞于蕾状期，而上颌牙发育停滞于牙板阶段。*Pitx2*$^{-/-}$ 小鼠外胚层 sonic hedgehog 及间充质中的 MSX1 可正常表达，但 BMP4 在间充质中表达增强，而辅助牙源性上皮分化的成纤维细胞生长因子 8（fibroblast growth factor 8，FGF8）在口腔上皮中表达缺失，破坏了牙源性分子表达所必需的 FGF8/BMP4 平衡，最终导致牙胚发育障碍，引起牙缺失。

（四）*p63* 基因敲除小鼠

P63 基因是肿瘤抑制基因 *P53* 的同源物，两者结构相似，*P63* 在上皮组织中表达显著，对于胚胎中上皮组织的分化至关重要。有研究报道 *P63* 基因突变可能导致以先天缺指 / 趾、并指 / 趾、外胚层发育不良、面裂几种表现为主要特点的综合征，如睑缘粘连-外胚叶缺损-唇腭裂综合征（AEC 综合征），ADULT 综合征等。*p63*$^{-/-}$ 小鼠[22] 表现为严重的复层上皮缺陷，前肢短小，后肢、毛发、腺体和牙缺失，牙发育被抑制在上皮增厚期。*P63* 基因在牙胚发育过程中起着调节 FGF8 等分子表达的作用。*P63* 基因的缺失能通过下调 FGF8 等信号分子，影响外胚层嵴顶结构的形成，抑制牙胚向下一阶段发育，导致先天性牙缺失。

二、牙萌出异常动物模型

除牙胚发育异常可能导致先天缺牙外，牙萌出障碍同样可以引起缺牙。牙萌出障碍通常和局部机械阻碍有关，例如存在额外牙或关节强直等。牙萌出异常通常和一些系统性综合征相伴发生：颅骨锁骨发育不全患者可出现迟萌现象；肿瘤坏死因子受体相关因子 6（tumor necrosis factor receptor-associated factor 6，*TRAF6*）基因突变引起的骨硬化病也可导致牙萌出异常。此外，牙萌出障碍可作为原发性发育异常影响所有或部分牙，尤其是后牙。和牙萌出障碍相关小鼠模型包括集落刺激因子 1（colony-stimulating factor 1，*Csf-1*）、核因子 κB（nuclear factor kappa B，*NF-κB*）、FBJ 鼠科骨肉瘤病毒癌基因同源物（FBJ murine osteosarcoma viral oncogene homolog，*c-Fos*）基因敲除小鼠等。但目前尚未报道人牙萌出异常相关的基因突变位点[15]。

三、多生牙动物模型

APC（Adenomatous polyposis coli，结肠腺瘤性息肉病）基因是一种肿瘤抑制基因，属于 Wnt 信号通路，具有调节 β-catenin 水平的功能，参与组织生长发育和肿瘤发生过程。有研究报道，*APC* 基因发生常染色体显性遗传突变可导致家族性腺瘤性息肉病（FAP/Gardner 综合征）发生。而此类患者临床表现除典型的腺瘤性大肠息肉和随即发生的结直肠癌外，还可出现颌骨及牙发育异常，提示 *APC* 基因可能参与牙胚发育过程。*K14-Cre*；*Apc*$^{flox/flox}$ 条件基因敲除鼠能诱导额外牙形成。在正常小鼠成釉细胞和表达 K14 的口腔上皮中存在 β-catenin 弥散性膜结合表达模式，*Apc* 基因可通过下调外胚层细胞 β-catenin 表达以维持稳定的 Wnt 信号通路，诱导正确的上皮-间充质相

互作用。而 *Apc* 基因缺失可导致 β-catenin 表达模式异常，引起胞浆 / 核内 β-catenin 表达异常升高，持续的 β-catenin 异位过表达及 Wnt 通路过度活化可诱导牙瘤形成，进而导致异位釉结节的形成和次生牙继续形成等 [15]。

（王骏）

第五节　唇裂动物模型

　　唇腭裂畸形在各人种新生儿发生率约为 0.5‰ ~ 2‰，是人类最常见的颅颌面先天畸形。其发病机制复杂，治疗内容丰富，一直是颅颌面先天畸形的研究重点。接下来的第五至第七节将分别介绍唇裂、牙槽突裂、腭裂的相关实验动物模型。

　　唇裂畸形是由上颌突与鼻额突融合异常导致，表现为上唇及鼻底组织连续性中断，人中嵴缺失。由于上颌突与鼻额突融合方向为自上而下，其融合异常在胚胎发育过程中发生得越早，所导致的畸形程度越严重。单纯唇裂畸形的影响主要局限在外部形态美观，其治疗相关研究主要集中在创伤愈合、手术效果维持及术后生长发育等方面。

一、唇裂发生机制研究动物模型

　　依照发病原因和遗传特征，先天性唇腭裂畸形可分为综合征型和非综合征型。其中，综合征型唇腭裂约占总病例数的 30%。综合征型唇腭裂具有较为明确的基因突变位点，一般伴发有其他全身畸形特征，其遗传符合孟德尔遗传规律。非综合征型唇腭裂并无明确的致病基因，一般认为是遗传及环境多因素共同作用的结果，发生机制较综合征性唇腭裂更为复杂，且其遗传不符合孟德尔遗传规律。大量研究表明，单纯唇裂与唇裂伴腭裂具有一致的发生及遗传机制，而单纯性腭裂具有明显不同的基因背景。因此，本小节介绍的小鼠唇裂畸形模型多伴发的腭裂畸形，在本章第七节则将主要聚焦于单纯性腭裂畸形。

（一）环境因素致畸动物模型

目前较为明确的唇裂环境致病因素主要包括孕期吸烟、饮酒、摄入特殊药物、病毒感染等，在研究模型中多简化为特定致畸剂的接触暴露。研究较多的致畸剂包括视黄酸、二噁英、尼古丁、地塞米松以及抗癫痫、抗抑郁药物等。探讨环境致畸机制多采用野生型小鼠建模，通过孕期灌胃给药的方式诱导唇裂发生。

孕鼠灌胃诱导的唇裂模型建立主要操作流程如下：下午或夜间将雌雄小鼠合笼后，每日早晨检查雌鼠精栓，检查阳性即单独饲养，发现精栓阳性时间定为孕期第 0.5 天。随后一周检测小鼠体重明显增加则确定怀孕。根据具体研究目的涉及的面突融合过程，在小鼠孕期第 8 到 12 天期间（颌面部发育关键时期）予以致畸剂灌胃。准备合适的小鼠灌胃针头，要求针端圆钝，长度约为 5cm。单手握持小鼠，保持头、颈、躯干呈一条直线。注射器抽吸灌注药物后，将灌胃针头从小鼠一侧口角进入，压低舌体，轻抵上腭，向后下方轻柔推进针头，通过会厌进入食管后会出现明显的落空感，继续进入约 0.5cm 后即可开始推注。灌胃针头进入过浅易出现药液返流，过深易造成胃食道损伤。每次推注的药量约为 0.1 ~ 0.2mL/10g 体重，每次灌胃总量不超过 0.8mL。给药频率可根据所用致畸剂的代谢情况调整。以视黄酸为例，小鼠孕期第 9 到 10 天以 120mg/kg 体重的剂量灌胃，可诱导 90% 以上胎鼠出现唇腭裂畸形。出现唇腭裂畸形的小鼠出生后无法存活，且易被母鼠啃噬，需在产后及时收样，或在产前胚胎发育不同时间点收样。

（二）遗传因素致畸动物模型

唇裂遗传动物模型可依照其遗传模式是否符合孟德尔遗传规律分为两大类，即综合征性和非综合征性唇裂畸形。

1. 综合征性唇裂小鼠模型　综合征性唇裂动物模型均存在明确的基因突变位点，且可独立于环境因素致畸。具有代表性的综合征性唇裂小鼠模型总结于表 5-2[23]。如前所述，单纯唇裂与唇裂伴腭裂存在较为一致的遗传背景，因此多数唇裂转基因模型同样存在腭裂表型。

表 5-2　综合征性唇裂小鼠模型

突变位点	突变类型	除唇腭裂外的全身表型	基因功能	唇腭裂发生率
Bmp4	条件敲除：鼻上颌突全敲除，中鼻突和侧鼻突部分敲除	无其他缺陷	信号转导	20%
Bmpr1a	条件敲除：鼻上颌突全敲除，中鼻突和侧鼻突部分敲除	无其他缺陷	信号转导	100%

续表

突变位点	突变类型	除唇腭裂外的全身表型	基因功能	唇腭裂发生率
Bn	多基因自发性缺失；包括 Zic3	短尾且弯曲，脑膨出，脐疝，脏器缺损	未知	5%
Flor1	无效敲除：叶酸可部分逆转	多指（趾），脑膨出，无颌畸形，无眼畸形	叶酸转运	不明确
Xt^{Bph}	Brachyphalangy，Bph，射线导致的突变，包括 Gli3	多指（趾），脑膨出	转录	20%
Sox11	基因剔除	心脏缺损（室中隔缺损），肺发育不全，无脾，眼睑无法闭合，脐疝	转录	70%
Sp8^{lgl}	Legless，lgl，多基因自发性缺失	四肢缺损，面中分发育不足，前脑膨出，脏器缺损	转录	50%
Tbx10	Dancer，Dc，自发插入，在面部异位表达	内耳缺损	转录	100%
Tcfap2a	无效 / 正常嵌合体	多指（趾），脑膨出，体壁及眼缺损	转录	40%
Tw	Twirler 自发突变	内耳缺损	未知	90%
Wnt9b	基因剔除	肾发育不全，生殖管缺失	信号转导	50%
Wnt9b/ clf1, clf2	*Wnt9b* 复合突变，由 *clf2* 修饰	无其他缺陷	信号转导	10% ~ 90%

2. 非综合征性唇裂小鼠模型 非综合征性唇裂小鼠模型中发生率最高的是 A 系小鼠，其中 A/WySn 系小鼠自发唇腭裂畸形的比例高达 40%。此外，CL/Fr 系小鼠约存在 20% 的自发唇裂发生率。此类唇裂小鼠模型遗传模式不符合孟德尔遗传规律，非单基因异常致病，适用于研究环境、遗传因素在唇裂发生中的交互作用。

二、唇裂治疗动物模型

唇裂治疗相关基础研究主要关注于创伤愈合与瘢痕形成的问题。依据模型建立及干预时机不同，可大致分为产前修复模型和产后修复模型。

（一）唇裂产前修复动物模型

胎儿组织再生能力强，免疫系统发育尚不完全，对创伤刺激不会产生炎症反应及粗大Ⅰ型胶原纤维的沉积，因此在宫内存在无瘢痕愈合能力。鉴于这一优势，唇裂宫内修复模型被应用于探索唇裂无瘢痕修复方法。这里以孕期小鼠为例，简要介绍模型建立的操作过程。

模型多选用唇裂自然发生率较高的 A 系或 CL/Fr 系小鼠。将孕鼠侧卧固定，予以腹腔麻醉及围手术期抗生素及液体支持，于下腹部侧方行斜行无菌皮肤切口，长度约为 0.5cm，暴露一侧子宫。在手术放大镜下，在选择干预的胚胎表面以缝线形成环形荷包缝合，在荷包缝合中心切开子宫外壁，暴露胚胎。以眼科钳固定羊膜，将胚胎头部暴露于子宫外，轻微收紧荷包缝线，将胚胎颈部固定于切口处。手术于未融合的上颌突及鼻额突表面去除上皮组织，以 11-0 可吸收缝线对位缝合两侧肌肉、皮肤和黏膜组织。唇裂修复完成后，松开荷包缝线，将胚胎完全还纳入子宫后，再次收紧荷包缝线并打结固定，分层关闭皮肤。由于宫内手术后易出现早产或死胎症状，模型一般选在母鼠孕期第 17 天手术。一般于生产即刻获取上唇组织分析愈合和瘢痕情况。

（二）唇裂产后修复动物模型

目前唇裂整复手术仍常规在产后实施，术中存在皮肤、肌肉组织量不足的问题，术后存在伤口张力过大、愈合不良、瘢痕明显、畸形复发等诸多问题，因此术式设计仍存在巨大改进空间。在产后唇裂手术模型中，主要通过外科方法人为形成上唇缺损，一期愈合后行二期治疗干预。通过不同缝合技术和愈合促进手段，可观察伤口愈合及瘢痕形成情况。通过组织工程材料植入，可检测对各类缺损组织如皮肤、肌肉等的扩增效果。

（李精韬）

第六节　牙槽突裂动物模型

牙槽突裂是伴发于唇裂的牙槽骨连续性中断，其发生并无独立的病因机制，而是同唇裂一样，由上颌突与鼻额突融合异常导致。唇裂可不伴有明显的牙槽突骨质缺失，但罕见牙槽突裂独立于唇裂发生。因此，牙槽突裂动物模型主要被用于治疗相关的研究。牙槽突裂的整复主要通过骨移植完成，因此其治疗相关的基础研究主要涉及骨修复材料效果评价、术后生长发育及颌骨稳定性等方面。由于目前尚没有稳定的先天发生牙槽突裂的动物模型，现有的牙槽突裂缺损模型多通过手术建立。

一、牙槽突裂颌骨发育动物模型

一般认为，上颌骨正常的生长发育有赖于其内部骨性结构的稳定支撑。牙槽嵴、颧牙槽嵴及尖牙支柱形成网络结构维持上颌骨的力学稳定。而牙槽突裂的发生打破了上颌骨支撑结构的平衡，可能导致上颌骨在后续的生长发育过程中出现移位和扭曲。

针对这一问题细节的研究，可通过在颌面部生长发育之前人为中断牙槽突连续性以建立相关动物模型。牙槽突裂骨缺损范围由牙槽嵴顶延伸至鼻底，手术造裂范围也同临床情况类似，于前牙区全厚去除牙槽骨组织。实验动物选择需考虑其颌面生长型特征。啮齿类动物具有较长的鼻吻部，且多为切牙占据，其生长模式同人类相差较大。在常见实验动物中，家猫的上颌及牙弓形态同人类最为接近。在此以家猫为例介绍牙槽突裂缺损模型建立过程。

模型建立时间选择颌面部生长发育高峰前，具体视不同实验动物种属而定。静脉麻醉下，术区消毒后以开口器和手术拉钩暴露家猫前牙区。拔除造裂范围内的上颌切牙，沿造裂区中心垂直于牙槽嵴走行做纵行切口，切开牙槽突唇侧及腭侧黏骨膜，继而行骨膜下剥离，充分暴露计划去除的骨质。在水冷却下以涡轮机去除牙槽突骨质直至同鼻腔相通。充分止血、冲洗创面后，将裂隙两侧唇腭侧黏骨膜相对缝合，以覆盖骨裂隙边缘，避免骨桥再生。对照组进行牙拔除及黏骨膜切开、剥离和缝合操作。

牙槽突裂隙宽度和形态视研究目的不同而改变，在生长发育结束后观察比较颌面形态的差异，以明确不同缺损范围对生长发育的影响。

二、牙槽突裂植骨效果评价动物模型

目前牙槽突裂植骨治疗的金标准仍为自体骨移植，但存在供区并发症等不足，因此亟须开发具备充分成骨修复能力的人工材料。同常用的顶骨和长骨缺损模型相比，牙槽突裂骨缺损存在其自身特殊性。首先，颌骨由于其特殊的胚胎来源和解剖部位，骨再生修复能力同其他部位骨骼存在异质性。同时，牙槽突裂骨缺损为节段性四面缺损，且缺损骨断端为骨密质覆盖，增加了成骨修复的难度。此外，牙槽突裂修复材料植入后仅通过单层龈骨膜与口腔有菌环境隔离，存在局部的微渗漏。因此，牙槽突裂对于骨修复材料存在更高的要求，材料修复性能亦需要针对性的动物模型予以测试。

牙槽突裂植骨效果评价模型需要分期行造裂和材料植入手术。同样以家猫模型为例，造裂手术操作同前，手术后三个月需行影像学检查，验证裂隙的存在以及裂隙断端骨密质连续。静脉全身麻醉下，沿裂隙缘牙龈在唇侧及腭侧转折处切开，骨膜下剥离充分暴露缺损骨断端。将裂隙内两侧黏骨膜组织瓣向上翻转并相对缝合，严密封闭鼻底。植入适量待检测修复材料后，严密封闭唇侧及腭侧黏骨膜。术后两周内定时观察伤口愈合情况，排除出现伤口开裂、植入材料暴露的样本。术后三个月即可行影像学检查，评价成骨修复效率。

（李精韬）

第七节　腭裂动物模型

腭裂畸形由继发腭中线融合过程异常导致，裂隙范围可从软腭后极悬雍垂延伸至硬腭切牙孔。上腭的胚胎发生过程较上唇更为复杂，涉及腭胚突的发生、上抬、上皮黏附、融合、成骨等多个步骤，相应也存在更为复杂多样的调控机制。

一期腭裂畸形虽然不影响容貌美观，但腭咽结构的异常会导致包括吮吸、吞咽、语音、呼吸乃至中耳功能等在内的广泛生理异常。此外，腭裂患者的颌骨通常存在生长异常，二期可能发展为严重的颌骨畸形影响容貌，对患者生活质量的影响更为巨大。相较于唇裂，腭裂的治疗更为复杂，需要多学科团队参与，研究内容也更为丰富。

因此，在腭裂的研究中，无论是发生机制模型还是治疗相关模型都更为多样化。

一、腭裂发生机制研究动物模型

在上腭的胚胎发育过程中，两侧上颌突首先向原始口腔内外生出腭胚突。起初腭胚突处于垂直位置位于舌体两侧，随着口底的下降，腭胚突翻转至舌腹上方至水平位置，随后两侧腭胚突进一步靠近接触，上皮发生黏附、融合，其内的神经嵴细胞进一步分化成骨形成硬腭 [24, 25]。针对上腭发育中的每一个环节，应针对性地选择体内或体外模型以探索相应的调控机制。

（一）腭胚突体外器官培养模型

通过体外器官培养的方式，可独立观察腭胚突上皮黏附和融合的过程。相对于体内模型，体外器官培养便于调整外源性研究目标因素的参与，有助于更深入地探究分子生物机制。这里简要介绍小鼠腭胚突体外培养模型的建立过程。

一般在小鼠孕期第 12 天解剖腭胚突。此时腭胚突尚未融合，且外生明显，利于解剖。实验首先在 10cm 培养皿内放置孔径约为 0.7mm 的不锈钢金属网。金属网两侧折叠，形成悬于培养皿中的平台，其上放置孔径 0.1μm 的滤膜，加入培养基，使滤膜恰好浸进于培养基液面处，供解剖后的腭胚突培养用。孕鼠处死后取出胚胎，置于解剖培养皿，依此将胚胎从子宫内取出，在体视显微镜下解剖。解剖过程中，首先将头部与躯干分离，将眼科剪从两侧口角伸入，取出下颌及舌体。将颅顶朝下放置于培养皿中，显露未融合的上腭。随后以眼科剪一侧刃部从后向前探入鼻腔，将腭胚突自基部剪下。剪下的腭胚突转移至不锈钢支架上的滤膜表面，将两侧腭胚突按照体内相对的方向放置，保证上皮对上皮。两侧腭胚突间放置距离不超过 0.5mm。实验所需外源性药物通过培养基加入，每 48h 更换培养基，培养时间一般不超过两周。实验结束后将腭胚突连同滤膜一同固定包埋分析。

如需在体外研究腭突上抬过程，亦可选择悬浮式体外培养模型。解剖过程中同样去除下颌和舌体，但保留腭胚突同上颌突的附着以及两侧上颌突的连续。随后将解剖出的上腭组织置于培养管中，并以 12r/min 的速度旋转，以保持腭胚突在培养过程中的悬浮状态。

（二）腭裂转基因动物模型

在唇裂动物模型中列举的系统性基因敲除小鼠大多同样存在腭裂表型。但在进一步深入探究腭部发育的分子调控机制时，往往就需要组织特应性的基因编辑小鼠。腭胚突由中央的间充质细胞和外围的上皮细胞构成，神经嵴细胞亦会迁徙入腭胚突。腭胚突在发育过程中的生长受上皮和间充质细胞交互作用的调控。针对腭胚突的不同细胞类型，已有成熟的组织特异性基因编辑工具鼠供体内腭突融合分子机制的研究 [26]。

Wnt1 特异性表达于神经嵴细胞，借助 *Wnt1-Cre* 小鼠则可对腭突神经嵴细胞行特异性编辑。*K14* 特异性表达于胚胎上皮基底层，*Osr2* 特异性表达

于间充质细胞，而 *Nestin* 则同时表达于腭胚突的上皮和间充质细胞。同理于 *Wnt1-Cre* 小鼠，*K14-Cre*、*Osr2-Cre* 以及 *Nestin-Cre* 小鼠成为研究腭部胚胎发育的重要基因编辑工具。

在针对上皮－间充质交互调控腭突生长的研究中，发现 *K14-Cre* 特异性敲除上皮 *Shh* 表达会显著抑制腭胚突内间充质细胞增殖，而 *Osr2-Cre* 特异性敲除间充质细胞 *Smo* 表达同样会抑制腭胚突上皮细胞增殖。特异性敲除间充质细胞中的 *Fgf10* 或特异性敲除上皮细胞中的 *Fgfr2b* 均会同时导致上皮和间充质增殖活动的下调。在上皮细胞中敲除 *Bmpr1a* 会出现唇裂表型但不影响腭部发育，但若在间充质细胞中敲除 *Bmpr1a* 则会出现明确的腭裂表型。基于 *K14-Cre* 和 *Osr-Cre* 工具鼠的上皮和间充质特异性基因敲除模型，对腭突生长的调控机制阐述提供了重要证据。

在腭突生长的过程中，细胞外基质的沉积同样起到重要作用。敲除 *Adamts9* 和 *Adamts20* 两个细胞外基质金属蛋白酶，会显著抑制腭胚突的生长，表现出腭裂表型。

此外，腭胚突在外生过程中存在前后向的差异。在形态上，腭突前份呈指状，中份呈三角状，后份呈半圆状，不同的调节信号在前后向的表达亦存在差异。如 *Msx1*$^{-/-}$ 小鼠表现出腭突前份增殖下调，而 *Mn1*$^{-/-}$ 则特异性表现出腭突中份和后份增殖异常。在间充质细胞中特异性敲除 *Shox2* 基因会表现出前份腭裂，而上腭后份连续。

在针对腭突上抬的研究中，胚胎第 14 天特异性敲除 *Zfhx1a* 会出现腭突生长正常但上抬障碍。在 *Fgfr2*$^{C342Y/C342Y}$ 小鼠中，腭突内增殖上调，但无法上抬至水平位置，最终导致腭裂表型。

在两侧腭胚突上抬接触后，上皮细胞的黏附成为另一个受分子精细调控的发育过程。P63、IRF6、FGF10、FGFR2B 以及 JAG2 均被证实与调控腭胚突上皮状态密切相关。*Jagged2* 敲除会阻断腭突融合。在 *Fgf10*$^{-/-}$ 小鼠中，腭突在上抬前即会出现上皮融合，表现为腭舌融合，即腭裂。

在腭突融合后，间充质细胞的成骨异常同样会导致腭裂表型的出现。*Osr2-Cre；Bmpr1a*$^{flox/flox}$ 表现出上腭软组织连续但骨质中断，成为典型黏膜下腭裂研究模型。

二、腭裂治疗研究动物模型

腭裂手术治疗涉及裂隙关闭、腭咽结构重建、颌骨畸形矫正等多项内容，各项治疗目标有时难以兼顾，甚至互相冲突。如为保证语音功能正常发育，需在一岁前完成一期整复手术，但早期手术会对后续的颌骨生长发育造成严重抑制。因此，不断优化腭裂治疗模式，寻求平衡各治疗诉求的最优方案尚待进一步探索。

由于先天腭裂动物模型在出生后一般难以存活，腭裂治疗研究动物模型一般通过外科方式建立上腭缺损。由于啮齿类动物上腭形态同人差异较大，上腭主要由鼻吻区占据，且下方骨质存在巨大的切牙孔，因此腭裂治疗模型多选用家猫、犬等实验动物。

手术造裂在全麻下实施，开口器撑开口腔后，于硬腭中线区域全层切开黏骨膜，稍作剥离，暴露下方骨质，以手术动力系统磨除中线骨质，随后分别缝合两侧鼻腔和口腔侧黏骨膜，覆盖骨断面。一般愈合三个月后即可行二期治疗干预。手术造裂模型可用于各类新型治疗手段的效果评价，如以水凝胶搭载 BMP2 通过骨膜牵张成骨关闭裂隙的治疗模型，尝试在有效关闭裂隙的同时减少对上颌骨生长的干扰。

（李精韬）

第八节　Pierre Robin 序列征动物模型

Pierre Robin 序列征（PRS）是以宽大腭裂、下颌后缩、舌后坠为特征的颅面畸形，在新生儿发生率约为 1/8 500～1/14 000。罹患 PRS 的患儿多在出生后存在不同程度的通气障碍，继而影响进食和生长发育，并存在腭裂带来的语音和中耳功能异常。

PRS 的发病机理目前尚存争议，但主流观点认为下颌骨的发育滞后是驱动三联征并发的起始因素。由于下颌骨向前下生长不足，舌体无法下降而阻塞咽腔，同时阻碍腭胚突上抬融合，继而产生腭裂畸形。

同唇腭裂畸形一样，很大比例的 PRS 同各型颅颌面综合征相关，现有的动物模型均为存在明确基因位点变异的综合征性 PRS 模型。现有的 PRS 相关模型整理于表 5-3[27]。

表 5-3　Pierre Robin 序列征相关转基因小鼠模型

小鼠模型	变异位点	变异类型	其他表型
hpmd–line 171a	未知	ENU 变异	剑突分叉
Acvr2a^tm1Zuk	Acvr2a	目标敲除；基因缺失	闭眼功能缺损；切牙缺失；雄性睾丸小、生育延迟；雌性卵巢小，子宫壁薄，不孕
Msx1^tm1Bero	Msx1	目标（reporter）插入	颅骨、牙异常；发绀
Satb2^tm1(cre)Vit	Satb2	目标（knock-in）插入	小头畸形；四肢短小
csp1	Prdm16	内含子结合突变	脉络丛发育不全；下颌下腺及舌下腺发育不全；心室过小且顶端裂开；异常视网膜折叠；肺发育不全
Snai1/2-dko	Snai1/Snai2	Snai1 条件敲除腭部为 Snail2 背景	颅穹隆顶孔过大
Hoxa-2Δ^l	Hoxa2	目标基因缺失	外耳缺损；多生麦克尔氏软骨
Egfr^−/−	Egfr	目标基因缺失	出生时眼睛睁开；胡须短小弯曲；皮肤薄；呼吸上皮及肠上皮发育不全
Col2a1^Dmm	Col2a1	射线导致的目标基因缺失	四肢短小；小胸廓
A/WySn	未知	未知	上颌发育不足
Mef2c	Mef2c	Wnt1-Cre 条件敲除 Mef2c	出生后 1h 内死亡
Ptprs^−/− Ptprf^ΔP/ΔP	Ptprs; Ptprf	双重目标敲除	泌尿生殖系统畸形；脑膨出；眼发育不良
ET-1^−/−	Edn1	目标敲除	颧骨颞骨畸形、听小骨舌骨缺失；甲状软骨畸形，舌肌纤维稀疏且排列紊乱
Hand2^cko	Hand2	Wnt1-Cre 条件敲除 Hand2	无舌畸形；多生鼻毛和皱褶

（李精韬）

第九节 颅缝早闭动物模型

在婴儿期及儿童期，头颅不断扩张以适应出生后大脑的快速生长发育。头颅的生长主要集中在骨缝区域。骨缝作为颅骨间连接，含有未分化的间充质干细胞。形态分布上，两侧顶骨由正中骨缝连接，两侧额骨由矢状骨缝连接，顶骨和额骨通过冠状骨缝连接，顶骨和枕骨则通过人字缝连接。

正常情况下，骨缝生长一直持续至脑发育完成。然而在病理状态下，骨缝可能发生缺失或过早闭合，这种情况即被称为颅缝早闭。颅缝早闭的新生儿发生率约在 1/2 100 ~ 1/2 500。除颅骨形态异常外，颅缝早闭因限制大脑发育可产生一系列神经系统异常[28]。

根据颅缝早闭的成因不同，可分为原发性颅缝早闭和继发性颅缝早闭两类，二者也分别存在不同的小鼠研究模型。

一、原发性颅缝早闭动物模型

同唇腭裂畸形一样，原发性颅缝早闭也可分为综合征型与非综合征性。综合征性颅缝早闭存在特定的致病基因位点异常，常见于 Down 综合征、Apert 综合征、Pfeiffer 综合征等。常见综合征性颅缝早闭小鼠模型整理于表 5-4。

表 5-4 原发性综合征性颅缝早闭相关小鼠动物模型

基因异常	表型
16 号染色体三体	Down 综合征
Fgfr/Fgf4 位点插入突变	颅骨缺损
Msx1$^{-/-}$	颅骨缺损
Msx2 Pro148His 人为制造突变	狭颅症
TWIST 无效突变	颅骨缺损
Fgfr1 Pro250ARG 人为制造突变	颅骨缺损
Lmx 1b 无效突变	颅骨和骨缝缺损
X 型胶原无效突变	颅底畸形

非综合征型颅缝早闭病因复杂，为环境与遗传多因素共同作用所致。目前尚无稳定的小鼠品系存在高发生率的颅缝早闭表型。

二、继发性颅缝早闭动物模型

除遗传因素导致的原发性颅缝早闭外，体内外环境因素亦可导致颅缝早闭，称为继发性颅缝早闭。继发性颅缝早闭的发生原因包括代谢水平异常、致畸剂暴露以及不当的医疗干预等。针对不同的继发致病原因，目前已建立一系列相对应的继发性颅缝早闭小鼠模型，常见模型发生原因及畸形表型见表 5-5。

表 5-5　继发性颅缝早闭相关小鼠模型

	病因	表型
代谢异常模型	X 染色体相关低磷血症突变	狭颅症
	低钙血症与维生素 D 缺乏饮食	颅缝早闭
	胆固醇合成缺陷	颅骨畸形
致畸剂暴露模型	产前维生素 A 过高	狭颅症
	孕期酒精暴露	颅骨畸形
医源性疾病模型	延迟分娩	颅缝狭窄
	实验性脑积水	颅骨、骨缝及神经系统畸形

（李精韬）

参考文献：

[1] VOGEL P, HANSEN G M, READ R W, et al. Amelogenesis imperfecta and other biomineralization defects in Fam20a and Fam20c null mice. Vet Pathol. 2012; 49(6):998-1017.

[2] LI L L, LIU P H, XIE X H, et al. Loss of epithelial FAM20A in mice causes amelogenesis imperfecta, tooth eruption delay and gingival overgrowth. Int J Oral Sci. 2016; 8(2):98-109.

[3] GIBSON C W, YUAN Z A, HALL B, et al. Amelogenin-deficient mice display an amelogenesis imperfecta phenotype. J Biol Chem. 2001; 276(34):31871-31875.

[4] BARRON M J, BROOKES S J, KIRKHAM J, et al. A mutation in the mouse Amelx tri-tyrosyl domain results in impaired secretion of amelogenin and phenocopies human X-linked amelogenesis imperfecta. Hum Mol Genet. 2010; 19(7):1230-1247.

[5] HU J C, HU Y, SMITH C E, et al. Enamel defects and ameloblast-specific expression in Enam knock-out/lacz knock-in mice. J Biol Chem. 2008; 283(16):10858-10871.

[6] WAZEN R M, MOFFATT P, ZALZAL S F, et al. A mouse model expressing a truncated form of ameloblastin exhibits dental and junctional epithelium defects. Matrix Biol. 2009; 28(5):292-303.

[7] PAINE M L, WANG H J, LUO W, et al. A transgenic animal model resembling amelogenesis imperfecta related to ameloblastin overexpression. J Biol Chem. 2003; 278(21):19447-19452.

[8] CATERINA J J, SKOBE Z, SHI J, et al. Enamelysin (matrix metalloproteinase 20)-deficient mice display an amelogenesis imperfecta phenotype. J Biol Chem. 2002; 277(51):49598-49604.

[9] SIMMER J P, HU Y, LERTLAM R, et al. Hypomaturation enamel defects in Klk4 knockout/LacZ knockin mice. J Biol Chem. 2009; 284(28):19110-19121.

[10] EIMAR H, TAMIMI F, RETROUVEY J M, et al. Craniofacial and Dental Defects in the Col1a1Jrt/+ Mouse Model of Osteogenesis Imperfecta. J Dent Res. 2016; 95(7):761-768.

[11] LOPEZ FRANCO G E, HUANG A, PLESHKO CAMACHO N, et al. Increased Young's modulus and hardness of Col1a2oim dentin. J Dent Res. 2006; 85(11):1032-1036.

[12] WANG J, MUIR A M, REN Y, et al. Essential Roles of Bone Morphogenetic Protein-1 and Mammalian Tolloid-like 1 in Postnatal Root Dentin Formation. J Endod. 2017; 43(1):109-115.

[13] SREENATH T, THYAGARAJAN T, HALL B, et al. Dentin sialophosphoprotein knockout mouse teeth display widened predentin zone and develop defective dentin mineralization similar to human dentinogenesis imperfecta type III. J Biol Chem. 2003; 278(27):24874-24880.

[14] YE L, MACDOUGALL M, ZHANG S, et al. Deletion of dentin matrix protein-1 leads to a partial failure of maturation of predentin into dentin, hypomineralization, and expanded cavities of pulp and root canal during postnatal tooth development. J Biol Chem. 2004; 279(18):19141-19148.

[15] FLEISCHMANNOVA J, MATALOVA E, TUCKER A S, et al. Mouse models of tooth abnormalities. Eur J Oral Sci. 2008; 116(1):1-10.

[16] KIM J W, SIMMER J P. Hereditary dentin defects. J Dent Res. 2007; 86(5):392-399.

[17] STEELE-PERKINS G, BUTZ K G, LYONS G E, et al. Essential role for NFI-C/CTF transcription-replication factor in tooth root development. Mol Cell Biol. 2003; 23(3):1075-1084.

[18] WANG J, FENG J Q. Signaling Pathways Critical for Tooth Root Formation. J Dent Res. 2017; 96(11):1221-1228.

[19] PETERS H, NEUBUSER A, KRATOCHWIL K, et al. Pax9-deficient mice lack pharyngeal pouch derivatives and teeth and exhibit craniofacial and limb abnormalities. Genes Dev.

1998; 12(17):2735-2747.

[20] SATOKATA I, MAAS R. Msx1 deficient mice exhibit cleft palate and abnormalities of craniofacial and tooth development. Nat Genet. 1994; 6(4):348-356.

[21] LIN CR, KIOUSSI C, O'CONNELL S, et al. Pitx2 regulates lung asymmetry, cardiac positioning and pituitary and tooth morphogenesis. Nature. 1999; 401(6750):279-282.

[22] MILLS A A, ZHENG B, WANG X J, et al. p63 is a p53 homologue required for limb and epidermal morphogenesis. Nature. 1999; 398(6729):708-713.

[23] JURILOFF D M, HARRIS M J. Mouse genetic models of cleft lip with or without cleft palate. Birth Defects Res A Clin Mol Teratol. 2008; 82(2):63-77.

[24] BUSH J O, JIANG R. Palatogenesis: morphogenetic and molecular mechanisms of secondary palate development. Development. 2012; 139(2):231-243.

[25] LAN Y, XU J, JIANG R. Cellular and Molecular Mechanisms of Palatogenesis. Curr Top Dev Biol. 2015; 115:59-84.

[26] LOUGH K J, BYRD K M, SPITZER D C, et al. Closing the Gap: Mouse Models to Study Adhesion in Secondary Palatogenesis. J Dent Res. 2017; 96(11):1210-1220.

[27] TAN T Y, KILPATRICK N, FARLIE P G. Developmental and genetic perspectives on Pierre Robin sequence. Am J Med Genet C Semin Med Genet. 2013; 163c(4):295-305.

[28] JOHNSON D, WILKIE A O. Craniosynostosis. Eur J Hum Genet. 2011; 19(4):369-376.

第六章

牙颌面再生动物模型

再生医学是一门研究机体正常组织特征与功能、创伤修复与再生机制，并寻找有效的生物治疗方法，促进机体通过修复或再生构建出新的组织与器官，以改善或修复损伤组织和器官形态及功能的学科。口腔颌面再生医学研究的对象主要包括牙及牙周支持组织、颌骨及关节、唾液腺等几部分，如果能研究透彻这几个体系的再生机制，将极大改善口腔颌面部主体器官的再生重建预后。

由于越来越多的材料、技术被开发出来用于牙颌面组织再生，因此需要可靠且经过验证的动物模型来评估这些生物材料的再生和生物力学特性。对骨再生的新治疗方法的临床转化研究需要可重复的、易于控制和操作的低成本实验模型，然而因为不同动物的骨组成和质量以及愈合反应可能存在显著不同，所以不同临床应用研究需要选择各自合适的动物和实验模型。动物和实验模型的选择在很大程度上取决于其解剖和生理特征是否足够接近人类并满足特定的研究需求。因此，在每个实验物种中对这些特征的全面了解是必不可少的。此外，为了测试整形修复材料，种植牙或骨再生生物材料的再生性能，有必要使用与人类的位置和尺寸相当的缺陷或植入模型。

目前，小动物（如小鼠、大鼠和兔子）和大型的哺乳动物（如猪、犬、绵羊和灵长类动物）都已经开发了较为成熟的牙颌面再生动物模型。小动物具有明确的遗传背景，易于操作和维护，并且在经济上适用于大多数研究团队以验证基本的生物学原理。然而，小鼠、大鼠和兔子的生理代谢与人存在显着差异，因此很难将实验结果直接转移到临床研究。此外，由于尺寸和解剖学的局限，小动物难以用来评估一些特定的技术，如上颌窦底提升术、牵张成骨术、牙种植体加载等。另一方面，较大的动物可能更适合于再生研究的重要原因之一是它们的解剖学和生理学更接近于人类。由于这些原因，小动物模型通常构成再生医学"原理证明"的起点，而在对人类患者进行临床试验之前必须在较大的物种中进行进一步的验证。

第一节　拔牙创愈合动物模型

拔牙创的愈合是一种典型的牙颌面创伤修复过程。拔牙创愈合模型可用于研究牙拔除术后拔牙创愈合过程、局部或全身系统性疾病对颌骨创伤修复的影响、局部或全身用药对颌骨创伤修复的影响。拔牙创愈合模型也可与牙种植体模型联合运用，即牙拔除术后即刻或拔牙创愈合后植入种植体，模拟口腔临床失牙患者牙种植体植入情况，研究种植体骨结合[1]。可选小鼠、大鼠、兔、犬、羊等作为实验动物。

（一）实验动物

以成年小鼠为例。

（二）实验试剂

异氟烷、氯胺酮、赛拉嗪、聚维酮碘、丁丙诺啡、乙醇等。

（三）实验器械及耗材

开口器、眼科镊、有齿镊、持针器、牙科探针、一次性手术铺巾、保温垫、注射器、小棉签、小棉球、纱布等。

（四）模型建立

1. 将小鼠置于麻醉诱导盒中，打开氧气阀及气体麻醉药物（4% 异氟烷）通道，诱导麻醉。若使用无预混氧气功能的密闭诱导盒进行气体诱导麻醉，则应严格控制诱导时间，通常不超过 30 秒，否则小鼠可能因缺氧死亡。待小鼠运动能力丧失且呼吸频率明显降低时，将小鼠移出麻醉诱导盒，腹腔注射氯胺酮（16mg/kg）及赛拉嗪（80mg/kg）混合液维持麻醉效果，注射止痛药物（丁丙诺啡，0.1mg/kg）。

2. 小鼠取仰卧位，小棉签蘸取聚维酮碘及乙醇交替进行口周消毒。使用适宜尺寸的开口器撑开小鼠上下切牙，开口器力量不应过大，以免造成小鼠口角软组织撕裂或颞下颌关节脱位。聚维酮碘进行口内消毒。

3. 拔除切牙时，先使用牙科探针分离牙龈，左手持器械固定小鼠颌骨，右手使用有齿镊或持针器夹持切牙，缓慢向前脱位[2]。拔除磨牙时，左手固定小鼠颌骨，右手持眼科镊，其尖端分别插入需拔除磨牙的根分叉区及邻间隙区，待找到稳定支点以后，缓慢转动手腕带动眼科镊尖端向小鼠磨牙𬌗方移动，使磨牙脱位[1]（图 6-1）。

需要注意：

手术过程中应注意牵拉小鼠舌体偏向一侧口角，防止因舌后坠造成呼吸道阻塞或手术过程中意外损伤舌体。牙拔除过程中注意勿使用蛮力，以免造成断根或损伤周围组织。

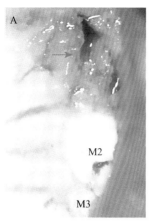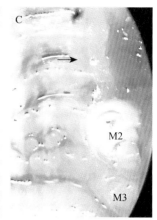

图 6-1　小鼠上颌第一磨牙的拔除

A. 红色箭头指示小鼠上颌第一磨牙拔除术后即刻拔牙创　B. 完整拔除的上颌第一磨牙　C. 黑色箭头指示愈合后的拔牙窝

M2. 上颌第二磨牙；M3. 上颌第三磨牙

4. 确定无断根残留后，使用小棉球压迫拔牙创止血，结束手术，监控小鼠术后复苏过程。

需要注意：

术后复苏过程中应密切观察小鼠生命体征，保持呼吸道通畅，切勿将小鼠口鼻部埋于饲养笼垫料之中，以免造成窒息。手术及术后复苏过程中都应使用保温垫等装置维持小鼠体温，避免失温过多造成实验动物死亡。

5. 正常小鼠牙拔除术后约 3 ~ 7 天，口腔黏膜软组织愈合；术后约 3 ~ 4 周，拔牙窝由新生骨基质充填，拔牙创完全愈合。可根据具体实验目的确定收样时间点。通常选取术后第 3 天、7 天、14 天、21 天及 28 天收样。

6. 收取样本，采用 micro-CT 扫描并进行三维重建及相关参数分析，定量评价拔牙创愈合过程中骨组织改建情况；也可脱钙后作组织切片并进行HE、免疫组化染色，观察拔牙创愈合情况。

（尹星）

第二节 骨缺损愈合动物模型

牙颌面骨缺损模型可用于研究口腔颌面部骨缺损愈合过程、局部或全身系统性疾病对牙颌面骨缺损修复的影响、局部或全身用药对牙颌面骨缺损修复的影响。也可在骨缺损模型建立后，局部加入生长因子或植入骨缺损修复材料等，评价其修复效果及生物相容性等。

根据骨缺损发生部位，主要可分为颅骨缺损模型、下颌角骨缺损模型及牙槽骨缺损模型。根据骨缺损大小，主要分为非临界骨缺损模型（sub-critical size defect）与临界骨缺损模型（critical-size defect）。非临界骨缺损是指动物依靠自身组织修复能力能够自行愈合的骨缺损。临界骨缺损又称为极量骨缺损，是牙颌面骨研究中常用的骨缺损模型，是指动物单纯依靠自身组织修复能力不能愈合的最小骨缺损。建立极量骨缺损模型的目的是减少因动物年龄、品系、骨缺损部位、手术操作等因素对骨缺损愈合过程的影响，从而稳定可靠地评价干预措施的效果。可选小鼠、大鼠、兔、犬、羊等作为实验动物。

一、小鼠上颌牙槽骨非临界骨缺损模型

目前尚无较完善的方法对颅骨缺损修复材料施加机械应力，因此，如需评价骨修复材料的生物力学性能，则应选择牙槽骨缺损模型或股骨缺损模型。

（一）实验动物
以成年小鼠为例。

（二）实验试剂
异氟烷、氯胺酮、赛拉嗪、聚维酮碘、乙醇、丁丙诺啡、灭菌生理盐水等。

（三）实验器械及耗材
电动剃刀、手术刀及刀片、手术拉钩、牙钻、牙科手机、环钻、一次性手术铺巾、保温垫、注射器、小棉签、小棉球、纱布等。

（四）模型建立

1. 小鼠麻醉后

取俯卧位，左手固定小鼠颌骨，右手持眼科镊，其尖端分别插入需拔除磨牙的根分叉区及邻间隙区，待找到稳定支点以后，缓慢转动手腕带动眼科镊尖端向小鼠磨牙𬌗方移动，使磨牙脱位。仔细检查牙确保拔牙窝内无断根残留后，使用小棉球压迫拔牙创止血，结束牙拔除手术，监控小鼠术后复苏过程。

2. 牙拔除术后4周，进行上颌牙槽骨缺损手术。消毒麻醉过程同前，使用手术刀片切开小鼠上颌第二磨牙近中牙龈黏膜组织约3mm，使用牙科手机及钻针在上颌第二磨牙近中约1.5mm处制备直径为0.5mm的骨缺损，骨缺损制备过程中使用灭菌生理盐水冷却降温。压迫止血后，拉拢缝合牙龈黏膜组织。监控小鼠术后复苏过程。（图6-2）

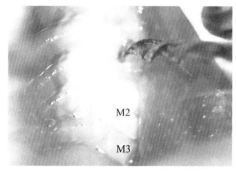

图6-2 小鼠上颌牙槽骨非临界骨缺损模型
图示为使用牙科手机及钻针在小鼠上颌第一磨牙愈合后的拔牙窝制备骨缺损（M2，上颌第二磨牙；M3，上颌第三磨牙。）

需要注意：

小鼠骨微结构中无哈氏系统（haversian system），因此不能完全模拟人骨缺损修复过程。且小鼠骨缺损修复速度显著快于人类，因此仅可用于评价骨缺损修复材料短期修复效果及生物相容性。

3. 根据具体实验目的确定收样时间点，不同动物收样时间点也有所不同。通常大型动物骨组织改建速率较慢，实验周期较长，而小型动物骨组织改建速率较快，实验周期较短。

4. 收取样本，采用micro-CT扫描并进行三维重建及相关参数分析，定量评价骨组织缺损修复情况；也可脱钙后作组织切片并进行HE、免疫组化染色，观察缺损愈合情况。

二、小鼠颅骨非临界性骨缺损模型

颅骨缺损手术视野清晰，操作简单易行，可重复性高，通过影像学及组织学检测可较好评估骨缺损修复过程。且头部皮肤和硬脑膜可为骨修复材料提供良好的支撑固定，无需使用其他内固定或外固定装置。

（一）实验动物
以成年小鼠为例。

（二）实验试剂
异氟烷、氯胺酮、赛拉嗪、聚维酮碘、乙醇、丁丙诺啡、灭菌生理盐水等。

（三）实验器械及耗材
电动剃刀、手术刀及刀片、手术拉钩、牙钻、牙科手机、环钻、一次性手术铺巾、保温垫、注射器、小棉签、小棉球、纱布等。

（四）模型建立
1. 小鼠麻醉后，于颅顶处备皮，对颅顶备皮区使用碘伏棉球消毒，并使用乙醇棉球脱碘。
2. 使用手术刀片自小鼠双耳之间作矢状切口暴露颅骨骨面，使用低速手机和直径 1mm 平头不锈钢裂钻以 3 000r/min 的速度在颅骨矢状中缝对称的两侧制备直径为 1mm 的全厚层骨缺损，制备过程中使用生理盐水冲洗冷却。
3. 制备完成后使用 5-0 丝线仔细缝合骨膜，并用 3-0 丝线严密缝合皮肤切口，等待小鼠麻醉复苏[3]。
4. 于不同时间点收取样本，采用 micro-CT 扫描并进行三维重建及相关参数分析，定量评价颅骨组织缺损修复情况；也可脱钙后作组织切片并进行 HE、免疫组化染色，观察颅骨缺损愈合情况。

三、大鼠颅骨临界骨缺损模型

目前有关大鼠颅骨骨缺损模型建立的相关研究中，研究人员对临界骨缺损大小的选择、颅骨中央区域的单一缺损还是在双侧顶骨区域分布建立骨缺损、硬脑膜和骨膜是否进行屏蔽处理等问题仍存在争议。本部分将对较为常用的造模方法进行介绍。

（一）实验动物
成年大鼠。

（二）实验试剂

异氟烷、氯胺酮、赛拉嗪、聚维酮碘、乙醇、丁丙诺啡、灭菌生理盐水等。

（三）实验器械及耗材

电动剃刀、手术刀及刀片、手术拉钩、牙钻、牙科手机、环钻、一次性手术铺巾、保温垫、注射器、小棉签、小棉球、纱布等。

（四）模型建立

1. 将大鼠置于麻醉诱导盒中，打开氧气阀及气体麻醉药物（4% 异氟烷）通道，诱导麻醉。待大鼠丧失运动能力且呼吸频率明显降低时，将大鼠移出麻醉诱导盒，腹腔注射氯胺酮（16mg/kg）及赛拉嗪（80mg/kg）混合液维持麻醉效果，注射止痛药物（丁丙诺啡，0.1mg/kg）。

2. 使用电动剃刀沿中线剃除大鼠吻部至颈部毛发，眼部涂抹人工泪液或眼膏。消毒术区，铺巾。检查麻醉深度，确认生命体征正常。

3. 大鼠取俯卧位，使用手术刀片从鼻骨向后沿正中线做一长约 1.5cm 矢状切口，切开皮肤、皮下至骨膜，两侧钝性分离，充分暴露颅骨。使用牙钻（低于 1 500r/min）、手机及环钻在颅骨顶部制备直径为 8mm 的环形全层骨切口，切开过程中使用灭菌生理盐水冷却，小心移除圆形骨块。大鼠颅骨厚度约 1mm，手术前可在环钻相应位置进行标识作为术中参考。

4. 植入骨修复材料，注意避免向脑组织施加过大压力。

5. 缝合骨膜、皮下组织及皮肤。使用生理盐水或低浓度过氧化氢溶液清洗头部血痂，结束手术，监控大鼠术后复苏过程[4]。

6. 于不同时间点收取样本，采用 micro-CT 扫描并进行三维重建及相关参数分析，定量评价颅骨组织缺损修复情况；也可脱钙后作组织切片并进行 HE、免疫组化染色，观察颅骨缺损愈合情况。

四、大鼠下颌骨临界骨缺损模型

此模型主要用于观察下颌骨创伤修复能力。

（一）实验动物

以大鼠为例。

（二）实验试剂

异氟烷、氯胺酮、赛拉嗪、聚维酮碘、乙醇、丁丙诺啡、灭菌生理盐水等。

（三）实验器械及耗材

电动剃刀、手术刀及刀片、手术拉钩、牙钻、牙科手机、环钻、一次性手术铺巾、保温垫、注射器、小棉签、小棉球、纱布等。

（四）模型建立

1. 将大鼠麻醉后，使用 15 号刀片平行于下颌骨切开皮肤及皮下组织暴露下颌骨下缘，进一步应用高频电灼烧法解剖翼咬肌系带暴露下颌体，钝性分离肌肉分别至下颌骨颊侧和舌侧的骨膜层面。

2. 于切牙后方位置定点，在足量无菌生理盐水冲洗下，应用外径 5mm 的环钻以 3 000r/min 的速度磨穿颊舌侧制造穿通性骨缺损，应用高频电灼烧法止血，缺损内植入支架材料，可吸收缝线固定，复位翼咬肌系带，不可吸收缝线缝合皮肤层。

3. 术后连续 3 天皮下注射 0.1mg/kg 的丁丙诺啡用于镇痛[5]。

4. 于不同时间点收取样本，采用 micro-CT 扫描并进行三维重建及相关参数分析，定量评价下颌骨组织缺损修复情况；也可脱钙后作组织切片并进行 HE、免疫组化染色，观察下颌骨缺损愈合情况。

五、兔下颌骨临界骨缺损模型

此模型主要用于观察下颌骨创伤修复能力。

（一）实验动物

以成年大耳白兔为例。

（二）实验试剂

异氟烷、氯胺酮、赛拉嗪、聚维酮碘、乙醇、丁丙诺啡、灭菌生理盐水等。

（三）实验器械及耗材

电动剃刀、手术刀及刀片、手术拉钩、牙钻、牙科手机、环钻、一次性手术铺巾、保温垫、注射器、小棉签、小棉球、纱布等。

（四）模型建立

1. 使用氯胺酮（35～55mg/kg）和乙酰丙嗪（1.25～1.75mg/kg）进行麻醉。注射止痛药物（丁丙诺啡，0.1mg/kg）。

2. 使用电动剃刀沿中线剃除兔右侧颈部毛发，手术侧可使用毛巾稍垫高以便于操作，眼部涂抹人工泪液或眼膏。消毒术区，铺巾。检查麻醉深度，确认生命体征正常且无痛觉以后，开始手术。

3. 兔取俯卧位，使用15号手术刀片从下颌颏部向后至两侧下颌角连线中点处行纵行切口，暴露筋膜，向侧方分离直至暴露一侧下颌下缘，注意避免损伤下颌下缘处的面动脉。使用刀片切开骨膜，骨膜分离器分离骨膜，暴露前磨牙区颊侧骨密质，适用环钻在下颌下缘上方至少2mm处制备直径为10mm的环形切口。应注意的是，缺损与下颌骨下缘之间应至少保持2mm距离，以防止骨量过少发生术后骨折。灭菌生理盐水冲洗降温，小心移除颊侧骨块。继续使用环钻穿通牙及舌侧骨密质，移除牙及舌侧骨块。

4. 缝合骨膜、皮下组织及皮肤。结束手术，监控兔术后复苏过程[6]。

5. 于不同时间点收取样本，采用micro-CT扫描并进行三维重建及相关参数分析，定量评价下颌骨组织缺损修复情况；也可脱钙后作组织切片并进行HE、免疫组化染色，观察下颌骨缺损愈合情况。

第三节　骨折愈合动物模型

牙颌面骨折模型可用于研究口腔颌面部骨折愈合过程、局部或全身系统性疾病对牙颌面骨折愈合的影响、局部或全身用药对牙颌面骨折愈合的影响。也可在骨缺损模型建立后，局部加入生长因子或植入修复材料等，评价其促进骨折愈合效果及生物相容性等。可选小鼠、大鼠、兔、犬、羊等作为实验动物。

（一）实验动物
以成年小鼠为例。

（二）实验试剂
异氟烷、氯胺酮、赛拉嗪、聚维酮碘、乙醇、丁丙诺啡、灭菌生理盐水等。

（三）实验器械及耗材

电动剃刀、手术刀及刀片、手术拉钩、牙钻、牙科手机、金刚砂轮、一次性手术铺巾、保温垫、注射器、小棉签、小棉球、纱布等。

（四）模型建立

1. 小鼠麻醉后使用 15 号手术刀片沿下颌骨下缘做一长约 1.0cm 的切口，暴露咬肌，钝性分离软组织，暴露下颌骨体部。

2. 使用直径为 3.0mm 的双面金刚砂轮从下颌第二、三磨牙之间或第三磨牙远中向下颌骨下缘做一垂直向下切口[7]，另有研究报道可从下颌骨乙状切迹向下颌骨下缘做一垂直向下切口，彻底离断下颌骨体近远心端[8]。

需要注意：

金刚砂轮制备骨切口过程中使用灭菌生理盐水冲洗降温，避免产热过多对周围组织造成损失。

3. 缝合肌肉及皮肤。结束手术，监控小鼠术后复苏过程。

4. 通常选取术后第 3 天、7 天、14 天、21 天及 28 天收样。

5. 收取样本后采用 micro-CT 扫描并进行三维重建及相关参数分析，定量评价骨折愈合情况；也可脱钙后作组织切片并进行 HE、免疫组化染色，观察骨折愈合情况。

需要注意：

近年来，单纯研究颌骨骨折愈合过程的文章较少，通常为下颌骨骨折联合牵张成骨手术模型，在本章第 10 节详述。

（尹星）

第四节　种植体骨结合动物模型

种植体骨结合模型常选用在大动物，如狗、小型猪、山羊等植入种植体。但是大动物存在饲养和管理成本高、数量有限等问题。小动物，如大鼠和小鼠，由于饲养费用低及操作较为简单常常成为首选，并且在小动物常易于模拟人类系统性疾病，如骨质疏松、糖尿病、慢性肾脏病等，在研究系统疾病对种植体骨结合的影响时常使用小动物作为实验对象。同时，随着转基因技术的发展，越来越多的研究使用小鼠作为种植体骨结合的动物模型。本节介绍在上颌第一磨牙前及第一磨牙近中根植入种植体的小鼠骨结合模型的构建方法。

一、小鼠上颌第一磨牙前种植体植入

2014年 J.A. Helms 等人报道了在小鼠上颌第一前磨牙前植入种植体的小鼠模型。该小鼠模型避免了拔牙操作，植入在第一磨牙前骨质上的种植体可以实现骨结合。该种植体骨结合模型可以模仿口内的环境，为种植体骨结合的研究提供了新的模型。本节我们按照 J.A. Helms 的研究方式构建了小鼠上颌第一磨牙前种植体植入模型[9]。

（一）实验动物
以成年小鼠为例。

（二）实验试剂
异氟烷、氯胺酮、赛拉嗪、聚维酮碘、乙醇、丁丙诺啡、灭菌生理盐水等。

（三）实验器械及耗材
1mL 注射器、体式显微镜、眼科剪、眼科镊、止血钳、针持、手术刀片及刀柄、6-0 缝线、种植机、牙科慢速手机、螺纹种植体及其配套裂钻、小鼠用开口器（自制）、动物用体重秤、钢丝钳、动物用电热毯。

（四）模型建立
1. 小鼠麻醉后放置于体视显微镜下，戴开口器。
2. 用碘伏棉球对小鼠上颌第一磨牙前牙槽嵴进行表面消毒，然后切开表面黏膜，直达骨面，剥离黏骨膜全层，暴露牙槽嵴顶骨面。
3. 选取上颌第一磨牙前 1.5mm 作为种植位点，使用牙科慢速手机（3 000r/min）进行备洞，感受到落空感后停止钻入。
4. 将直径 0.6mm 种植体旋入种植窝洞约 2mm 深，然后用钢丝钳在略高于牙槽嵴水平剪断种植体，使其低于上颌第一磨牙骀平面。
5. 用 6-0 缝合用蚕丝线拉拢种植体两侧黏膜缝合，覆盖种植体表面。

6. 术后小鼠复苏，术后一周给予软食，必要时可给予止痛药及抗生素。

7. 种植模型建立后，通常可以在植入后 2 周、4 周等不同时间点通过硬组织切片以及种植体推出试验来分别从组织形态学和机械力学的角度对种植体骨结合程度进行评估。

需要注意：

1. 手术过程中注意防止小鼠舌后坠造成小鼠窒息。
2. 在种植窝洞预备时，当有落空感时要立即停止窝洞预备。
3. 种植体断面一定要低于第一磨牙𬌗平面，防止咬合面接触造成的种植体骨结合失败。

二、小鼠上颌第一磨牙区种植体植入

拔牙后的种植体植入模型大体有两种，一种是通过拔除小鼠上颌第一磨牙，在上颌第一磨牙的近中根即刻植入种植体模型。第二种是通过拔除第一磨牙，待拔牙窝愈合两周后在近中根植入种植体。本节我们主要介绍第一种。

（一）实验动物
以成年小鼠为例。

（二）实验试剂
异氟烷、氯胺酮、赛拉嗪、聚维酮碘、乙醇、丁丙诺啡、灭菌生理盐水等。

（三）实验器械及耗材
1mL 注射器及 5mL 注射器针头、体式显微镜、眼科镊、止血钳、小鼠用开口器（自制）、动物用体重秤、钢丝钳、40# K 锉、螺纹种植体及其配套裂钻

（四）模型建立
1. 将小鼠麻醉后放置于体视显微镜下，戴开口器（图 6-3A）。
2. 用碘伏棉球对小鼠上颌第一磨牙腭侧进行表面消毒，从腭侧将 5mL 注射器针头插入小鼠上颌第一磨牙根分叉处，近远中向转动，挺松上颌第一磨牙（图 6-3B）。

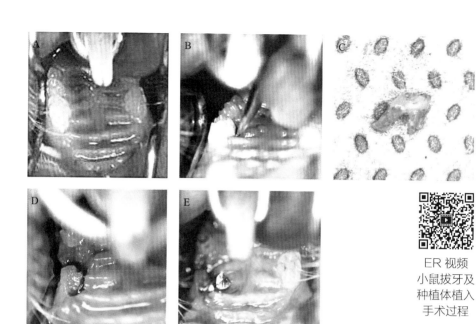

图 6-3　小鼠上颌第一磨牙近中根植入种植体模型

A. 使用小鼠开口器暴露术野　B. 用 5mm 注射器针头挺松左上颌第一磨牙，再用尖镊拔除　C. 拔除的左上颌第一磨牙　D. 第一磨牙拔牙窝　E. 在拔牙窝近中根处植入钛种植体（直径 0.6mm）。

3. 待上颌第一磨牙挺松后，用眼科镊夹持住第一磨牙，颊舌侧晃动，并向𬌗方脱位（图 6-3C，图 6-3D）。

4. 将 40# K 锉插入上颌第一磨牙近中牙槽窝，往复转动以对牙槽窝进行预备。

5. 牙槽窝预备完成后将直径 0.6mm 种植体旋入牙槽窝 2mm 深。

6. 用钢丝钳在略高于牙槽嵴顶水平剪断种植体，使其略低于上颌第二磨牙𬌗平面（图 6-3E）。

7. 术后将小鼠复苏，术后一周给予软食，必要时可给予止痛药及抗生素。

8. 种植模型建立后，通常可以在植入后 2 周、4 周、8 周等不同时间点通过硬组织切片以及种植体推出试验来分别从组织形态学和机械力学的角度对种植体骨结合程度加以衡量。

需要注意：

1. 手术过程中注意防止小鼠舌后坠造成小鼠窒息。

2. 对于大于 2 月龄的小鼠，由于根部膨大，会大大更加拔牙难度，很容易造成断根。拔牙过程中应尽量轻柔，避免使用暴力。

3. 植体断面一定要低于第一磨牙殆平面，防止咬合面接触造成的种植体骨结合失败。

（张士文 邵彬）

第五节 牙髓再生动物模型

牙髓再生是颌面学研究中一项重要的组织/细胞再生技术，对牙髓相关疾病治疗具有重要的临床意义。研究显示，通常电钻开髓去除牙髓以制造牙髓缺损的实验模型，然后将体外培养的细胞/细胞因子/支架复合体植入到髓腔内，可以促进牙髓组织、附近牙本质及微血管/神经再生愈合[10]。为利于手术操作，该实验模型应尽量选择大动物进行建模。在条件允许的情况下，选择猴进行牙髓缺损建模是最好的。猴的颌面结构以及疾病反应特征与人最为接近。比格犬、小型猪以及新西兰大白兔都是常用的模式动物。为了提高实验效率，缩短实验周期，SD大鼠也经常用于牙髓再生疾病模型。

（一）实验动物
以成年大鼠为例

（二）实验试剂
无菌PBS，细胞培养用血清，青霉素/链霉素双抗液，Ⅰ型胶原酶，αMEM培养基，胰酶，细胞因子（根据具体实验而定），无菌水、异氟烷、氯胺酮、赛拉嗪、聚维酮碘、乙醇、丁丙诺啡、灭菌生理盐水等。

（三）实验器械及耗材
培养皿，组织工程支架材料（根据具体实验而定），各规格离心管，移液器，取原代细胞所需的眼科剪、眼科镊、手术刀/刀片等、体重秤（根据动物大小而异），手术钳，手术剪，细头镊子，持针器，止血钳，手术刀（刀片、刀柄），细裂手术电钻，医用棉花/棉球，手术缝合线/针，注射器（1mL及10mL），离心管（1.5mL及50mL），相机，小鼠开口器（自制）等。

（四）模型建立

1. 取 3 ~ 5 只健康 SD 大鼠，体重控制在（100±20）g，在体视显微镜下分离出下颌牙，再将牙在无菌操作台里提取牙髓细胞，最后在培养皿里培养、传代、筛选出牙髓干细胞为主的混合原代细胞。待细胞量达到后期实验预期时，将细胞消化，离心，重悬，调整细胞浓度为 $6×10^6$ 个 /mL，待用下一步实验。

需要注意：

细胞培养周期会因细胞生长好坏，以及细胞量差异而不同，细胞培养终点得和下述的组织工程材料制备的时间匹配。

2. 以常见的聚乙烯醇支架为例，每孔加入 500μL 浓度为 5% 的聚乙烯醇溶液，在 60℃孵箱干燥 24h，然后用紫外线消毒 48h，制成聚乙烯醇涂层的培养板。

3. 取上述培养生长良好的牙髓细胞，分别接种于 12 孔的聚乙烯醇涂层支架材料上，同时接种到常规的培养板上作为对照组。

4. 加入细胞因子，如常用 BMP2，置于恒温培养箱中培养 6 ~ 9 天，作为牙髓复合体移植组织工程支架材料。

需要注意：

对于牙髓再生的研究中，所用的细胞、细胞因子、支架材料往往是课题的研究对象，因此根据不同实验的目的，会采用不同的细胞类型，不同的材料，以及加入不同的细胞因子、药物或试剂。

5. 大鼠麻醉后固定四肢。用开口器撑开嘴，并将舌头夹住拽到右侧。用生理盐水冲洗口腔，并用棉球擦拭，保持口腔内部尽量干燥。用涡轮电钻在大鼠左侧下颌第一磨牙的牙冠面钻开，暴露髓腔。然后尽量完整地去除冠髓，再进一步用生理盐水冲洗干净髓室。

6. 将上述准备好的细胞 / 材料 / 因子复合体切割成小碎块，移植入髓腔内。对照组可设两个，不作处理组为空白对照，以及植入无细胞或惰性材料或无因子（根据具体实验而定）为阴性对照。然后粘结并树脂封闭髓腔。待第二天苏醒后打阿莫西林针剂以防止感染。并观察记录大鼠外貌特征，确保无异常行为。

需要注意：

　　材料切割小块时，尽量避免过度捣碎而导致过多地破损细胞。

　　7. 通常选取术后 1 周、2 周、4 周、6 周、8 周。为了确保实验后期组织病理染色的稳定性和一致性，建议不同时间点在不同时间进行手术建模，这样确保在同一时间进行所有时间点的样本收集，后期实验可以同步进行。

　　8. 对牙髓再生组织进行 X 线检测。对于小动物可以考虑在饲养过程中不同时间点做 X 线活体检测，以获取修复的动态情况。

需要注意：

　　牙髓缺损容易导致牙根尖周炎，X 线检测时注意观测根尖周颌骨组织的情况，是否发生过度的骨吸收。若发生吸收，这种样本属于感染的失败模型，应该排除。

　　9. 收取样本后采用 micro-CT 扫描并进行三维重建及相关参数分析，定量评价拓扑结构修复再生情况；也可作组织切片并进行 HE、免疫组化染色，观察牙髓再生情况。

需要注意：

　　若实验需要，可以进行新生血管、神经纤维的长入情况实验检测。

（张德茂　邓鹏）

第六节　牙本质修复动物模型

　　牙本质是构成牙主体的组织，介于牙釉质与牙髓之间。虽然牙本质的硬度低于牙釉质，但牙本质终身都会继续不断地生长。在有轻微龋洞或外伤等情况下，髓腔内的牙髓细胞会发生迁徙、增殖并分化为成牙本质细胞，进而矿化成熟，形成反应性牙本质（也称为修复性牙本质）[11]。可选小鼠、大鼠、兔、犬、羊等作为实验动物。

（一）实验动物

以成年大鼠为例。

（二）实验试剂

异氟烷、氯胺酮、赛拉嗪、聚维酮碘、乙醇、丁丙诺啡、灭菌生理盐水等。

（三）实验器械及耗材

快机球钻、头戴式手术灯、手术钳、手术剪、细头镊子和无菌纱布、手术固定装置、注射器。

（四）模型建立

1. 将大鼠麻醉后采用四肢加头部固定方法将大鼠仰卧固定，对其双侧上颌磨牙区 A 区，B 区第一磨牙（M1）及第二磨牙（M2）进行消毒。

2. 用 0.2mm 直径的快机球钻在磨牙咬合面打孔。

3. 用生理盐水轻轻清洗伤口，然后用无菌纱布擦干。用 biodentine 黏合剂封闭伤口。

4. 将大鼠放在加热板上或给予灯光保暖，并密切观察其各项生命指征；至其完全清醒后，将大鼠放入笼内。

5. 一般于术后 3 ~ 5 周后，对实验大鼠进行安乐死；收取样本，并采用 micro-CT 分析牙本质的修复情况；也可脱钙后作组织切片并进行 HE、免疫组化染色，观察牙本质的修复情况[12]。

（邓鹏）

第七节　牙周组织缺损与修复动物模型

牙周炎是牙菌斑为其使动因子的多因素慢性炎性疾病。菌斑在牙周病的发生与发展过程中起到重要作用。牙周炎破坏牙周组织的过程是菌斑和宿主防御反应相互作用的过程，宿主防御细胞在抵御外界牙周致病微生物的侵袭时，释放大量细胞因子和炎性介质，同时破坏自体牙周组织，形成损伤。

牙周组织损伤与修复模型可用于研究牙周疾病的发生发展过程、牙周疾病对全身系统性疾病的影响、局部或全身用药对牙周疾病发生发展的影响等领域。也可通过手术建立牙槽骨缺损模型，局部加入生长因子或植入修复材料等，评价其促进牙周骨质缺损修复的效果及生物相容性等。

一、慢性牙周组织缺损动物模型

牙周组织疾病易感动物种类很多，一般可选用大鼠、金黄地鼠、田鼠、豚鼠、家养雪貂、羊、小型猪、犬及非人灵长类动物。其中鼠和犬是最常运用于牙周疾病模型建立的实验动物。

（一）实验动物
以成年小鼠为例。

（二）实验试剂
异氟烷、氯胺酮、赛拉嗪、聚维酮碘、乙醇、丁丙诺啡等。

（三）实验器械及耗材
手术刀及刀片、牙钻、牙科手机、小球钻、一次性手术铺巾、保温垫、注射器、小棉签、小棉球、纱布等。

（四）模型建立
此类模型可通过促进牙周组织局部菌斑、牙石堆积，诱导牙周组织炎症。常用的方法主要有局部结扎法、牙周致病菌法和高糖黏性饮食法。

1. 局部结扎法　常选用 8~12 周小鼠建立该模型。将尼龙线、细丝线、棉线、正畸结扎丝及弹性橡皮圈等材料，结扎与牙颈部，并压入龈沟内，刺激局部牙周组织，并造成局部菌斑、牙石堆积。局部结扎法是较为成熟且应用最广泛的牙周组织炎症模型建立方法。此方法操作简单，可在短时间内造成局部菌斑、牙石堆积，破坏牙周结缔组织和牙槽骨，形成牙周炎。有研究表明大鼠丝线结扎法诱导牙周炎过程中，7 天即可出现明显牙周组织炎症，21 天出现结合上皮根向迁移，牙槽骨吸收明显。

2. 牙周致病菌法　在龈缘部位接种牙周可疑致病菌，如伴放线放线杆菌、具核梭杆菌、牙龈卟啉单胞菌等。有研究表明接种牙周致病菌 7~10 天后，牙周组织炎症模型建立。

3. 高糖黏性饮食法　给实验动物喂饲含糖量高且黏性质软食物，不利于口腔自洁作用，为细菌的黏附和定植提供良好条件，从而促进菌斑附着。

实验动物喂饲高糖黏性饮食 4～6 周后牙周组织炎症模型建立。

高糖黏性饲料常用的配方为：果糖 56%，脱脂奶粉 28%，面粉 6%，酵母 4%，苜蓿粉 3%，动物肝粉 1%，食盐 2% 及少量新鲜蔬菜。

需要注意：

由于鼠类牙周疾病发病率低于人类，因此可采用多种方法结合，更加稳定快捷地诱导实验动物牙周组织炎症的发生。

收取样本后采用 micro-CT 扫描并进行三维重建及相关参数分析，定量评价牙槽骨丧失情况；也可作组织切片并进行 HE、免疫组化染色观察牙周组织形态变化、牙周膜纤维排列情况等。

二、急性牙周组织缺损动物模型

此类模型通过手术制造各类牙周组织（牙槽骨、牙骨质及牙周膜）缺损，如骨上缺损、骨下缺损、根分叉病变、骨开窗等。根据实验需要及实验动物解剖结构，可设计不同类型的牙周组织缺损。

（一）实验动物
以成年比格犬为例。

（二）实验试剂
异氟烷、氯胺酮、赛拉嗪、聚维酮碘、乙醇、丁丙诺啡等。

（三）实验器械及耗材
手术刀及刀片、牙钻、牙科手机、小球钻、一次性手术铺巾、保温垫、注射器、小棉签、小棉球、纱布等。

（四）模型建立
1. 使用氯胺酮（35～55mg/kg）和乙酰丙嗪（1.25～1.75mg/kg）进行麻醉诱导。3.5% 异氟烷维持麻醉效果，注射止痛药物（丁丙诺啡，0.1mg/kg）。
2. 铺消毒铺巾，下颌第一磨牙做龈沟内切口，翻开下颌第一磨牙黏骨膜瓣，使用球钻去骨，暴露根分叉区域，刮除暴露牙根表面牙骨质及牙周膜，形成根分叉缺损。在骨缺损同一水平的牙根表面做切迹。复位缝合全厚瓣并覆盖根分叉处。

3. 收取样本后采用 micro-CT 扫描并进行三维重建及相关参数分析，定量评价牙槽骨丧失情况；也可作组织切片并进行 HE、免疫组化染色观察牙周组织形态变化、牙周膜纤维排列情况等。

三、急性 / 慢性混合牙周组织缺损动物模型

此方法可缩短造模时间，但病因不单一。

（一）实验动物
以成年小鼠为例。

（二）实验试剂
异氟烷、氯胺酮、赛拉嗪、聚维酮碘、乙醇、丁丙诺啡等。

（三）实验器械及耗材
手术刀及刀片、牙钻、牙科手机、小球钻、一次性手术铺巾、保温垫、注射器、小棉签、小棉球、纱布等。

（四）模型建立
1. 将小鼠麻醉后通过手术制造牙周组织缺损，具体步骤参照本节"二、急性牙周组织缺损动物模型"。
2. 通过促进牙周组织局部菌斑、牙石堆积，诱导牙周组织炎症，使牙周组织缺损无法自行修复，类似于牙周组织临界缺损模型[13]。
3. 收取样本后采用 micro-CT 扫描并进行三维重建及相关参数分析，定量评价牙槽骨丧失情况；也可作组织切片并进行 HE、免疫组化染色观察牙周组织形态变化、牙周膜纤维排列情况等。

（尹星）

第八节　根尖周组织损伤与修复模型

根尖周组织是指根尖部的牙周组织，包括牙骨质、牙周膜和牙槽骨。根

尖周组织损伤主要是由细菌感染导致牙髓坏死，继而引发的根尖周炎症性骨破坏[14]。根尖周组织损伤与修复模型可采用大鼠、狗、猴等动物。本节主要介绍牙冠损伤导致牙髓暴露而引起根尖周组织损伤与修复的大鼠模型。

（一）实验动物

以成年大鼠为例。

（二）实验试剂

氯胺酮、甲苯噻嗪、生理盐水。

（三）实验器械及耗材

涡轮机、头戴式手术灯、手术钳、手术剪、细头镊子和无菌纱布、手术固定装置、注射器。

（四）模型建立

1. 大鼠麻醉后将第一磨牙近中区牙龈翻瓣，再用涡轮机磨去第一磨牙牙冠，暴露牙髓；可以选用 0.25mm 直径的快机球钻，在第一磨牙咬合面钻孔以暴露牙髓。

需要注意：

大鼠磨牙髓腔小，易造成髓底穿通，所以造模开髓时仅需磨去牙冠表面，暴露牙髓即可。

2. 用生理盐水轻轻冲洗术区，并用无菌纱布按压几分钟，充分止血。
3. 将大鼠放在加热板上或给予灯光保暖，并密切观察其各项生命指征；至其完全清醒后，将大鼠放入笼内。
4. 术后 6~8 周切取实验牙及根尖周组织，采用 micro-CT 扫描并进行三维重建及相关参数分析，定量评价牙槽骨丧失情况；也可作组织切片并进行 HE、免疫组化染色观察根尖周组织修复情况等。

需要注意：

大鼠根尖周组织损伤模型中，损伤组织具有较多以中性粒细胞为主的炎症细胞浸润；根尖牙骨质及牙槽骨有明显吸收，并有牙髓坏死及脓肿形成。

（邓鹏　张德茂）

第九节　颞下颌关节骨关节炎动物模型

颞下颌关节骨关节炎（temporomandibular joint osteoarthritis，TMJOA）是一种以关节软骨退行性变为特征性表现的慢性疾病。其原发病变在软骨且逐渐影响到软骨下骨及关节囊等周围组织。该疾病发病率随年龄增加而增加，常引起关节区的顽固性疼痛，近年来受到越来越多的重视。在对TMJOA 的致病机制、干预因素等相关研究中，动物模型的建立必不可少，而骨关节炎（osteoarthritis，OA）的病理变化也为建模效果提供了评价标准。

颞下颌关节骨关节炎常用的动物建模方法主要分为外科手术模型、化学试剂模型、被动张口模型、转基因动物模型以及咬合紊乱模型。不同的方法分别有其应用范围与局限，其中最早也是最常应用的为外科手术 TMJOA 动物模型。

外科手术 TMJOA 动物模型的建立最早是经由手术造成颞下颌关节结构异常，从而诱导 OA 样病损。Lekkas 等人首次报道由大鼠关节盘缺损可引起 OA 样病损 [15]，Sato 等利用手术切除兔关节盘后发现了明显的 TMJOA 样表现 [16]，Xu 等对小鼠 TMJ 关节盘进行部分切除，术后 8 ~ 16 周开始，髁突软骨出现显著的退行性变 [17]。除关节盘部分切除外，还有关节盘穿孔法 [18]、关节盘前移位法 [18]、髁突表层破坏法 [19] 等，这些手术方法最终均是利用关节结构平衡破坏后髁突软骨受力在短时间内发生巨大改变，导致细胞外基质三维结构的破坏及软骨细胞损伤，最终诱导骨关节炎的发生和发展。可选小鼠、大鼠、兔、犬、羊等作为实验动物，本节将就关节盘部分切除TMJOA 大鼠模型的建立进行介绍。

（一）实验动物
以成年大鼠为例。

（二）实验试剂
异氟烷、氯胺酮、赛拉嗪、聚维酮碘、乙醇、丁丙诺啡等。

（三）实验器械及耗材
1mL 注射器；体式显微镜；眼科剪、眼科镊、止血钳、针持、手术刀片及刀柄、6-0 缝线、动物用电热毯

（四）模型建立

1. 大鼠麻醉后备皮，侧卧，头偏向非手术侧，常规术区消毒、铺巾（图 6-4A）。

2. 在外眦和耳屏之间（关节囊体表投影），做局部小切口。用组织剪钝性分离皮下组织及咬肌、颞肌，暴露颧弓及颧弓下方的关节囊（图 6-4B）。

3. 切开关节囊，剥离关节囊与关节盘外侧附着，暴露关节盘。采用眼科剪锐性剥离关节盘与髁突外侧附着，将关节下腔分开，将关节盘向前外侧牵拉以利后续操作（图 6-4C）。

4. 采用眼科剪将关节盘前外侧 1/3 ~ 1/2 切除，注意保留关节盘后带，若后份剪除范围过大易造成出血过多（图 6-4D）。

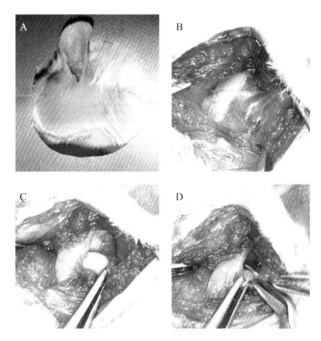

图 6-4　大鼠颞下颌关节炎症模型手术步骤

A. 动物侧卧，关节区备皮　B. 钝性分离，暴露颧弓及关节囊　C. 锐性分离关节盘与关节腔，将关节盘向前外侧牵拉，便于操作　D. 采用眼科剪将关节盘前外侧 1/3 ~ 1/2 切除

5. 保留切除的关节盘，对手术建模动物个体关节盘切除大小进行记录。

6. 同法，于动物对侧切开皮肤、皮下及钝性分离肌肉，暴露关节囊，但不切开关节囊，作为对照组。

7. 术后 3 日置半流质或软食，3 日后饮食恢复正常。

8. 根据实验进度及计划分时期处死动物、回收标本。

9. 收取髁突标本，经 4% 多聚甲醛固定 24h 后脱钙、包埋、切片。采用组织学切片及免疫染色评估髁突表面破坏情况。采用细胞周围及基质番红 O 染色（Safranin O），软骨细胞排列情况、透明软骨结构紊乱情况综合评估 TMJOA 情况（改良 Mankin 评分[20]）（图 6-5）。

对照假手术组（12 周）　　　　　　TMJOA 建模组（12 周）

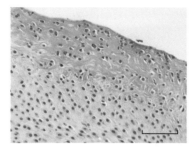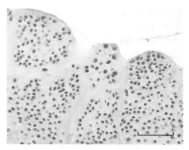

图 6-5　大鼠 TMJOA 建模 12 周后髁突 HE 染色

（标尺 100μm）

以下为 TMJOA 建模后动物关节病变典型表现：

（1）建模后 1 周，与对照组相比，TMJOA 大鼠髁突膨大，软骨增殖层、肥大层增厚，髁突表面纤维化，番红 O 染色阳性细胞增加；

（2）建模后 4 周，与对照组相比，TMJOA 大鼠髁突纤维层逐渐变薄甚至消失，软骨细胞成簇散在分布，番红 O 染色细胞周围阳性减少，软骨下骨排列紊乱，出现水平或垂直吸收裂隙；

（3）建模后 12 周，与对照组相比，TMJOA 大鼠髁突出现明显变形，形状较扁平，关节面无纤维层，软骨层变薄，软骨细胞减少，细胞周围番红 O 阳性进一步减少，染色不均一，软骨下骨裂隙进一步增大。

需要注意：

1. 切除关节盘时需注意同组每只动物切除部分应保持大小尽量一致，否则可能会造成 TMJOA 病变进展速度不同，造成实验误差。
2. 建模后标本收集时需尽量保存完整关节囊结构进行包埋盒切片，髁突裸露可能导致样本操作中髁突软骨破坏，影响 TMJOA 评分。

（毕瑞野）

第十节　牵张成骨动物模型

牵张成骨（distraction osteogenesis），是指骨切开后仍保留骨段周围的骨膜及软组织血供，通过牵开固定在两骨段上的牵张器，使被截断的两骨段受到特定大小的牵张力刺激并按照一定速率牵开，从而在牵张间隙内产生新生骨质，并同期延长周围的肌肉、神经、血管和皮肤等组织，达到延长或增宽骨骼的外科技术。牵张成骨由于不需要进行骨移植，又被称为"内源性骨组织工程技术"[21]。

颌骨牵张成骨模型可用于研究动物牵张成骨过程中组织、细胞及分子水平发生的变化，牵张成骨技术与传统骨切开手术方式的比较及其改进方式，生长因子、修复材料、细胞、药物或理化刺激对牵张成骨过程的影响。

可选小鼠、大鼠、兔、犬、羊等作为实验动物。

一、下颌骨牵张成骨动物模型

此方法主要用于探究下颌骨重塑修复能力。

（一）实验动物
以成年大鼠为例。

（二）实验试剂
异氟烷、氯胺酮、赛拉嗪、聚维酮碘、乙醇、丁丙诺啡等。

（三）实验器械及耗材
手术刀及刀片、牙钻、拉钩、微型来复锯（micro-reciprocating saw）、一次性手术铺巾、保温垫、注射器、小棉签、小棉球、纱布等。

（四）模型建立
1. 大鼠麻醉后使用15号手术刀片平行下颌骨下缘做一长约1.5cm的切口，分层切开皮肤及咬肌附着，行骨膜下剥离，暴露下颌骨体外侧面。
2. 使用双面金刚砂轮或微型来复锯在下颌第二、三磨牙之间或第三磨牙远中向下颌骨下缘做一垂直向下切口，另有研究报道从下颌骨乙状切迹向下颌骨下缘做一垂直向下切口或下颌第一磨牙近中无牙区向下颌下缘做切口，彻底离断下颌骨体近远心端。骨切口过程中使用灭菌生理盐水冲洗降温。

3. 采用自攻螺钉将微型牵张器分别固定于近远心端骨段。分层缝合肌肉及皮肤。

4. 结束手术，监控大鼠术后复苏过程。

5. 选择不同的时间点收取样本，采用 micro-CT 扫描并进行三维重建及相关参数分析，定量评价骨重塑情况；也可作组织切片并进行 HE、免疫组化染色。

需要注意：

不同研究报道的大鼠牵张成骨速率稍有不同。一般情况下，截骨手术后预留 4～6 天延迟期（latency period），之后开始进行牵张成骨，每 12h 加力一次，每次牵张 0.175～0.3mm，牵张总量约 3.5～5.1mm，牵张到位以后保持牵张器原位固定 21～28 天（consolidation period）。另有文献报道，小鼠下颌牵张成骨模型中，下颌骨切开术后预留 5 天延迟期，牵张期每 12h 加力一次，每次牵张 0.2mm，牵张总量 3.2mm，到位后原位固定 28 天；兔下颌牵张成骨模型中，骨切开术后预留 3～7 天延迟期，牵张期每 12h 加力一次，每次牵张 0.5～1mm，牵张总量 7～10mm，牵张到位后原位固定 14～42 天。

二、上颌骨牵张成骨动物模型

该模型未进行骨切开手术，实际上是牵张上颌骨缝成骨（额颌缝、颧颌缝、颞颧缝、翼腭缝等），增加上颌骨深度。

（一）实验动物
以犬为例。

（二）实验试剂
异氟烷、氯胺酮、赛拉嗪、聚维酮碘、乙醇、丁丙诺啡等。

（三）实验器械及耗材
手术刀及刀片、牙钻、拉钩、微型来复锯（micro-reciprocating saw）、一次性手术铺巾、保温垫、注射器、小棉签、小棉球、纱布等。

（四）模型建立
1. 麻醉消毒铺巾后，使用刀片沿犬腭部中线做一长约 6.0cm 的切口，使用牙钻在腭中缝两侧各制备 2 个孔，钛钉将牵张器固定于腭部正中。

2. 牵引力值 400 ~ 800g，牵张总量 28.0mm。另有文献报道以犬颅骨作为支撑，使用口外牵张器牵引上颌骨缝牵张成骨。

3. 选择不同的时间点收取样本，采用 micro-CT 扫描并进行三维重建及相关参数分析，定量评价骨重塑情况；也可作组织切片并进行 HE、免疫组化染色，观察重塑情况。

需要注意：

1. 另有文献报道可使用正畸不锈钢丝弯制腭部扩弓器粘接于大鼠上颌双侧磨牙舌侧，钢丝回弹力水平向牵张腭部骨缝成骨，这实际上是一种上颌骨缝水平向牵张成骨模型。

2. 因不锈钢丝腭部扩弓器直接作用于上颌磨牙，牵张过程中，牵张力同时作用于上颌骨缝及磨牙，会伴随一定程度的上颌磨牙的唇侧倾斜，上颌磨牙舌尖下掉，造成咬合干扰。

三、牙槽嵴牵张成骨动物模型

此方法主要用于探究牙槽嵴重塑修复能力。

（一）实验动物
以犬为例。

（二）实验试剂
异氟烷、氯胺酮、赛拉嗪、聚维酮碘、乙醇、丁丙诺啡等。

（三）实验器械及耗材
手术刀及刀片、牙钻、拉钩、微型来复锯（micro-reciprocating saw）、一次性手术铺巾、保温垫、注射器、小棉签、小棉球、纱布等。

（四）模型建立
1. 麻醉及消毒铺巾同前。拔除犬双侧第一磨牙及所有前磨牙，修整牙槽骨，缝合黏膜，术后软食。

2. 拔牙术后 1 月，在一侧下颌后牙区前庭沟底偏颊侧分层切开至下颌骨下缘，向上分离骨膜。在下颌神经管上方做一长为 4.0cm 的矩形截骨，使用小球钻或裂钻切开颊侧骨密质并完全截断，保留部分舌侧骨密质。在截骨线两侧钻孔，钛钉固定牵张器，分层严密缝合。术中尽量保存截骨块的骨膜附丽，以保持血供。

3. 术后牵张牙槽嵴成骨，增加牙槽嵴高度。

4. 选择不同的时间点收取样本，采用 micro-CT 扫描并进行三维重建及相关参数分析，定量评价骨重塑情况；也可作组织切片并进行 HE、免疫组化染色，观察重塑情况。

（尹星）

第十一节 口腔黏膜损伤与修复动物模型

黏膜是指覆盖在口腔、鼻腔、眼睛、胃肠道等器官内壁的湿润"衬里"，是人体抗感染的第一道防线。口腔黏膜有丰富的血管、神经，能够分泌多种消化酶，有天然的屏障及调节温度的功能。口腔黏膜疾病发生发展的分子机制尚不清楚，临床上也缺乏能对其进行早期诊断和预后判断的特异性分子标志物。为深入研究口腔黏膜癌前病变发病机制，进而寻求有效的防治手段和针对性的治疗措施，有效的口腔黏膜疾病动物模型就成为了相关研究的重要突破口。本部分将详细介绍口腔溃疡、口腔黏膜下纤维化、天疱疮、放射性口腔黏膜炎、口腔念珠菌病、口腔黏膜苔藓样变、口腔白斑等 7 种疾病的动物模型的构建。

一、口腔溃疡动物模型

口腔溃疡是一种常见口腔黏膜疾病，可见口腔内黏膜表皮细胞发生上皮破坏脱落，主要表现为口腔黏膜出现圆形或椭圆形的溃疡，溃疡表浅，呈淡黄色或白色，中央凹陷，边缘整齐，周围绕以红晕，可单发或多发，可发生于口腔黏膜的任何部位。目前口腔溃疡的病因病机尚不完全清晰，与免疫功能低下、维生素缺乏、消化功能紊乱等因素有关。现有口腔溃疡模型为病理性模型，多采用黏膜腐蚀、机械损伤等方法造模，也有应用化药不良反应造模。还有一些口腔溃疡动物模型，与临床病症特点的吻合度较低（如细菌感染诱导法致豚鼠口腔溃疡模型 [22]），或应用少（如氧自由基法致大鼠、细菌诱导法 [23]）。基于对口腔溃疡中西医临床病症特点分析及对现有动物模型大量实验研究，对口腔黏膜溃疡动物模型进行介绍。目前可应用于造口腔溃疡模型的动物有家兔、大鼠、小鼠、豚鼠、金黄地鼠等。

关于口腔溃疡动物模型的制备方法虽有很多，但能否真正模拟口腔溃疡的相关致病因素来建立动物模型还存在一定的争议。不同的口腔溃疡造模方法有不同的优缺点，所以在复制溃疡模型时，应根据自己的研究目的来选择适合的造模方法。总之，口腔溃疡动物模型的制备有利于溃疡病因、机制、治疗方法等的研究。

（一）实验动物
以成年大鼠为例。

（二）实验试剂
水合氯醛、90% 石炭酸、10% 冰醋酸、30% 冰醋酸、40% 冰醋酸、90% 苯酚、5- 氟尿嘧啶、氨甲蝶呤、完全弗氏佐剂等。

（三）实验器械及耗材
开口器、眼科镊、刀片、镊子、一次性手术铺巾、保温垫、注射器、滤纸片、小棉签、铅板、X 线机等。

（四）模型建立
造模方式主要包含以下方法：

1. 机械创伤法　将大鼠麻醉后用开口器张开口腔，用刀片切取大鼠口腔黏膜，第 2 天创伤表面即可形成覆盖黄色假膜的溃疡。

需要注意：

此方法操作简单，可用于观察机械创伤下溃疡的发病，治疗及愈合过程，但仅能用于创伤性溃疡的研究。

2. 放射法　一侧用 10 戈瑞 / 天（Gy/d）的 X 线照射约 4cm² 的黏膜面积作为实验组，一侧用铅板遮挡射线作为对照组。第 6 ~ 10 天，实验侧黏膜出现充血、散在的溃疡；剂量达到 60Gy，黏膜出现充血；剂量达到 80Gy左右，黏膜出现溃疡；停止照射 1 周后，溃疡可愈合。

需要注意：

此方法不能完全模拟放疗过程中的口腔溃疡。

3. 化学药品灼烧法　用滤纸片或者棉签蘸取 90% 石炭酸或 10%、30%、40% 冰醋酸或 90% 苯酚等化学药物，置于实验动物黏膜上 0.5h，第 2 天即可出现溃疡。

4. 化疗法　一次性腹腔注射 0.8mg/mL 的氨甲蝶呤 0.5mL，20mg/kg 剂量。

5. 化疗法联合化学药物烧灼法　腹腔注射 5- 氟尿嘧啶（5-FU）50mg/kg；第 10 天后给将大鼠麻醉，拉出右侧口腔边缘皮肤，镊子夹住直径 5 ~ 10mm 的氢氧化钠（NaOH）晶体，置于黏膜处，维持接触 5 ~ 10s，以出现黏膜溃破出血为准。

需要注意：

化学药物腐蚀性较强，实验过程中药物易外溢，造成大面积溃疡；生活中口腔黏膜很少接触此类化学药物，不能完全模拟口腔溃疡的发病过程。

6. 自身免疫抗原法　将大鼠麻醉后切取动物黏膜组织，研磨碾碎，并与完全弗氏佐剂混匀，形成乳液状，于脊椎两侧皮肤注射，每只注射两点，1mL/ 点，1 次 / 周或者背部皮下注射抗原乳化剂，1 次 / 两周，共 5 次。第 8 ~ 10 周，口腔黏膜可观察到溃疡。

需要注意：

此方法较复杂、耗时长，溃疡个数与部位不易掌控，不适合大规模动物实验建模；成功率不高，建模过程复杂，不确定因素过多。

二、口腔黏膜下纤维性变动物模型

口腔黏膜下纤维性变（oral submucous fibrosis，OSF）又称口腔黏膜下纤维化，属于渐进性和炎症性的黏膜纤维化，是一种慢性、隐匿性、具有癌变倾向的口腔潜在恶性疾患。OSF 可侵犯患者口腔黏膜的任何部位（如颊、唇、舌、软腭、牙龈、翼下颌韧带等处），病症甚至会达到患者的咽部，产生严重的侵袭[24]。1978 年，世界卫生组织 WHO 将 OSF 列为癌前状态。

目前有关口腔黏膜下纤维化动物模型构建的标准和流程都非常局限，通过槟榔碱、博来霉素等化学试剂所诱导的动物模型[25]。然而实际上，口腔黏膜下纤维性变的发生受多因素的共同影响，单一因素的动物模型不能完整模拟其病理机制，除化学诱导的动物模型外，该领域中亟待转基因动物模型，物理模型（机械刺激，放疗刺激）以及复合模型的补充。可选小鼠、大鼠作为实验动物。

（一）实验动物

以成年大鼠为例。

（二）实验试剂

槟榔提取物、槟榔碱试剂、博来霉素、PBS、生理盐水。

（三）实验器械及耗材

无特殊工具及耗材。

（四）模型构建

1. 槟榔提取物诱导模型

（1）随机选取市售不同品牌商品槟榔某一批次一袋，开袋后可将槟榔剪碎成 0.5cm×0.5cm 大小片状物，称重。

（2）将获得的实验材料 60℃ 下烘干并研磨为 20～40 目粉末，置于干燥器中备用，和蒸馏水以 1∶100（w/v）的比例混合、溶解并在 4℃ 下持续搅拌 4h。

（3）随后加热并至 85℃ 回流提取 30min，过滤得到提取液，经过旋转蒸发浓缩（40℃），再经真空冷冻干燥（-50℃、0.012mbar），得到槟榔提取固体粉末或者浓缩液，储存 4℃ 备用。

（4）用含 1mg/mL 槟榔碱水，喂养 20 周，或用 100μL 20mg/mL 槟榔碱，局部注射 4 周，期间每 2 周测 1 次张口度，处死后用 HE、Van-Gieson 和 Masson 染色、CD34 单抗、q-PCR 检测Ⅰ和Ⅲ型胶原纤维表达量[27]。

2. 博来霉素诱导模型

（1）用 100μL 含 1mg/mL 博来霉素的溶液在双颊黏膜下局部注射 8 周。

（2）注射期间检测颊黏膜表现、张口度（给予 2N 拉力，测量上下中切牙切缘之间的距离）。

（3）处死后用 HE/Masson 染色、α-SMA、Ⅰ和Ⅲ型胶原纤维、TGF-β1 和 INF-γ、TEM 和超声检测纤维化程度[26]。

需要注意：

目前，大部分的研究表明采用博来霉素所诱导的口腔黏膜下纤维性变动物模型在临床表现、组织病理发生上明显优于槟榔提取物、槟榔碱或者其他槟榔相关化学试剂。并且，博来霉素能在相对较短的时间内更有效、更稳定的诱导口腔黏膜下纤维性变。

三、天疱疮动物模型

天疱疮（pemphigus）是一种累及全身皮肤及黏膜的大疱性皮肤病，病情严重时可危及生命，发病率为（0.76 ~ 16.1）/100 000。其主要分为寻常型（pemphigusvulgaris，PV）、落叶型（pemphigusfoliaceus，PF）和红斑型，其他罕见类型如增殖型、疱疹样行、IgA 型、副肿瘤性天疱疮、天疱疮合并大疱性类天疱疮等亦有报道。天疱疮临床表现为松弛性薄壁大疱及糜烂面，且不易愈合，棘层松解征（nikolsky 征）阳性。基本病理变化为表皮棘细胞的棘层松解，形成表皮内裂隙和大疱。

目前天疱疮动物模型的构建方法包括被动和主动免疫，小鼠模型包括：$Dsg3^{-/-}$ 小鼠[26]，过继免疫的 $Rag2^{-/-}$ 小鼠[27] 和 $Dsc3$ 缺陷小鼠[28] 等。

（一）实验动物

以 $Dsg3^{-/-}$ 小鼠和 $Dsc3$ 缺陷小鼠为例。

（二）实验试剂

PBS、生理盐水。

（三）实验器械及耗材

分光光度计、1mL 注射器。

（四）模型建立

1. $Dsg3^{-/-}$ 小鼠模型　用基因工程技术靶向敲除 $Dsg3$ 基因，出生后 8 ~ 10 天的小鼠体重较同窝出生的 $Dsg3^{+/-}$ 或 $Dsg^{+/+}$ 小鼠降低，18d 时明显发育不良；口腔溃疡病理活检显示基底层上棘层松解现象及基底层细胞“成排直立”。电镜下可见桥粒分解。

2. Dsc3 缺陷小鼠模型　用 $Dsc3^{flox/flox}$ 纯合子鼠系与 K14-Cre 转基因小鼠杂交得到变异种群 K14-Cre：$Dsc3^{-/-}$ 鼠系，此鼠系在上皮细胞内缺乏 DSC3 表达。约 10% 的新生鼠出生后几小时内及表现严重的表皮内大疱，但仅在皮肤而黏膜处无。病理检查显示表皮内水疱，伴基底层上棘层松解，与临床 PV 患者的皮疹病理切片无差异。电镜分析示大疱顶部及底部的角质层细胞膜出现半桥粒。

3. 血清注射模型　背部皮下注射 100μL DSG3 单链可变区片段（scFv），3h 后背部皮下注射 100μL PV 患者血清或同时在背部皮下注射 100μL scFv 和 100μL PV 患者血清，18 ~ 24h 后，注射 PV 患者血清的 BALB/c 新生鼠（包括与 scFv 共同注射的）都出现了 Nikolsky 征，病理及免疫荧光检查均符合 PV 样表现。

四、放射性口腔黏膜炎动物模型

放射性口腔黏膜炎，指头颈部肿瘤患者接受放疗后，口腔黏膜出现的以红斑（充血）、糜烂和溃疡为主要体征的临床损害，其发病率高且严重影响患者生活质量[29]。国内外先后采用小鼠、大鼠、金黄地鼠等动物模型从口腔黏膜形态学变化、黏膜保护等方面开展实验性放射性口腔黏膜炎的研究工作。

（一）实验动物
以成年小鼠为例。

（二）实验试剂
异氟烷、氯胺酮、赛拉嗪、聚维酮碘、丁丙诺啡、乙醇等。

（三）实验器械及耗材
X 线放射治疗机、镊子。

（四）模型建立
1. 采用 X 线放射治疗机 25kV、球管电流 20mA、0.3mm 铝过滤板，投照距离为 15cm，投照剂量为 3.78Gy/min。
2. 将麻醉后的小鼠仰卧，用镊子轻拉出 35℃预热的铝板直径为 3mm 的小孔，用双面胶将舌体翻转固定，在 1mm 厚铝板上开出 3mm × 3mm 的窗口作为照射区域。底部用支架支撑实验鼠的身体以保证舌根部位不被压迫而造成局部缺血。
3. 采取单次或分割多次累积照射的方法，单次照射剂量为 15.3Gy；分割照射剂量为 3Gy/ 次，每周 5 次，持续 1 ~ 2 周。
4. 短暂麻醉实验动物后，在冷光源下，逐日观察照射部位口腔黏膜的变化。可以自照射后到溃疡出现的时间作为观察的指标，也可采用 Parkins 评分标准（表 6-1）进行评分[30]。

表 6-1　Parkins 评分标准

分值	临床表现	分值	临床表现
0	正常黏膜	4	广泛渗出或结痂 不超过 1/2 范围
0.5	轻度粉红		
1	轻度变红	5	广泛渗出或结痂 超过 1/2 范围
2	重度红色		
3	局部驳脱		

需要注意：

照射小鼠时，也可先采取梯度单次剂量的方法，以摸索出最适的 ED50 值。

五、口腔白念珠菌感染动物模型

白念珠菌是导致口腔真菌感染最常见的真菌，当人体免疫系统因化疗、放疗、器官移植或感染 HIV 病毒而受到抑制时，可发生局部或全身的念珠菌病。白念珠菌感染的动物模型构建相对比较简单，主要为局部涂布法。实验动物多选用小鼠[31]。

（一）实验动物
以成年小鼠为例。

（二）实验试剂
液体培养基、甲泼尼龙、四环素、白念珠菌、沙保罗琼脂培养基。

（三）实验器械及耗材
白念珠菌、无菌棉签。

（四）模型建立
1. 培养白念珠菌，在液体培养基中培养至一定浓度（通常为 5×10^5 个 /μL）。
2. 接种白念珠菌前 1 天，向小鼠肌内注射一次 150mg/kg 的甲泼尼龙以产生短暂的免疫抑制，接种 3 天后再次注射相同剂量的甲泼尼龙，另外从接种前一天开始饮用添加了 0.83mg/mL 四环素的水，持续至实验结束。
3. 用无菌棉签浸满白念珠菌悬液，擦拭小鼠舌背黏膜 1 分钟。

4. 在接种后的不同时间点，用棉签擦拭小鼠口腔黏膜涂布于沙保罗琼脂培养基，计算念珠菌的菌落形成。通常在接种 1 ~ 2 天后，就可以监测到口腔念珠菌的菌落形成。

需要注意:

该方法在前人的基础上进行了改良，应用了免疫抑制剂等，但小鼠在一段时间之后仍然可以自身清除白念珠菌，并不能长期地维持念珠菌感染的状态。

六、口腔黏膜苔藓样变动物模型

口腔苔藓样变的患者中，有 97% 的患者与银汞合金充填相关，去除银汞合金充填物，损害多减轻或消退，目前其具体机制尚不明确。但其临床及病理表现与口腔扁平苔藓均相似[32]。临床上都表现为黏膜出现白色的网文，病理上都表现为表皮角化过度或不全角化，棘层肥厚，固有层淋巴细胞浸润，但苔藓样变细胞浸润不如扁平苔藓明显[33]。目前为止，学者们尚未能建造口腔扁平苔藓的动物模型，但已成功构建出口腔苔藓样变的模型。

（一）实验动物
以成年大鼠为例。

（二）实验试剂
聚甲基丙烯酸甲酯。

（三）实验器械及耗材
氧化汞、石膏、微钛钉、银汞合金、注射器。

（四）模型建立
1. 制取大鼠上颌印模，灌注石膏模型，使用聚甲基丙烯酸甲酯制作腭板，避开切牙和磨牙，伸展至两侧颊黏膜。左右侧翼形成一个大小 5mm×5mm×2mm 的诱导盒，一侧填充银汞合金，另一侧填充非银汞合金形成对照，使之与颊黏膜紧密接触。将腭板用 3 个长为 5mm 的微钛钉固定在硬腭里，使之不影响大鼠的咬合和进食。
2. 配制氯化汞标准溶液（1mg 氯化汞溶解于 1.5mL 生理盐水中），在第 0、2、5、7 和 9 天，皮下注射小剂量（每 kg 体重 1mg 氯化汞）氯化汞使大鼠致敏。

3. 在第 15 天，将腭板固定在大鼠上腭，使腭板上填充的银汞合金紧密接触颊黏膜，至 21 天麻醉下处死。

4. 采取 Ostmann 评分法[34]（表 6-2）对黏膜病损进行评分，切取黏膜组织进行进一步病理及组化研究。

表 6-2　Ostmann 评分法

分值	临床表现	分值	临床表现
0	正常黏膜	2	斑片状病损
1	模糊病损		

需要注意：

1. 该方法较为真实地模拟了因银汞充填物造成的苔藓样变，操作简单，成功率较高，但实验中应注意腭板应与颊黏膜紧密接触，不可松动。

2. 苔藓样变的临床表现多样，该模型所能建立的临床症状单一，和人类的苔藓样变临床表现差异仍比较大。

七、口腔白斑动物模型

口腔白斑病（oral leukoplakia，OLK）是一种口腔科临床上较常见的疾病，表现为口腔黏膜上擦不掉的白色斑块，属于癌前病变，有转变成口腔鳞癌的潜在可能。目前，建立口腔白斑的动物模型主要是 4- 硝基喹啉 -1- 氧化物（4NQO）诱导模型。

4NQO 呈淡黄色粉末状，是一种由人工合成的芳香杂环类水溶性致癌物，溶于水后在 4NQO 还原酶的作用下可形成遗传物质的加成物，该加成物可引起碱基丢失或碱基 G 到 A 之间的序列发生改变等不同突变从而诱发口腔白斑[35]。

（一）实验动物
以成年小鼠为例。

（二）实验试剂
4- 硝基喹啉 -1- 氧化物（4-nitroquinoline-1-oxide，4NQO）。

（三）实验器械及耗材

氧化汞、石膏、微钛钉、银汞合金、注射器。

（四）模型建立

1. 将 4NQO 溶于饮用水中，浓度为 20µg/mL，饲养约 9～23 周，肉眼及组织病理学观察癌变全过程。

2. 随着饲养时间延长，大鼠舌背后部黏膜逐渐出现白斑、溃疡、糜烂及乳头状增生物等改变，出现白色斑块阶段即可用于口腔白斑的研究。

3. 收取样本。4NQO 诱导 8 周口腔上皮可观察到轻度异常增生，12 周可观察到重度异常增生，16～18 周出现原位癌，26 周出现浸润癌。

需要注意：

随着 4NQO 作用时间延长，组织癌变潜能增加，有相对较长的潜伏期和缓慢生长的特点。具有与人类口腔癌相似的致癌过程和组织病理学特征。

（解亮）

参考文献：

[1] LI J, YIN X, HUANG L, et al. Relationships among Bone Quality, Implant Osseointegration, and Wnt Signaling. J Dent Res. 2017; 96(7):822-831.

[2] VIEIRA A E, REPEKE C E, FERREIRA JUNIOR SDE B, et al. Intramembranous bone healing process subsequent to tooth extraction in mice: micro-computed tomography, histomorphometric and molecular characterization. PLoS One. 2015; 10(5):e0128021.

[3] LIU W, ZHOU L, ZHOU C, et al. GDF11 decreases bone mass by stimulating osteoclastogenesis and inhibiting osteoblast differentiation. Nat Commun. 2016; 7:12794.

[4] SPICER P P, KRETLOW J D, YOUNG S, et al. Evaluation of bone regeneration using the rat critical size calvarial defect. Nat Protoc. 2012; 7(10):1918-1929.

[5] FAN J, PARK H, LEE M K, et al. Adipose-derived stem cells and BMP-2 delivery in chitosan-based 3D constructs to enhance bone regeneration in a rat mandibular defect model. Tissue Eng Part A. 2014; 20(15-16):2169-2179.

[6] SHAH S R, YOUNG S, GOLDMAN J L, et al. A composite critical-size rabbit mandibular defect for evaluation of craniofacial tissue regeneration. Nat Protoc. 2016; 11(10):1989-2009.

[7] PACCIONE M F, WARREN S M, SPECTOR J A, et al. A mouse model of mandibular

osteotomy healing. J Craniofac Surg. 2001; 12(5):444-450.

[8] ROWSHAN H H, PARHAM M A, BAUR D A, et al. Effect of intermittent systemic administration of recombinant parathyroid hormone (1-34) on mandibular fracture healing in rats. J Oral Maxillofac Surg. 2010; 68(2):260-267.

[9] MOURARET S, HUNTER D J, BARDET C, et al. A pre-clinical murine model of oral implant osseointegration. Bone. 2014; 58:177-184.

[10] KIM S G, ZHENG Y, ZHOU J, et al. Dentin and dental pulp regeneration by the patient's endogenous cells. Endod Topics. 2013; 28(1):106-117.

[11] HUNTER D J, BARDET C, MOURARET S, et al. Wnt Acts as a Prosurvival Signal to Enhance Dentin Regeneration. J Bone Miner Res. 2015; 30(7):1150-1159.

[12] BYERS M R, NARHI M V. Dental injury models: experimental tools for understanding neuroinflammatory interactions and polymodal nociceptor functions. Crit Rev Oral Biol Med. 1999; 10(1):4-39.

[13] STRUILLOU X, BOUTIGNY H, SOUEIDAN A, et al. Experimental animal models in periodontology: a review. Open Dent J. 2010; 4:37-47.

[14] TEIXEIRA R C, RUBIRA C M, ASSIS G F, et al. Radiological and histopathological evaluation of experimentally-induced periapical lesion in rats. J Appl Oral Sci. 2011; 19(5):500-504.

[15] LEKKAS C, HONEE GL, VAN DEN HOOFF A. Effects of experimental defects of the articular disc of the temporomandibular joint in rats. J Oral Rehabil. 1988; 15(2):141-148.

[16] SATO S, GOTO S, MOTEGI K. Changes of the collagen fibre arrangement of the rabbit temporomandibular joint following discectomy. J Craniomaxillofac Surg. 2002; 30(3):178-183.

[17] XU L, POLUR I, LIM C, et al. Early-onset osteoarthritis of mouse temporomandibular joint induced by partial discectomy. Osteoarthritis Cartilage. 2009; 17(7):917-922.

[18] TALLENTS R H, MACHER D J, RIVOLI P, et al. Animal model for disk displacement. J Craniomandib Disord. 1990; 4(4):233-240.

[19] ISHIMARU J, GOSS A N. A model for osteoarthritis of the temporomandibular joint. J Oral Maxillofac Surg. 1992; 50(11):1191-1195.

[20] LAM N P, LI Y, WALDMAN A B, et al. Age-dependent increase of discoidin domain receptor 2 and matrix metalloproteinase 13 expression in temporomandibular joint cartilage of type IX and type XI collagen-deficient mice. Arch Oral Biol. 2007; 52(6):579-584.

[21] 祝颂松，胡静. 牵张成骨在颞下颌关节强直及其继发畸形矫治中的应用. 口腔疾病防治. 2016; 24(1):6-10.

[22] SUKHITASHVILI N, IMNADZE I, TABAGHUA G, et al. Characterization of oral ulcer

and pathological scar in nude mice model. Georgian Med News. 2012; (205):82-87.

[23] ZHAO X, HE X, ZHONG X. Anti-inflammatory and in-vitro antibacterial activities of Traditional Chinese Medicine Formula Qingdaisan. BMC Complement Altern Med. 2016; 16(1):503.

[24] EKANAYAKA R P, TILAKARATNE W M. Oral submucous fibrosis: review on mechanisms of malignant transformation. Oral Surg Oral Med Oral Pathol Oral Radiol. 2016; 122(2):192-199.

[25] TILAKARATNE W M, EKANAYAKA R P, WARNAKULASURIYA S. Oral submucous fibrosis: a historical perspective and a review on etiology and pathogenesis. Oral Surg Oral Med Oral Pathol Oral Radiol. 2016; 122(2):178-191.

[26] KOCH P J, MAHONEY M G, ISHIKAWA H, et al. Targeted disruption of the pemphigus vulgaris antigen (desmoglein 3) gene in mice causes loss of keratinocyte cell adhesion with a phenotype similar to pemphigus vulgaris. J Cell Biol. 1997; 137(5):1091-1102.

[27] AMAGAI M, TSUNODA K, SUZUKI H, et al. Use of autoantigen-knockout mice in developing an active autoimmune disease model for pemphigus. J Clin Invest. 2000; 105(5):625-631.

[28] CHEN J, DEN Z, KOCH P J. Loss of desmocollin 3 in mice leads to epidermal blistering. J Cell Sci. 2008; 121(Pt 17):2844-2849.

[29] LALLA R V, PETERSON D E. Oral mucositis. Dent Clin North Am. 2005; 49(1):167-184.

[30] PARKINS C S, FOWLER J F, YU S. A murine model of lip epidermal/mucosal reactions to X-irradiation. Radiother Oncol. 1983; 1(2):159-165.

[31] FREIRE F, FERRARESI C, JORGE AO, et al. Photodynamic therapy of oral Candida infection in a mouse model. J Photochem Photobiol B. 2016; 159:161-168.

[32] DUNSCHE A, KASTEL I, TERHEYDEN H, et al. Oral lichenoid reactions associated with amalgam: improvement after amalgam removal. Br J Dermatol. 2003; 148(1):70-76.

[33] SOUTO G R, NUNES L F, TANURE B B, et al. CD1a+ dendritic cells in oral lichen planus and amalgam lichenoid reaction. Oral Surg Oral Med Oral Pathol Oral Radiol. 2016; 121(6):651-656.

[34] OSTMAN P O, ANNEROTH G, SKOGLUND A. Amalgam-associated oral lichenoid reactions. Clinical and histologic changes after removal of amalgam fillings. Oral Surg Oral Med Oral Pathol Oral Radiol Endod. 1996; 81(4):459-465.

[35] RIBEIRO F A, DE MOURA C F, GOLLUCKE A P, et al. Chemopreventive activity of apple extract following medium-term oral carcinogenesis assay induced by 4-nitroquinoline-1-oxide. Arch Oral Biol. 2014; 59(8):815-821.

第七章

牙颌面肿瘤相关技术

　　牙颌面的发育受到一系列复杂的细胞和分子相互作用的调控。发育过程中，需要来自不同胚层的组织互相协调，通过萌芽、迁移、凋亡、增殖和分化，以及细胞和分子相互间精确的时空调控来确保牙颌面的正确形成。这些调控机制一旦发生异常，常常会导致牙颌面疾病的产生。研究显示，牙颌面和颅面异常约占人类先天性缺陷的三分之一，尽管已有大量研究对这些缺陷进行了探讨，但对控制颅面发育的遗传机制的理解并不完整，尚需大量研究投入。口腔颌面部肿瘤是常见的牙颌面疾病之一，如发生在牙龈、嘴唇、面颊内衬、舌头和口咽等部位的肿瘤。口腔颌面部肿瘤会对患者的生活质量造成严重影响。肿瘤持续生长会使病人的口腔颌面相关组织丧失正常功能，恶性口腔颌面部肿瘤患者的预期生存时间极短。每种口腔颌面部肿瘤的发病机制可能会不同，但现在的研究还不充足。

本章将介绍牙颌面组织发育与牙颌面肿瘤发生相关的几种实验新技术，包括：牙颌面组织类器官的培养；牙颌面肿瘤细胞模型的建立；牙颌面肿瘤干细胞的应用；牙颌面肿瘤动物模型的建立；牙颌面肿瘤细胞的牵引力分析；单细胞转录组测序在牙颌面肿瘤中的应用和以分子标记物筛选牙颌面肿瘤细胞等。

第一节　牙颌面肿瘤的发生

目前对牙颌面组织发育和肿瘤发生的关系研究还不完善，尚不能对两者关系做出明确定义。在胚胎发育中，第一咽弓的外胚层和神经嵴的外胚层细胞首先通过上皮包被和上皮内陷的方式使颌骨上皮化，但成牙的牙源性实体（牙胚）仅依赖于覆盖在上颌骨嵴和下颌骨嵴的上皮增厚形成的"马蹄状"带的内陷，这里也是后面牙槽骨发育和附着的地方[1]。增厚的表层上皮将索状牙源性上皮送入下面的外胚间充质中，这时，外胚间充质细胞会迅速包裹索状牙源性上皮细胞，索状牙源性上皮一直延伸到基底骨的上方，发育为牙胚[2]。牙胚由成釉器、牙乳头和牙囊三个部分构成。成釉器由外釉质上皮、内釉质上皮、星状网和中间层组成，这些成釉质细胞，在釉质成熟时形成釉质。牙乳头内的间充质细胞负责牙本质和牙髓的形成。另外，牙乳头和内釉质上皮之间的连接决定了牙的牙冠形状。牙囊产生三个重要组分，分别为成牙骨质细胞、成骨细胞和成纤维细胞。牙的牙骨质来源于成牙骨质细胞；牙槽骨来源于成骨细胞；牙周膜来源于成纤维细胞的发育，并且牙周膜通过牙骨质连接牙与牙槽骨[3]。

本节主要围绕牙源性肿瘤，口腔鳞状细胞癌和唾液腺肿瘤进行讨论。

一、牙源性肿瘤

和其他肿瘤类似，牙源性肿瘤同样可分类为良性肿瘤和恶性肿瘤。其中良性肿瘤包括牙瘤（odontomas；ODs）、成釉细胞瘤（ameloblastoma）、牙源性腺瘤样瘤（adenomatoid odontogenic tumor）、牙源性角化囊性瘤（keratocystic odontogenic tumor）、牙源性钙化上皮瘤（calcifying epithelial odontogenic tumor）、牙源性钙化囊性瘤（calcifying cystic odontogenic tumor）、牙源性鳞状细胞瘤（squamous odontogenic tumor）、牙源性黏液瘤（odontogenic myxoma）、

成釉细胞纤维瘤（ameloblastic fibroma）、成釉细胞纤维牙瘤（ameloblastic fibroodontoma）、原发性牙源性肿瘤（primordial odontogenic tumor）和中心性牙原性纤维瘤（central odontogenic fibroma）。恶性肿瘤包括成釉细胞癌（ameloblastic carcinoma）、牙源性透明细胞癌（clear cell odontogenic carcinoma）和成釉细胞纤维肉瘤（ameloblastic fibrosarcoma）[4]。

二、口腔鳞状细胞癌

口腔鳞状细胞癌（oral squamous cell carcinoma；OSCC）是一种侵袭性肿瘤，是中亚南部、太平洋西南岛群、中欧和东欧地区发病率和死亡率最高的疾病之一，而且近30年来其预后效果几乎没有得到大的改善。在2012年这一年中，全世界共有约145 000人死于唇癌或口腔癌（占全部癌症病例的2%）。在各大洲中，亚洲的唇癌和口腔癌的发病率最高，截至2012年已累计约168 850例患者。口腔鳞状细胞癌占所有口腔癌的92%~95%，潜在的恶性口腔黏膜疾病有一定的概率发展为口腔上皮的恶性肿瘤，即口腔鳞状细胞癌[5]。有大量证据表明诸多生活方式因素如吸烟、大量饮酒和咀嚼槟榔（及相关产品），以及人乳头状瘤病毒（papillomavirus，HPV）感染是口腔鳞状细胞癌的主要诱因[6]。潜在的癌前口腔上皮病变可能同样由以上因素引起或与这些因素有关。口腔黏膜的潜在恶性病变可分为白斑、红斑、光化性唇炎、口腔黏膜下纤维化、吸烟引起的腭部角化、口腔扁平苔藓、盘状红斑狼疮、先天性角化不良和大疱性表皮松解。

口腔鳞状细胞癌可发生在口腔的任何部位，包括舌、牙龈、口底、上腭及口腔黏膜。尽管在诊断和治疗方面取得了一定进展，但口腔鳞状细胞癌的5年总生存率在恶性肿瘤中仍然是最低的，在过去的30年中一直低于50%。从解剖学角度，发生在舌和牙龈的口腔鳞状细胞癌分别容易侵犯深层肌肉和颌骨[7]。此外，由于口腔内淋巴管丰富，口腔鳞状细胞癌容易发生颈部淋巴结转移。因此，口腔鳞状细胞癌的高复发率被认为与肿瘤细胞的局部扩张和淋巴结转移密切相关。口腔鳞状细胞癌还经常导致咀嚼和吞咽功能异常，以及语言和审美障碍，这给患者的生活带来严重不便，使患者的生存质量急剧下降。

为了提高口腔鳞状细胞癌的生存率和预后，需要深入了解口腔鳞状细胞癌的发生和进展机制，从而鉴定出新的分子靶点以帮助制定新的治疗策略。因此，选择合适的动物肿瘤模型，如化学诱导动物原发肿瘤模型、转基因动物原发肿瘤模型和肿瘤移植（异种移植）模型等至关重要。其中，小鼠是一种非常好的癌症研究模式生物，有诸多优点：体型小，易于圈养繁殖，基因组已完全测序，许多生理和分子机制与人类相似。对于肿瘤模型而言，可自发口腔癌的动物模型是最为理想，但是在实验动物中，自发的口腔鳞状细胞癌非常罕见，所以在口腔鳞状细胞癌小鼠模型中，异种移植模型和化学致癌诱导模型被广泛应用。植入人口腔鳞状细胞癌细胞的异种移植模型经常被用来研究人类肿瘤的生长和扩散，以及开发和测试新的抗肿瘤药物。作为一种化学致癌模型，4-硝基喹啉-N-氧化物（4-nitroquinoline N-oxide，4NQO）小鼠口腔鳞癌模型已在世界范围内得到广泛应用[8]。

三、唾液腺肿瘤

由于唾液腺的胚胎学和生理学特性，原发性唾液腺肿瘤（salivary gland neoplasms）的类型具有多样性，辐射是其发生的主要危险因素。唾液腺恶性肿瘤约占头颈部肿瘤的 3%～6%，占所有肿瘤的 0.3%[9]。此外，由于免疫组织化学（IHC）和荧光原位杂交（FISH）等病理学技术的引入，一些新类型唾液腺肿瘤被诊断出来，进而导致原发性唾液腺肿瘤的分类和命名不断演变和增加。至今，原发性唾液腺肿瘤包含多形性腺瘤（pleomorphic adenoma）、黏液表皮样癌（mucoepidermoid carcinoma）、腺样囊性癌（adenoid cystic carcinoma）、乳腺类似性分泌性癌（mammary analogue secretory carcinoma）、透明细胞癌（hyalinizing clear cell carcinoma）、筛状腺癌（cribriform adenocarcinoma）和涎腺导管癌（salivary duct carcinoma）。这其中，多形性腺瘤是最常见的良性唾液腺肿瘤，因其具有形态异质性、细胞异型性等特点而得名。黏液表皮样癌是由黏液、中间细胞和表皮样细胞组成的肿瘤，也是最常见的原发性唾液腺恶性肿瘤。高达 82% 的黏液表皮样癌发生了MAML2-MECT1 的重排，且具有高度的特异性。腺样囊性癌约占唾液腺癌的 10%，是发病率第二位的唾液腺恶性肿瘤。它是一种高侵袭性肿瘤，其病程进展迅速，常伴有多病灶性复发和血源性肺部转移[10]。

（李洋　陈德猛）

第二节　牙颌面肿瘤细胞模型

肿瘤研究过程中，由于肿瘤组织是由多种细胞混合组成，从肿瘤组织中直接获取肿瘤细胞比较困难，而且获取的肿瘤细胞的数量往往有限。因此，肿瘤研究往往采取构建细胞模型的方式来进行研究。通过使用癌细胞系（表7-1），研究者可以获得充足的癌细胞进行重复实验，并能够进行一些无法在体内实验的研究。

表 7-1　常用的牙颌面肿瘤细胞系

肿瘤细胞系及其来源部位				
口腔		口咽部	下咽部	面部皮肤
Hep3（HeLa?）	JSQ-3	UM-SCC-4	FaDu	UM-SCC-21A
KB（HeLa?）	SQ-29	UM-SCC-6	UM-SCC-15	UM-SCC-21B
SW579	SQ-38	UM-SCC-18	UM-SCC-22A	UM-SCC-63
A-253	SQ-39	UM-SCC-19	UM-SCC-22B	SCC-12
T3M-1	HN-SCC-131	UM-SCC-26	UM-SCC-30	SCC-13
HN-1	HN-SCC-135	UM-SCC-31	UM-SCC-37	PCI-20
HN-3	HN-SCC-151	UM-SCC-34	UM-SCC-39	UT-SCC-7
HN-5	HN-SCC-294	UM-SCC-35	UM-SCC-42	UT-SCC-12A
HN-6	PCI-2	UM-SCC-38	UM-SCC-53	UT-SCC-12B
HN-6Rr	PCI-3	UM-SCC-50	UM-SCC-60	
HN-7	PCI-13	UM-SCC-62	UM-SCC-80	
UM-SCC-1	PCI-15A	UM-SCC-65	UM-SCC-88	
UM-SCC-9	PCI-15B	UM-SCC-81B	SCC-35	
UM-SCC-14A	PCI-22A	UM-SCC-87	SQ-31	
UM-SCC-14B	PCI-22B	UM-SCC-89	HN-SCC-104	
UM-SCC-14C	PCI-23	UM-SCC-91	PCI-5	
UM-SCC-27	PCI-24	UM-SCC-95	PCI-8	
UM-SCC-32	PCI-27	UM-SCC-99	PCI-11	
UM-SCC-44	PCI-30	UM-SCC-100	PCI-12	
UM-SCC-45	PCI-31	UM-SCC-101A	PCI-21	
UM-SCC-47	PCI-33	UM-SCC-101B	PCI-32	
UM-SCC-48	PCI-34	SCC-49	PCI-40	
UM-SCC-49	PCI-36	SCC-71	PCI-104	

续表

| 肿瘤细胞系及其来源部位 | | | |
口腔		口咽部	下咽部	面部皮肤
UM-SCC-51	PCI-38	SCC-200	PCI-105	
UM-SCC-55	PCI-42	SQ-9G	PCI-106	
UM-SCC-59	PCI-45	HN-SCC-3	UT-SCC-26A	
UM-SCC-69	PCI-50	HN-SCC-167	UT-SCC-26B	
UM-SCC-73A	PCI-100	PCI-6A	EV-SCC-10M	
UM-SCC-82A	PCI-101	PCI-6B	HFH-SCC-6	
UM-SCC-82B		PCI-7	AMC-HN-2	
UM-SCC-83A		PCI-9A	UD-SCC-2	
UM-SCC-83B		PCI-9B	HNSCCUM-01T	
UM-SCC-84		PCI-10	HNSCCUM-03T	
UM-SCC-86		PCI-41	HNSCCUM-06N	
UM-SCC-92		PCI-46	HNSCCUM-07N	
UM-SCC-96		PCI-51	TU-212	
UM-SCC-97		EV-SCC-3	TU-212 LN	
SCC-4		HFH-SCC-19		
SCC-9		HFH-SCC-20		
SCC-15		UD-SCC-1		
SCC-25		UD-SCC-4		
SCC-61		HNSCCUM-02T		
SCC-66		HNSCCUM-05N		
SCC-68		TU-158 LN		
SCC-73		TU-159		
SCC-182		TU-182		
SCC-210		MDA-183		
SCC-213		JHU-20-SCC		
SCC-220		JHU-29-SCC		

　　本节以获取牙源性角化囊性瘤的肿瘤细胞为例，介绍肿瘤细胞模型的建立。

（一）实验试剂

Dulbecco's modified eagle medium（DMEM）培 养 基、含 10% 胎 牛血 清（fetal bovine serum，FBS）、2mmol/L L- 谷 氨 酰 胺、50U/mL 青霉素和 50μg/mL 链霉素的完全培养基 DMEM、磷酸缓冲盐溶液（phosphate buffer saline，PBS）、无钙和无镁磷酸缓冲盐溶液（DPBS）、乙二胺四乙酸（ethylenediaminetetraacetic acid，EDTA）、抗坏血酸 -2- 磷酸酯、Ⅶ型胶原酶、DNA 酶 I、0.4% 台盼蓝（0.85%NaCl）、5mmol/L β- 甘油磷酸盐、地塞米松（dexamethasone，DXMS）、小鼠抗人（dentin sialoprotein，DSP）抗体、二甲基亚砜（dimethyl sulfoxide，DMSO）、羊抗小鼠 IgG-HRP。

（二）仪器耗材

1. 仪器

不锈钢手术刀、手术钳（各种大小）、骨切削器（切骨器）、血细胞计数仪、CO_2 细胞培养箱、恒温箱、二级组织培养设备、小型离心机、各量程移液枪、电动移液器、生物安全柜。

2. 耗材

15mL BD 管、50mL BD 管、1.5mL EP 管、100mm 培养皿、70μm 细胞滤网、细胞冻存盒、冷冻安瓿。

（三）实验步骤

1. 试剂配制

（1）DMEM 完全培养基：含 10%FBS、2mmol/L L- 谷氨酰胺、50U/mL 青霉素和 50μg/mL 链霉素。

（2）胰蛋白酶 -EDTA：含 0.05% 胰蛋白酶和 0.02% EDTA 的无钙和无镁 Hank's BSS，pH 7.4。

（3）无机磷酸盐溶液：以 4∶1（v/v）比例混合的 500mmol/L 磷酸氢二钠（Na_2HPO_4）和磷酸二氢钠（NaH_2PO_4）的溶液

2. 外植体原代培养

（1）将在手术或活检时移除的肿瘤组织用 PBS 或无血清培养基转移到无菌容器中，以最快的时间送到实验室，最好是在同一天内。

（2）肿瘤组织包含硬组织（含成牙本质细胞）和软组织（上皮 / 结缔样细胞），两类组织细胞都可以作为取样对象，这里我们选择硬组织（含成牙本质细胞）来进行后续实验操作。用无菌刀片刮除颌骨外表面的软结缔组织。

（3）用无菌 PBS 冲洗样品，然后根据样品的大小转移到含有 5 ~ 20mL PBS 的无菌培养皿中。

（4）用无菌切骨器或不锈钢刀片从组织中分离出牙本质小碎片（含牙髓）。对于某些牙样本，有时可能需要借助于无菌手术切骨器穿透牙冠或颌骨来获得牙本质碎片。

（5）将牙本质小碎片转移到含有 2 ~ 3mL PBS 的干净培养皿中，并用手术刀或切骨器将牙本质小碎片继续碎化。

（6）将牙本质小碎片转移到含有 10 ~ 15mL PBS 的无菌通用容器中。

（7）低速离心 30s，然后静置 30s，使碎片沉降。

（8）小心地倒出含有其他组织细胞的上清液。再向碎片中加入 10 ~ 15mL PBS，混匀后继续离心。

（9）重复步骤（7）和（8）至少三次，直到没有剩余的其他组织细胞悬浮，此时牙本质碎片为洁净状态。

（10）将洗净的牙本质碎片作为外植体置于 100mm 直径的培养皿中，平均每 0.2 ~ 0.6g 组织分一个皿。

（11）在每个皿中加入 10mL 完全培养基，在 37℃ 和 5% 的 CO_2 条件下在 CO_2 细胞培养箱中培养。

（12）将外植体培养 7 天，之后更换培养基，更换时不能使外植体脱落丢失。

（13）在第 7 ~ 10 天时，检查细胞的生长情况。

（14）第一次更换培养基的 1 周后继续更换培养基，此后每周更换两次，持续 4 ~ 6 周，直到细胞达到所需的密度。

3．外植体次代培养

（1）用无菌钳从原代培养皿中取出外植体碎片，并放入装有新鲜培养基的培养皿中。

（2）用解剖刀切碎外植体碎片以刺激新细胞的生长。

（3）在培养箱中培养 7 ~ 10 天。

（4）重复"1.外植体原代培养"的步骤（13）和（14），直到细胞达到所需的生长密度。

4．外植体传代培养　本步骤传代的是已经用小鼠抗人 DSP 抗体鉴别过的有成牙本质细胞特性的细胞。

（1）弃去废培养基。

（2）用 10mL DPBS 轻轻地洗涤细胞层，重复两次。

（3）室温下，将 5mL 刚解冻的胰蛋白酶 -EDTA 溶液加至每个培养皿中，在 37℃（恒温箱）下孵育 5min，每隔 30s 轻轻摇晃一次，以确保外植体和培养皿的整个表面都暴露在溶液中。

（4）从恒温箱中取出培养皿，在显微镜下寻找在胰蛋白酶 -EDTA 溶液中圆形的成牙本质肿瘤细胞。如果数量太少可继续在 37℃下孵育 5min。

（5）当大多数细胞已经从外植体和培养皿上分离出来时，将其转移到含有 5mL 培养基的无菌容器中。

（6）用 5mL 无血清 DMEM 洗涤培养皿 2 ~ 3 次，洗出液同样收集在上一步的无菌容器中。

（7）室温下离心 250g/min，5min。

（8）去上清，加入 2mL 无血清 DMEM 重悬细胞。如果细胞发生聚集，则需通过 70μm 细胞滤网将细胞悬液过滤到 50mL BD 管中。

（9）用 2 ~ 3mL 无血清 DMEM 清洗滤器，同样收集到上一步 50mL BD 管中。

（10）从 50mL BD 管中吸取 20μL 细胞悬浮液至新管中，并用无血清 DMEM 稀释至 80μL。再加入 5μL 台盼蓝溶液混合，静置 1min。

（11）染色之后，在血细胞计数仪下计数活细胞（圆形和高度折射）和死细胞（蓝色）。

（12）根据细胞存活率及密度分瓶继续培养。

5. 在含抗坏血酸盐的培养基中培养细胞时去除胶原基质常常会引起细胞分泌大量富含胶原的细胞外基质。这会给只使用胰蛋白酶 -EDTA 传代细胞带来后续麻烦，所以可通过添加胶原酶来完善细胞传代操作。

（1）用无血清 DMEM 冲洗细胞层，重复两次。

（2）用含 25U/mL 纯化的Ⅶ型胶原酶和 2mmol/L CaCl$_2$ 的 10mL 无血清 DMEM 在 37℃下培养 2h。

（3）每 30min 轻轻摇晃培养瓶 10 ~ 15s。

（4）通过弃去含胶原酶的培养基来终止胶原酶的消化。

（5）用 10mL DPBS 轻轻冲洗细胞层，重复两次。

（6）在室温下，将 5mL 刚解冻的胰蛋白酶 / EDTA 溶液添加到每个培养瓶中。

（7）重复"4. 外植体传代培养"的步骤（4）和（12）。

6. 超低温保存如果需要，可将成牙本质肿瘤细胞长期保存在液氮或超低温（−135℃）细胞冷冻库中。

（1）用胰蛋白酶 -EDTA 进行细胞传代，如"4. 外植体传代培养"的步骤（1）到（6）。

（2）收集细胞，将细胞离心 250g/min，5min，去上清。

（3）用 FBS 重悬细胞，并使其体积达到 900μL，之后转移到冷冻安瓿中。

（4）将冷冻安瓿放入冰浴中。

（5）在冰浴中，向安瓿内逐渐加入 100μL DMSO。

（6）将安瓿密封，在细胞冷冻器内以 1℃ /min 的速度将细胞冷冻到 −80℃。

（7）将安瓿转移到液氮中以长期储存。

7. 复苏冷冻细胞

（1）将安瓿从液氮中取出，放置于 37℃的水浴中解冻。

（2）将细胞转移到含有至少 20mL 预热培养基的通用无菌容器中。

（3）收集细胞，将细胞离心 250g/min，2min，去上清液。

（4）用 10mL 培养基重悬细胞，孵育 24h。

（5）24h 后更换培养基，继续培养 2 ~ 3 周。

（彭亮　林水宾）

第三节　牙颌面肿瘤干细胞的分选

肿瘤干细胞（cancer stem cell，CSC）是一类具有与正常干细胞相似特性的肿瘤细胞，与其他类型的肿瘤细胞相比，CSC 更具有致瘤性，这类细胞可通过干细胞特有的自我更新和分化促进肿瘤形成和发展[11]。近年来，越来越多的研究表明 CSC 对肿瘤生长、复发和转移起着至关重要的作用，针对 CSC 的治疗也越来越受到重视。研究人员通过建立多种 CSC 模型去揭示其与肿瘤的发生、耐药、复发和侵袭转移的内在机制，证实 CSC 与肿瘤密切相关。本节我们重点介绍两种常用的分选肿瘤干细胞的实验方法。

一、侧群细胞分选

侧群细胞（side population cell）最早是利用 Hoechst 染料对活的造血干 / 祖细胞进行染色，并结合流式细胞术进行分群，得到的一群游离于主群之外的双阴性的细胞群。实验证明这群细胞具有类似干细胞的自我更新和多向分化潜能等特性。侧群细胞广泛分布于多种成体组织、胚胎和肿瘤组织中，可用于肿瘤干细胞的分离。

（一）实验试剂

DMEM 培养基、F12 培养基、FBS、氢化可的松、青霉素、链霉素、表皮生长因子（epidermal growth factor，EGF）、碱性成纤维细胞生长因子（basic fibroblast growth factor，bFGF）、无菌 PBS、胰蛋白酶 -EDTA、盐酸维拉帕米溶液（verapamil hydrochloride solution）、Hoechst 33342、碘化丙啶（propidium iodide，PI）等。

（二）仪器耗材

1. 仪器

可分选流式细胞仪、CO_2 细胞培养箱、显微镜、血细胞计数仪、CO_2 细胞培养箱、恒温箱、二级组织培养设备、小型离心机、各量程移液枪、电动移液器、生物安全柜。

2. 耗材

6 ~ 8 周龄 NOD-SCID 小鼠、BD 试管、细胞计数板、铝箔、$75cm^2$ 培养皿、纳米孔径培养板。

（三）实验步骤

1. 试剂配制

（1）制备干细胞培养基（CM-CSC）：DMEM：F12（1：3, v/v）培养基、5%FBS、0.04μg/mL 氢化可的松、100U/mL 青霉素、0.1μg/mL 链霉素、20ng/mL EGF 和 10ng/mL bFGF。

（2）制备亲代细胞系培养基（CM-P）：加 10%FBS、0.4μg/mL 氢化可的松、100U/mL 青霉素和 0.1μg/mL 链霉素。

2. Hoechst 染色

（1）准备两个 15mL 的 BD 管：一个标记为 "Hoechst" 的试管，另一个标记为 "Hoechst and Verapamil"。用无菌水配制 10mL 5mmol/L 盐酸维拉帕米溶液（verapamil hydrochloride solution）。

（2）取出培养的细胞放在超净台中，将培养基去除干净，用无菌 PBS 洗涤，加入 1mL 胰蛋白酶 -EDTA（0.5mg/mL）于 $75cm^2$ 培养皿中。37℃孵育 3min，加入 CM-P 培养基中和反应，用细胞计数板对消化后的细胞进行计数。

（3）用 CM-P 培养基稀释上述步骤中获得的细胞至终浓度为 10^7 个/mL，将细胞悬液分成 2 管，制备：将 100μl（10^6 个细胞）放入标有 "Hoechst and Verapamil" 试管中，将 4mL（4×10^7 细胞）放入 "Hoechst" 管中。

（4）在 "Hoechst and Verapamil" 标记管中，加入 10μL 的 5mM 盐酸维

拉帕米溶液（最终浓度：0.5mM），轻轻混合，并加入 5μL 的 1mg/mL 浓度的 Hoechst 溶液（最终浓度：0.1mg/mL）。在"Hoechst"标记管中，每 10^6 个细胞加入 5μL 的 1mg/mL 浓度的 Hoechst 溶液（总计 200μL），使用铝箔保护样品免受直接光照射。

（5）将所有试管在 37℃ 的水浴中孵育 1h 30min。每 15min 轻轻混合，以防止细胞沉降。

（6）250g/min，4℃ 下离心 5min，去除上清液，用 2mL 的 PBS 再悬浮每个样本。

（7）再次 250g/min，4℃ 下离心 5min，去除上清液。在"Hoechst and Verapamil"管中加入 500μl 含 5mg/LPI 的 PBS，然后悬浮混匀；在"Hoechst"管中加入 4mL 含 5mg/L PI 的 PBS，然后悬浮混匀。

（8）通过 70μm 孔径的细胞滤网过滤样品，以去除聚集体，收集单个细胞，以便在流式细胞仪上进行样品检测。将样品放在冰上，用铝箔覆盖避光，备用。

3. 流式分选

（1）首先，分析"Hoechst"样品，将其作为染色和流式细胞仪设定的阳性对照。

（2）使用细胞分选软件，在"Global Worksheet"窗口中，点击"Dot Plot"按钮，并在"Global Worksheet"上创建一个图表。在纵坐标上，单击右键，选择 FSC-A（前向散射）；在横坐标上选择 SSC-A（侧向散射）。采用同样的方法创建一个 SSC-W 与 SCC-H 点图，在第二个点图中创建 P1 区域，请单击"Polygon gate"。

（3）使用细胞仪软件，在"Global Worksheet"窗口中，单击"Dot Plot"，并在"Global Worksheet"上创建图表。在纵坐标上，用右键单击，选择蓝色 Hoechst-A，在横坐标上选择红色 Hoechst-A。用右键单击"population"，选择"population"和 P1。在这个点图上，创建一个区域（P2）来选择阴性的 Hoechst 染料侧群（SP）细胞。

（4）分析"Hoechst"样本并收集 10 000 个 Events。为了确保代表 SP 种群的 P2 处在合适的位置，分析样本"Hoechst 和 Verapamil"（10 000 个 Events）以观察 SP 种群的缺失。

（5）将 SP Hoechst 染色阴性细胞收集在已制备好的含有 1mL CM-CSC 的 15mL BD 管中。

（6）细胞分选结束时，将细胞悬浮液以 250g/min 离心 5min，去除上清液，用 1mL CM-CSC 再悬浮细胞。使用细胞计数器计数已分类细胞的数量，并将适当数量的细胞转移到培养皿中。加入 CM-CSC 培养基，在 37℃ 和

$5\%CO_2$ 条件下孵育细胞。

（7）将细胞在相同的条件下培养，最多传 2 代。

二、CD44^{high}/ALDH^{high} 亚群的分选

CD44 是一个具有免疫多态性的细胞表面跨膜受体糖蛋白，常用于标记多种类型肿瘤的肿瘤干细胞，是目前头颈部肿瘤中研究最多的肿瘤干细胞表面标志物。乙醛脱氢酶（aldehyde dehydrogenase，ALDH）是一种胞内酶，参与视黄醇转换成视黄酸及有毒醛代谢物的氧化。与 CD44 一样，ALDH 已在头颈部肿瘤等实体瘤中被鉴定具有肿瘤干细胞特性，且 ALDH 的表达与头颈部鳞状细胞癌的分期呈正相关，与患者预后呈负相关。研究显示，CD44^{high}/ALD^{Hhigh} 细胞群具有更强的细胞干性，表现出增强的自我更新和致瘤性。

（一）实验试剂

DMEM 培养基、F12 培养基、FBS、氢化可的松、青霉素、链霉素、EGF、bFGF、无菌 PBS、胰蛋白酶 -EDTA、盐酸维拉帕米溶液、Hoechst33342、PI、CD44 偶联别藻蓝蛋白（allophycocyanin，APC）抗体（CD44-APC）、同型 IgG1-APC、对二乙氨基苯甲醛（N,N-Diethylaminobenzaldehyde，DEAB）、肝素和白细胞抗原 B27 等。

（二）仪器耗材

1. 仪器　可分选流式细胞仪、CO_2 细胞培养箱、显微镜、血细胞计数仪、CO_2 细胞培养箱、恒温箱、二级组织培养设备、小型离心机、各量程移液枪、电动移液器、生物安全柜。

2. 耗材　6 ~ 8 周龄 NOD-SCID 小鼠、BD 管、细胞计数板、铝箔、75cm^2 培养皿、纳米孔径低黏附培养板、培养瓶、ALDH 检测试剂盒。

（三）实验步骤

1. ALDH 和 CD44 染色

（1）准备 7 个 15mL 无菌 BD 管，分别标记为："未染色"（试管 a）、"CD44-APC"（试管 b）、"IgG1-APC"（试管 c）、"ALDH"（试管 d）、"ALDH 和 DEAB"（试管 e）、"ALDH 和 CD44-APC"（试管 f）、"ALDH、DEAB 和 CD44-APC"（试管 g）。染色时所有试管和试剂保持在 4℃。

（2）取 4.5mL ALDH 试剂盒中的缓冲液 1 和 45μl CD44-APC 抗体（稀

释比 1∶100）混合制备缓冲液 A，取 100μl 缓冲液 1 和 1μl IgG1-APC 抗体（稀释比 1∶100）进行混合，制成缓冲液 B。用 4mL 缓冲液 1 和 20μl 试剂盒内的 ALDH 染料混合制备缓冲液 C。

（3）将细胞用胰蛋白酶 -EDTA 消化后，制备成 10^7 个细胞 /mL 的细胞悬液。取 100μL（10^6 个细胞）的细胞悬液，加至管 a、b 和 c 中，将 4mL（$4×10^7$ 个细胞）加至管 f 中。到目前，管 d，e 和 g 中不添加细胞。

（4）将含有细胞悬液的管以 250g/min 离心 5min，弃上清。将管 a、b 和 c 中的细胞颗粒重新悬浮在 100μL 的缓冲液 1 中。在管 e 和 g 中加入 5μL DEAB。

（5）用 4mL 试剂 C 将管 f 中的细胞重悬，并立即将 100μl 悬液转移到管 d，e 和 g 中，将所有管在 37℃ 水浴中孵育 30min，并用铝箔包裹防止直射光的照射。15min 后，通过涡流震荡将细胞悬液轻轻混合，以防止细胞沉降。

（6）将试管置于冰上，并用铝箔包裹防止直射光的照射。在 4℃ 下以 250g/min 将所有试管离心 5min，弃上清。

（7）用 4mL 缓冲液 A 重新悬浮管 f 的细胞，用 100μl 的缓冲液 A 对管 b 和 g 进行重悬。用 100μl 的缓冲液 B 对管 c 进行重悬。全部试管都在 4℃ 下孵育 10min。

（8）将所有试管在 4℃ 下以 250g/min 离心 5min，弃上清。将 1mL 缓冲液 1 加入各管中（管 f 加入 4mL），然后在 4℃ 下以 250g/min 再次离心 5min，弃上清（这一步的作用为洗涤）。用 4mL 缓冲液 1 对管 f 中的细胞颗粒再次悬浮，所有其他试管用 1mL 缓冲液 1 进行重悬。

（9）将样品溶液通过 70μm 细胞滤网，以去除细胞团块，并用流式收集管收集单个细胞。

2. 流式分选 CD44^{high}/ALDH^{high} 细胞群

（1）在流式细胞仪中分选 CD44^{high}/ALDH^{high} 细胞群的参数设置如下：蓝色激光器（488nm）、红色激光器（633nm）、1 个在蓝色激光路径上带有 FITC 滤波器（530/30）的检测器、1 个在红色激光路径上带有 APC 滤波器（660/20）的检测器和 2 个收集器。

（2）在流式细胞仪软件中，点击"Dot Plot"（右上角第五个）创建 FSC-A 与 SSC-A 散点图，以检查细胞形态并选择一个由具有 SSC-W 与 SSC-H 点绘图的单个细胞组成的群体。

（3）在流式细胞仪软件中，在"Global Worksheet"窗口中，单击"Dot Plot"，并在全局工作表上创建散点图。在点绘图的纵坐标上，通过右击，选择 APC-A，在横坐标上选择 FITC-A，以便选择双染群体。使用管 d 和 e

创建一个分选门来选择 ALDH^{high} 细胞。

（4）在同一张图上，使用管 b 和 c 创建第二个分选门来选择 CD44^{high} 细胞。在含有 IgG1-APC 的试管中，阳性细胞消失。分析管 f 和 g，并创建选择 CD44^{high}/ALDH^{high} 细胞的第三个分选门。

（5）将 CD44^{high}/ALDH^{high} 细胞收集到含有 1mL CM-CSC 的 15mL 试管中。同时将 CD44^{low}/ALDH^{low} 细胞收集到含有 1mL CM-CSC 的 15mL 试管中。

（6）将细胞悬浮液以 250g/min 离心 5min，去上清，并用 1mL CM-CSC 进行重悬。计算已分选的细胞的数目。

3．分选细胞的培养和扩增

（1）在如上所述对细胞进行双重分选之后，将分选的细胞用 CM-CSC 装入合适的培养瓶中在 5%CO$_2$ 和 37℃下培养。18 ~ 24h 后，检查细胞是否黏附并更换培养基。每 3 天更换一次培养基，直到扩增的细胞球体大于 50% 的覆盖率。

（2）使用适当体积的胰蛋白酶 -EDTA 对培养瓶中的细胞进行消化。在 37℃下培养 3 ~ 5min，加入适量的 CM-CSC 停止胰蛋白酶的作用。

（3）对获得的细胞进行计数，用 CM-CSC 在 175cm^2 的培养瓶中对 4×10^5 个细胞在 37℃和 5%CO$_2$ 下进行培养。在此浓度下，细胞将在 24h 时翻倍增长，并在 7 天内覆盖率达到 70%。

（4）在 CSCs 传到三代之前，将其用于体外或体内实验。

4．肿瘤形成能力的确定

（1）成球试验：经胰蛋白酶处理后，将 1×10^6 细胞转移到 15mL BD 管中，以 250g/min 离心 5min。弃上清，再将细胞悬浮于无 FBS、20ng/mL rhEGF、4μg/mL 肝素和 $1 \times$ B27 的 DMEM：F12（3：1）培养基中。在 37℃ 和 5%CO$_2$ 条件下，在 6 孔低黏附的培养板中培养。接种后 4 ~ 10 天，用光学显微镜观察肿瘤球的形成。

（2）体内致瘤评价：将分选后的细胞，以三种不同的浓度（10^4 细胞 /mL、10^5 细胞 /mL 和 10^6 细胞 /mL）重新悬浮在 PBS 中。在 6 只小鼠的右侧大腿上部区域皮下注射 100μL 的 10^4 细胞 /mL 浓度的细胞（10^3 个细胞）。对 10^5 细胞 /mL（10^4 个细胞）和 10^6 个细胞 /mL（10^5 个细胞）进行同样的操作处理。在左侧区注射相同浓度的 CD44^{low}/ALDH^{low} 细胞。在之后的 10 周监测小鼠肿瘤进展的状况。

需要注意：

1. 用 ALDH 检测试剂盒和 CD44 抗体对细胞进行染色的方法，同样适用于从病人口腔肿瘤组织消化下来的原代细胞。

2. 用 DEAB 处理的试管 e 中阳性细胞会消失，可以此判断 ALDH 染色是否成功。

3. 如果含有 IgG1-APC 的试管中存在阳性细胞，则细胞和 APC 染色型抗体之间的相互作用不是特异的。

4. CD44^{high}/ALDH^{high} 细胞比 CD44^{low}/ALDH^{low} 细胞表现出更快和更强的肿瘤成球能力。如果细胞在无 FCS 下不生长，则使用 DMEM：F12（3：1）培养基，该培养基含有 5%FCS、20ng/mL rhEGF、4μg/mL 肝素和 1×B27）。

（彭亮　李洋）

第四节　牙颌面肿瘤动物模型

在牙颌面相关肿瘤研究中，动物模型是抗肿瘤药物筛选以及药物效果系统分析的一个非常有效的工具。传统上，研究者们是在免疫缺陷小鼠中，通过皮下注射体外培养细胞的方法构建牙颌面肿瘤小鼠移植模型。近年来，随着牙颌面肿瘤靶向药物研究的大量开展，研究者们发现通过皮下注射方法所取得的实验结果为后期临床试验提供的转化价值相对有限。主要原因是皮下注射的方法并不能完全反映牙颌面肿瘤提供肿瘤生长、侵袭和转移的组织特异微环境。因此，研究者们针对这个现象也相继开发了不同的方法，其中包括原位模式（orthotopic model）、人源性肿瘤组织异种移植模型（patient-derived xenograft，PDX）、化合物诱导模型（chemical-induced carcinogenesis）和转基因小鼠模型等[12, 13]。以下，我们针对这几种模型，以口腔鳞癌为切入点，对这些模型的建立方法进行叙述。

一、原位模式肿瘤模型

原位肿瘤模型一般是通过体外培养肿瘤细胞系，然后通过原位注射的方法将肿瘤细胞注射到相应的原发组织器官中，达到模拟肿瘤原位原发的效果。

（一）实验试剂

DMEM 培养基、F12 培养基、FBS、氢化可的松、青霉素、链霉素、无菌 PBS、胰蛋白酶 -EDTA、0.4% 台盼蓝（0.85%NaCl）、70% 乙醇溶液、氯胺酮、赛拉嗪等。

（二）仪器耗材

1. 仪器　可分选流式细胞仪、CO_2 细胞培养箱、显微镜、血细胞计数仪、CO_2 细胞培养箱、恒温箱、二级组织培养设备、小型离心机、各量程移液枪、电动移液器、生物安全柜。

2. 耗材　6～8 周龄 BALB/C-nu/nu 裸鼠或 NOD/SCID 鼠、BD 管、细胞计数板、二级组织培养设备、100mm 有盖培养皿、1.5mL 灭菌离心管、灭菌有齿镊、麻醉诱导盒、1mL 注射器、23G 针头、一次性手术铺巾、保温垫、棉签、棉球、纱布等。

（三）实验步骤

1. 细胞培养

（1）口腔鳞癌细胞在含有 10%FBS 的 DMEM 完全培养基中培养到 70%～80% 的状态。

（2）用胰蛋白酶 -EDTA 消化并制备成单细胞悬液，用 PBS 重悬，计数并保证重悬后的细胞浓度为 2×10^7 个 /mL，将重悬后的细胞置于冰上备用。

2. 裸鼠准备

（1）将裸鼠置于麻醉诱导盒中，打开氧气阀及气体麻醉药物（4% 异氟烷）通道，诱导麻醉。

（2）待裸鼠丧失运动能力且呼吸频率明显降低时，将裸鼠移出麻醉诱导盒，腹腔注射氯胺酮（16mg/kg）及赛拉嗪（80mg/kg）混合液维持麻醉效果，注射止痛药物丁丙诺啡（0.1mg/kg），眼部涂抹人工泪液或眼膏。检查裸鼠麻醉深度，确认裸鼠生命体征正常且无痛觉以后，将裸鼠放置于 37℃ 的恒温垫上，准备细胞注射。

3. 细胞舌下注射

（1）抓住裸鼠，使其头、颈和身体呈一直线。利用左手的小指和无名指抓住裸鼠的尾巴，另外三个手指抓住裸鼠的颈部。利用无菌镊子夹住小鼠舌头前端，并拉出使舌头暴露。

（2）用 1mL 的注射器及 23G 针头吸取 50μL 的细胞悬液（吸取时先混匀细胞），小心注射到裸鼠舌头下。

（3）等待 1～2h 后，小鼠苏醒，再将其放回新的鼠笼内。

需要注意：

在进行细胞舌下注射操作时需要两个人进行，一人固定裸鼠和用镊子夹出舌头，另一人注射细胞。舌头不应过分拉伸，便于注射后细胞能保留在舌头内部。注射多只裸鼠时，注意针头进入舌头的角度和深度保持一致，切勿刺穿整个舌头。

二、人源性肿瘤移植模型

PDX 模型是指将患者的新鲜肿瘤组织处理后移植到免疫缺陷小鼠身上，依靠小鼠自身提供的微环境进行生长。该模型能够更好地保持原发肿瘤的基因特征，在组织学、转录组、多态性和拷贝数变异等方面与人本身的肿瘤更为接近，保留了原发瘤的微血管、基质成分和相互作用，以及肿瘤转移的特点等。因此，该模型能够对肿瘤临床前期评估、治疗和预后进行准确的预测，在临床转化应用研究中显示出良好的前景。

（一）实验试剂

DMEM 培养基、F12 培养基、FBS、氢化可的松、青霉素、链霉素、无菌 PBS、胰蛋白酶 -EDTA、0.4% 台盼蓝（0.85%NaCl）、70% 乙醇溶液、氯胺酮、赛拉嗪等。

（二）仪器耗材

1. 仪器　可分选流式细胞仪、CO_2 细胞培养箱、显微镜、血细胞计数仪、CO_2 细胞培养箱、恒温箱、二级组织培养设备、小型离心机、各量程移液枪、电动移液器、生物安全柜、灭菌实验剪刀、灭菌解剖镊、灭菌手术刀、电动剃毛刀。

2. 耗材　6 ~ 8 周龄 BALB/C-nu/nu 裸鼠或 NOD/SCID 鼠、BD 管、细胞计数板、100mm 有盖培养皿、1.5mL 灭菌 EP 管、麻醉诱导盒、1mL 注射器、23G 针头、皮钉、一次性手术铺巾、保温垫、棉签、棉球、纱布等。

（三）实验步骤

1. 初级肿瘤组织（primary tumor）准备
（1）收集通过病人手术或者活检取得的口腔鳞癌样本，用 PBS 冲洗。
（2）用手术刀将肿瘤组织切成 2 ~ 3mm 的小块。

2. NOD/SCID 鼠准备
（1）将 NOD/SCID 鼠置于麻醉诱导盒中，打开氧气阀及气体麻醉药物

（4% 异氟烷）通道，诱导麻醉。

（2）待 NOD/SCID 鼠丧失运动能力且呼吸频率明显降低时，将 NOD/SCID 鼠移出麻醉诱导盒，腹腔注射氯胺酮（16mg/kg）及赛拉嗪（80mg/kg）混合液维持麻醉效果，注射止痛药物丁丙诺啡（0.1mg/kg），眼部涂抹人工泪液或眼膏。检查 NOD/SCID 鼠麻醉深度，确认 NOD/SCID 鼠生命体征正常且无痛觉以后，将 NOD/SCID 鼠于 37℃的恒温垫上，准备组织种植。

3．肿瘤组织种植

（1）利用电动剃毛刀剃除 NOD/SCID 鼠背部的毛。

（2）用剪刀剪一个 5mm 的小口。

（3）用镊子夹出两块组织，并将其置于 NOD/SCID 鼠肩胛间脂肪垫（interscapular fat pad）皮下。

（4）用皮钉将 NOD/SCID 鼠皮肤切口缝合上。

（5）等待 1～2h 后，小鼠苏醒，再将其放置于新的鼠笼内。

4．PDX 模型建立

（1）当肿瘤长到 1.5cm（大概 4～10 周后），将 F1 鼠按照伦理要求用 CO_2 进行安乐死。

（2）将处死的 F1 鼠放在超净台上，用乙醇棉球进行全身消毒。

（3）用剪刀将肿瘤附近的皮肤剪开，取出肿瘤组织，放在含有 PBS 的培养皿上。

（4）用手术刀将肿瘤组织切成大小均一的小块（比如 $2mm^3$）。

（5）分别取一块切好的肿瘤组织按照上文所示方法种植到不同 NOD/SCID 鼠皮下，并将这批 NOD/SCID 鼠标记为 F2 鼠。

（6）用皮钉将 NOD/SCID 鼠皮肤切口缝合上。

（7）等待 1～2h 后，小鼠苏醒，再将其放置于新的鼠笼内。

（8）等肿瘤组织长到 100～150mm³ 后，F2 鼠可以用于下游的相关实验。

需要注意：

1. 从收集病人肿瘤组织到种植到 NOD/SCID 鼠体内时间应尽量控制在 3h 以内，将此次肿瘤的 NOD/SCID 鼠标记为 F1 鼠。

2. 所有的操作应该在超净台里面进行。坏死的肿瘤组织不应该用于移植。用于实验的 PDX 传代不超过 5 代。

三、化合物诱导肿瘤模型

化合物诱导肿瘤模型一般是将致癌化学物质通过注射、口服和擦拭等途径，持续不断地刺激小鼠特定组织，最终使之癌变。该模型能够更好地模拟人类肿瘤的原位原发过程。

（一）实验试剂

4NQO、丙二醇（propylene glycol）等。

（二）仪器耗材

1. 仪器　可分选流式细胞仪、CO_2 细胞培养箱、显微镜、血细胞计数仪、CO_2 细胞培养箱、恒温箱、二级组织培养设备、小型离心机、各量程移液枪、电动移液器、生物安全柜、灭菌实验剪刀、灭菌解剖镊、灭菌手术刀。

2. 耗材　6～8 周龄普通小鼠或转基因小鼠、6～8 周龄大鼠、5～6 周龄大的金黄地鼠、细胞计数板、100mm 有盖培养皿、1.5mL 灭菌 EP 管、麻醉诱导盒、1mL 注射器、皮钉、一次性手术铺巾、保温垫、棉签、棉球、纱布等。

（三）实验步骤

1. 试剂配制

（1）4NQO 溶解于丙二醇配制成 5mg/mL（wt/v）储存液，避光保存于 4℃。

2. 模型建立

（1）取 1mL 4NQO 储存液和 99mL 灭菌蒸馏水配制成 50μg/mL 4NQO 工作液，置于避光饮水瓶中。

（2）每周一换，连续喂养 16 周，之后换成正常饮用水再喂养 10 周。

（3）实验结束后，将小鼠按照动物伦理管理条例用 CO_2 进行安乐死。

（4）取材，进行后续操作。

需要注意：

4NQO 是致癌药物，应小心操作，穿好实验服，带双层手套，尽量避免有裸露的皮肤暴露在 4NQO 下。

四、转基因小鼠模型

在口腔鳞癌中经常能检测到 *RAS* 和 *TP53* 基因的突变。利用带 *Krt14* 或者 *Krt5* 启动子序列的 Cre 小鼠特异诱导口腔黏膜基底层细胞表达致癌突变的 $Kras^{G12D}$（K14-CreER; $Kras^{G12D}$）能导致口腔上皮细胞增生和良性肿瘤的生成。而如果表达致癌突变的 $Kras^{G12D}$ 的同时，在小鼠口腔黏膜上皮基底层细胞敲除 $Trp53$ 基因（$K14\text{-}CreER$; $Kras^{G12D}$; $Trp53^{flox/flox}$）可以诱导口腔鳞癌的生成。

另外，在口腔鳞癌中乙型转化生长因子（transforming growth factor-β，TGF-β）和 PTEN-AKT 信号转导通路因子也是口腔鳞癌常见的突变基因。在小鼠口腔黏膜上皮基底层细胞特异敲除 $Smad4$（$K5\text{-}CreER$; $Smad4^{flox/flox}$）基因可以诱导小鼠形成不同分化程度的口腔鳞癌。利用带 Krt14 或者 Krt5 启动子序列的 Cre 小鼠特异诱导口腔黏膜基底层细胞敲除 $Tgfbr1$（$K14\text{-}CreER$; $Tgfbr1^{flox/flox}$）或者 $Pten$（$K14\text{-}CreER$; $Pten^{flox/flox}$）能导致口腔上皮增生，少数小鼠可以形成口腔鳞癌。而如果同时在小鼠口腔黏膜基底层细胞敲除 $Tgfbr1$ 和 $Pten$ 基因（$K14\text{-}CreER$; $Tgfbr1^{flox/flox}$; $Pten^{flox/flox}$）可以诱导口腔鳞癌的生成。

（林水宾　李洋）

第五节　牙颌面肿瘤研究新技术

随着社会的发展，肿瘤研究的技术也在不断革新，每一项研究技术的突破，都为研究者们的抗癌之路增加一分胜算。本章将介绍包括组织类器官培养、细胞牵引力研究和单细胞测序等在内的肿瘤研究新技术。

一、牙颌面组织类器官培养

类器官（Organoid）是一种微型化和简化的器官，在体外三维空间产生，展示出接近真实的微观解剖结构[14, 15]。由于其自我更新和分化能力，它们可以在培养环境中自我组织形成三维结构。自 2010 年代初以来，类器官的生长技术得到了迅速发展，并被《科学家》评为 2013 年最大的科学进步之一。类器官是研究器官发育与分化，以及疾病和治疗方法均非常有效的手段[15]。因此，在牙颌面相关组织发育、再生和肿瘤生成的研究过程中，类器官都将会是一个非常重要的工具。这一节我们将针对口腔黏膜上皮的类器官培养方法进行讨论。

（一）实验试剂

DMEM 培养基、F12 培养基、PBS、二硫代三醇（dithiothreitol，DTT）、柠檬酸三钠、Na_2HPO_4、NaH_2PO_4、NaCl、D-山梨醇、基质胶、水盐酸盐、溶解酶（dispase）、蔗糖等。

（二）仪器耗材

1. 仪器 CO_2 细胞培养箱、显微镜、血细胞计数仪、CO_2 细胞培养箱、恒温箱、二级组织培养设备、小型离心机、各量程移液枪、电动移液器、生物安全柜、灭菌实验剪刀、灭菌解剖镊、灭菌手术刀。

2. 耗材 6 ~ 8 周龄 BALB/C-nu/nu 裸鼠或 NOD/SCID 鼠、24 孔板、细胞计数板、二级组织培养设备、35mm 培养皿、15mL BD 管、50mL BD 管、麻醉诱导盒、1mL 注射器、棉签、棉球、40μm 细胞滤网、纱布等、一次性手术铺巾。

（三）实验步骤

1. 试剂制备

（1）螯合缓冲液（chelating buffer）的制备：以配制 1L 缓冲液为例，在量筒里加入大约 800mL 的蒸馏水，并加入 7.94g 柠檬酸三钠、1.79g 磷酸二氢钠、5.61g 氯化钠、1.09g 磷酸二氢钾、112mg 氯化钾、10.0g D-山梨醇和 15.1g 蔗糖，最终用蒸馏水定容到 1L，过 22μm 滤网过滤，放置于 4℃。使用前，加入 1mL 灭菌的 500mmol/L 二硫代三醇（保存于 −20℃ 保存）到 1L 的配好的溶剂里面。

（2）基质胶包裹保存时将基质胶分装成 200μL 或 300μL 储存在 −20℃。使用前将冷冻的基质胶在冰上解冻，因为基质胶在 10℃ 以上发生凝固。解冻的基质胶应冰上保存，直到与口腔黏膜上皮细胞混合。

（3）培养基在 DMEM：F12（1∶3，v/v）培养基加入 N-2 supplement（100×）、B-27 supplement（50×）、1μmol/L 的 N-乙酰半胱氨酸、Glutamax（100×）、50ng/mL 的 EGF、100ng/mL 的 Noggin、1 000ng/mL 的 R-spondin1-hFc。同时，在培养的前 2 ~ 3 天，加入 10μmol/L Y-27632 一水盐酸盐（dihydrochloridemonohydrate）避免细胞死亡。

2. 口腔黏膜上皮细胞的分离

（1）按照动物伦理要求处死小鼠，解剖取出小鼠舌头，在预冷的 PBS 中清洗，并在预冷的 PBS 中用无菌手术刀切割成大约 2mm 大小的碎块。

（2）将舌头碎块转移到一个含有 2mL 的 50U/mL 溶解酶（dispase）的 35mm 培养皿中，在 37℃ 和 5%CO_2 条件下孵育 1h。

（3）将碎块转移到含有 2mL 预冷 PBS 的新 35mm 的培养皿中冲洗。并用预冷的 PBS 重复洗 2～3 次，去除溶解酶。

（4）将洗涤过的碎块放在 20mL 烧杯中，并加入 10mL 的螯合缓冲液，在 4℃下不断搅拌 10min。

（5）将消化下来的细胞通过 40μm 孔径的细胞滤网收集到 50mL 的 BD 管中。

（6）4℃离心 400g/min，5min，去上清。将收集的细胞标记为"第一部分"。

（7）将组织碎块转移到含有 20mL 的新鲜冷螯合剂的 50mL BD 管中，并震荡 20 次。

（8）再次将细胞通过 40μm 细胞滤网到 50mL 的 BD 管中。

（9）4℃离心 400g/min，5min，去上清。将收集的细胞标记为"第二部分"。

3. 口腔黏膜上皮细胞在基质胶中的培养

（1）以 24 孔板（使用三孔）为例，吸取解冻后 200μL 的基质胶，将基质胶与含有 $2～4×10^4$ 细胞沉淀进行混合，小心吹打，避免气泡生成。

（2）将 50μL 混匀后的基质胶和细胞滴到 37℃预热后的 24 孔板的孔中间，3～4min 后，基质胶会凝固。

（3）等基质胶凝固后，加入 750μL 到培养基，在旁边的孔中加入双蒸水防止 24 孔板水分蒸干。将 24 孔板放在 37℃和 5%CO_2条件下进行培养。

（4）每 2～4 天换一次培养基，每次在一个孔中加入 500μL 的新鲜培养基。

4. 类器官与基质胶的分离

（1）类器官培养形成以后，去除 24 孔板中的培养基，并在孔里加入 500～1 000μL 预热的 50U/mL 溶解酶，放置 10min 消化基质胶。

（2）用 1 000μL 枪头吹打消化后的基质胶 5～6 次。将吹打后的液体转移到新的 15mL BD 管，4℃离心 110g/min，1min，去上清。

（3）类器官可以用 4% 多聚甲醛固定随后进行冰冻包埋或者石蜡包埋。后续的组织形态学，免疫组织化学分析与正常的组织一致，这里不再展开叙述。

需要注意：

1. 在口腔黏膜上皮细胞的分离过程中，连续收集两次细胞即可，没有必要对组织进一步晃动，因为这样只能获得极少数的细胞。"第一部分"的细胞数目大概是"第二部分"细胞数目的 1.7 倍。"第一部分"和"第二部分"的细胞在形态上没有区别。

2. 在类器官的培养过程中，培养基的更换频率要根据细胞的数目来定，在类器官培养早期，3~4天更换一次培养基。后期则需逐渐增加更换频率。在培养11天后，类器官的增殖速度会逐渐减缓。在类器官培养过程中，经常可以观察到成纤维细胞贴壁生长。培养2周左右的类器官如图7-1。

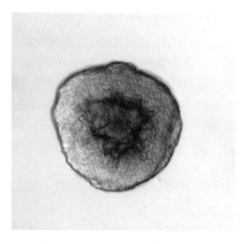

图 7-1　培养中的口腔黏膜类器官

（李洋　陈德猛）

二、牙颌面肿瘤细胞的牵引力

牙源性肿瘤细胞受到周围微环境中机械力的影响。牙颌面肿瘤细胞的牵引力研究将拓展人们对肿瘤细胞内部通路激活的认识，加深对牙源性肿瘤增殖、转移的理解。本节将介绍如何利用受激发射损耗牵引力显微镜技术来探究牙源性肿瘤细胞的牵引力。

（一）实验试剂

DMEM 培养基、L15 培养基、200mM L- 谷氨酰胺、OptiMEM 低血清培养基、FBS、胰蛋白酶 -EDTA、脂质体转染试剂 3 000（lipo3 000）、青霉素 - 链霉亲和素、0.01%（w/v）多聚 -L- 赖氨酸、10%（w/v）过硫酸铵溶液（ammonium persulfate，APS）、（3- 氨基丙基）三甲氧基硅烷 [（3-aminopropyl）trimethoxysilane，APTMS]、2%（w/v）N, N-亚甲基双丙烯酰胺（N, n-methylenebisacrylamide，MBA）、40%（w/v）丙烯酰胺溶液（polyacrylamide，PAM）、N, N, N, N-四甲基乙二胺（N, N, N, n-tetramethylethylenediamine，TEMED）、牛血浆纤维连接蛋白、30%（w/v）过氧化氢（H_2O_2）、羧酸酯修饰性微球 [红色荧光珠（580/605），制备为溶液]、PBS、25% 戊二醛、99.99%（v/v）硫酸（H_2SO_4）、磺基硫代琥珀酰亚胺基 6-[4'- 叠氮基 -2'- 硝基苯基氨基] 己酯 {sulfonylthiosuccinimide 6-[4'-azido-2'-nitrophenyl amino] hexyl ester，SANPAH}、DMSO。

（二）仪器耗材

1. 仪器　电动移液器、纯水仪、生物安全柜、组织培养板、玻片架、超声波仪、培养箱、离心机、共聚焦显微镜（配有 CW 660nm STED 激光器和激发白光激光器）、解剖刀、倒置显微镜、普通荧光显微镜。

2. 耗材　盖玻片、载玻片、紫外交联剂、封口膜、离心管、微离心管、培养瓶、培养皿。

（三）实验步骤

1. 试剂制备

（1）荧光珠溶液：用超纯水以 1∶10 000 稀释原生产厂家的荧光珠溶液来制备。

（2）聚丙烯酰胺溶液：将 100μL 的 40%PAM，120μL 的 2%MBA 和 280μL 的 PBS 混合，得到 500μL 的聚丙烯酰胺溶液。

（3）磺基 SANPAH 交联剂溶液：将磺基 SANPAH 溶解于 2 000μL DMSO 中，制成 25mg/mL 的磺基 SANPAH 交联剂溶液。

2. 盖玻片（12mm 和 18mm）的酸洗

（1）在 500mL 烧杯中，加入 20mL 99.99% 的 H_2SO_4。再缓慢加入 10mL 30%H_2O_2 溶液。H_2O_2 必须在硫酸后加入，以避免在混合时造成危险的局部过热。

（2）将盖玻片放入溶液中并确保所有盖玻片都被完全淹没。室温下静置 1h，定期搅拌。

（3）预先准备 2L 超纯水。有盖烧杯中，用超纯水稀释酸性溶液，重复三次。废液要保证弱酸性后才能排放。洗涤后将盖玻片浸在超纯水中保存，并用封口膜密封。

3. 盖玻片（18mm）的活化

（1）在培养皿中放置 10-15 个酸洗过的盖玻片并确保盖玻片没有重叠。

（2）在 50mL 离心管中，加入 40mL 超纯水，再加入 200mL APTMS。

（3）将盖玻片浸泡在 0.5%APTMS 溶液中并确保所有盖玻片都被浸没。在摇床上摇 30min。

（4）取出盖玻片，用超纯水洗涤，重复三次。

（5）在 50mL 离心管中，加入 40mL 超纯水，再加入 800mL 戊二醛。

（6）将盖玻片浸泡在 0.5% 戊二醛溶液中并确保所有盖玻片都被浸没，在摇床上摇 30min。

（7）取出盖玻片，用超纯水洗涤，重复三次。洗涤后将盖玻片浸在超纯水中保存，并用封口膜密封。

4．凝胶的制备

（1）干燥 6 个酸洗过的盖玻片。

（2）每个盖玻片上滴加 25μL 多聚 -L- 赖氨酸溶液，在 4℃下孵育 30min。

（3）使用移液管移除赖氨酸溶液，再浸没在超纯水中，之后取出干燥。

（4）每个盖玻片上滴加 25μL 溶液，在 4℃下孵育 30min。

（5）使用移液管移除荧光珠溶液，再浸没在超纯水中，之后取出干燥。

（6）在 1.5mL 微离心管中加入 50μL 事先配制的 PAM 溶液。

（7）用超声仪对凝胶溶液进行脱气 30min。

（8）将一个含珠涂层的 12mm 的盖玻片（含珠涂层的面朝上）和一个经空气干燥过的 18mm APTMS/戊二醛处理过的盖玻片白纸上。

（9）预先解冻 10%（w/v）APS 溶液为凝胶聚合做准备。

（10）将 1：250 稀释过后的 TEMED 加入脱气后的凝胶溶液中。用移液管轻轻混合溶液，注意避免引入气泡。

（11）将 APS 以 1：100 的体积比加入至凝胶溶液中，再用吸管轻轻混合。将 3μL 的混合溶液用移液枪迅速吸到 12mm 的盖玻片上，然后将 18mm 的盖玻片快速盖上。

（12）使凝胶充分凝固 30min，当微离心管中的聚丙烯酰胺凝胶溶液凝固时，可以认为盖玻片中的凝胶也凝固聚合。

（13）使用解剖刀小心地从凝胶顶部去除 12mm 盖玻片，并将带胶的 18mm 盖玻片浸泡在含 2mL PBS 的六孔板中。

（14）继续用 PBS 洗 18mm 盖玻片六次，除去所有未聚合的丙烯酰胺。在显微镜下，检查荧光珠覆盖率是否均匀。

（15）解冻 40μL 的 SANPAH 交联剂，并加 960μL 超纯水稀释。

（16）在培养皿上包一层封口膜。

（17）从 PBS 溶液中取出 18mm 盖玻片，尽可能让 PBS 流走。将盖玻片放在包有封口膜的培养皿上，凝胶面朝上。将 170μL 的磺基 SANPAH 交联剂溶液滴加到凝胶上，立即放置在紫外线灯下照射 10min。

（18）照射完毕后，将 18mm 盖玻片浸入 2mL PBS 中，换三次液，洗去未结合的磺基 SANPAH 交联剂溶液。

（19）在另外一个培养皿上包一层封口膜。将 20μL 500μg/mL 纤维连接蛋白滴在封口膜上。

（20）从 PBS 溶液中取出 18mm 盖玻片，尽可能让 PBS 流走。将盖玻片放在纤维链接蛋白溶液上，凝胶面朝下，在 4℃孵育过夜。

（21）从纤维连接蛋白溶液中取出带凝胶的 18mm 盖玻片，放入含 2mL PBS 的六孔板中。换三次 PBS 进行清洗，加盖备用。

5．细胞的准备

（1）将六孔板中 PBS 移除。加入 2mL 细胞生长培养基浸泡凝胶，然后在紫外线灯下消毒 1h。

（2）用 2mL 0.05%（w/v）的胰蛋白酶 -EDTA 解离提前培养的癌细胞。

（3）使用光学显微镜确认细胞分离后，再向细胞中加入 5mL 培养基并从培养瓶中移到一个 15mL 的离心管中，在 200g 室温下离心 3min。弃上清，将细胞重新悬浮在 5mL 新鲜培养基中。

（4）用血细胞计数仪计算细胞数量。将 50 万个细胞滴加到一个凝胶（在六孔板中）的中心，轻轻搅动以确保分布均匀。

（5）将六孔板放回 37℃培养箱中 12h，使细胞有足够的时间附着。

（6）光学显微镜下检查细胞是否附着。

（7）对于每个 18mm 盖玻片，准备两个微离心管，每个微离心管含有 125μL 的 Opti-MEM 低血清培养基。在第一个试管中，加入 1μL 质粒 DNA，再加入 5μL 的 P3000 转染试剂。在第二个试管中，加入 4μL 的 Lipo3000 试剂。5min 后，将这两种溶液混合，静置 20min。

（8）将混合后的混合液缓慢地滴加在每个凝胶上，再放回到 37℃培养箱培养 4h。

（9）去除含有 DNA 和转染试剂的培养基，加入新鲜培养基。再放回 37℃培养箱过夜，让细胞表达荧光蛋白。

（10）在普通荧光显微镜下检查荧光蛋白是否表达。

6．数据采集

（1）将共聚焦显微镜（配有 STED 激光器）的样品室调至 37℃，并加入 500μL 无血清培养基。将凝胶上的 18mm 盖玻片轻轻去除，一定不要破损凝胶，将凝胶放入样品室中。

（2）接通所有需要用到的激光线路（根据细胞表达的荧光和荧光珠来选择）这里用到的激光和功率分别是 488nm：36μW；594nm：55μW；660nm：80mW[16]。保持激光功率稳定。

（3）选择适当的孔径和放大率的水浸物镜，对目标区域进行观察记录。若要进行动态测量，选择的区域不宜太大，这样能够允许足够快的扫描时间来记录动态数据。

（4）STED 和共聚焦显微镜除了激光功率不同，其他参数都设置为相同的数值（表 7-2）。

表 7-2　Confocal 和 STED 的参数表

参数	Confocal	STED
像素尺寸	25nm	25nm
重复率	1 000Hz	1 000Hz
488nm 激发功率	5%	5%
594nm 激发功率	5%	5%
660nm STED 功率	0%	80%
选通时间	无选通	1-6ns
选通倍数	48×	48×
扫描区大小	20×20μm	20×20μm

（5）拍摄荧光珠的 STED 图像。

（6）加入 50μL 的 0.05% 胰蛋白酶 -EDTA 到细胞中，直到细胞与凝胶完全分离。

（7）拍摄松弛状态下凝胶的共聚焦和 STED 图像。保存数据和相关的元数据。

7. 数据分析

（1）打开 ImageJ 软件并加载胰蛋白酶处理前和处理后的图像，使用"Stacks"工具组合两个图像。

（2）如果需要，使用适当的工具如"StackReg"校正两个图像之间的漂移。

（3）为了计算两个框架之间的荧光珠的位移，使用"PIV ImageJ"插件进行计算并保存结果。

（4）使用"FTTC TFM"插件计算相应的牵引力图，并插入像素大小、泊松比、凝胶硬度和位移，保存结果。

（李洋　陈德猛）

三、单细胞转录组测序在牙颌面肿瘤中的应用

近年来，随着基因组测序技术的进步，人们能够在单细胞水平上检测和测量癌细胞的突变和基因表达谱[17, 18]。最近，一些单细胞测序方法已经开发出来，可以全面和精确地分析癌细胞基因组、转录组、和表观基因组。利用这些方法分析癌细胞获得了一系列意想不到的发现，如癌细胞群的高异质

性和随机变化、新的驱动突变和复杂的克隆进化机制以及变异肿瘤生物标志物的新鉴定。这些方法及其应用所取得的新知识，有可能实现牙颌面肿瘤来源的循环肿瘤细胞和扩散肿瘤细胞等罕见癌细胞的早期发现和监测，促进个性化和高度的发展精确的癌症治疗。

如今，越来越多的单细胞 RNA 测序平台被应用于科研和临床，市场上主流的平台主要包括 Fluidigm、WaferGen、10X Genomics、和 Illumina/Bio-Rad 测序平台等。这些测序平台均能很好地进行基因检测，但各有优缺点。在这里，我们以 10X Genomics 公司出品的 10X Chromium Controller 平台为例讨论了目前该方法在口腔鳞癌中的应用。

（一）实验试剂

牛血清白蛋白、DPBS、无核酸酶水（nuclease-free water）、0.4% 台盼蓝染料、DMEM 培养基、RPMI 1640 培养基、MACS 死细胞去除试剂盒、肿瘤细胞分离试剂盒、10× 红细胞裂解液

（二）仪器耗材

1. 仪器　各量程移液枪、2mL 离心管的微型离心机、15mL 和 50mL BD 管的冷冻台式离心机、gentleMACS Octo 加热消化器（gentleMACS Octo dissociator with heaters）。

2. 耗材　细胞计数板、15mL 离心管、50mL 离心管、gentleMACSTM C 管、培养皿、无核酸酶枪头、70μm 细胞滤网

（三）实验步骤

1. 实验所需试剂

（1）配制酶 D（enzyme D）：用 3mL 的 DMEM 或 RPMI 1640 培养基重悬肿瘤细胞分离试剂盒中的酶 D。分装并放置于 −20℃，可以储存 6 个月的时间。

（2）配制酶 R（enzyme R）：用 2.7mL 的 DMEM 或 RPMI 1640 培养基重悬肿瘤细胞分离试剂盒中的酶 R，要尽量充分混匀酶 R。分装并放置于 −20℃，可以储存 6 个月的时间。

（3）配制酶 A（enzyme A）：用 1mL 的缓冲液 A（buffer A）重悬肿瘤细胞分离试剂盒中的酶 R。分装并放置于 −20℃，可以储存 6 个月的时间。

（4）在 4℃预冷 DPBS。

（5）配制 10mL 预冷的洗涤液：1× DPBS 加 0.04% 的牛血清白蛋白。

（6）配制 10mL 1× 红细胞裂解液：将 1mL 10× 红细胞裂解液与 9mL

双蒸水混合。

2. 组织消化

（1）取 300～500mm³ 的新鲜口腔鳞癌组织放于 50mL 的离心管中，加入 10mL 预冷 DPBS 进行洗涤。

（2）将肿瘤组织取出，放置于培养皿中，将组织切成 2～4mm³ 的小块。

（3）在 gentleMACSTM C 管中加入 2.35mL RPMI 1640 或 DMEM 培养基，并加入 100μL 酶 A、50μL 酶 R 和 15μL 酶 A。

（4）将组织转移到带有酶混合消化液的 gentleMACSTM C 管中。

（5）盖紧 gentleMACSTM C 管，倒置放在 gentleMACS Octo 加热消化器。

（6）运行"37C_m_TDK_2"程序。

（7）程序结束后，将 gentleMACSTM C 管拿出。

（8）室温 300g 离心 30s，去上清。

（9）加入 10mL RPMI 1640 或 DMEM 培养基重悬细胞。

（10）将细胞过放在 50mL BD 管上的 70μm 细胞滤网。

（11）用 10mL RPMI 1640 或 DMEM 冲洗细胞滤网。

（12）室温 300g/min 离心 7min，去上清。

3. 红细胞裂解

（1）在细胞中加入 1mL 预冷的红细胞裂解液，轻柔地吹打细胞，不要震荡。

（2）4℃孵育 10min。不要延长孵育时间，不然会破坏肿瘤细胞。

（3）加入 10mL 预冷的洗涤液。

（4）4℃ 300g/min 离心 10min，去上清。

（5）加入 5mL 预冷的洗涤液，轻柔吹打细胞，混匀。

（6）取一部分细胞，加入台盼蓝，进行活细胞计数。

（7）如果活细胞比例大于 70%，调整细胞浓度到 $7 \times 10^5 \sim 1.2 \times 10^6$ 个 /mL。

（8）上机到 10X Chromium Controller。

（9）去除死细胞（用 MACS 死细胞去除试剂盒处理细胞）；300g/min 离心 10min，去上清；加入 100μL 死细胞去除微珠（dead cell removal microbeads），用宽头的枪头重悬细胞；室温放置 15min，同时，用 500μL 结合缓冲液洗 MS 柱；15min 后，加 500μL 结合缓冲液到微珠和细胞的混合液里面，混匀；将混匀后的液体转移到冲洗后的 MS 柱。

用 15mL 离心管收集过完分离柱的活细胞液；用 2mL 结合缓冲液继续冲洗 MS 柱，用上一步收集的 15mL BD 管继续收集；300g 离心 10min，去上清；加入含有 0.04% 牛血清白蛋白的 PBS，用宽头的枪头重悬细胞，轻柔吹打 5 次。并将细胞转移到 2mL 的离心管中。

（10）300g/min 离心 10min，去上清。

（11）重复（9）、（10），总共洗涤细胞两次。

（12）加入含有 0.04% 牛血清白蛋白的 PBS，用宽头的枪头重悬细胞，轻柔吹打 10~15 次，直到细胞全部重悬。

（13）取一部分细胞，加入台盼蓝，进行活细胞计数。将细胞浓度稀释到 7×10^5 个 /mL。

（14）上机到 10X Chromium Controller。

需要注意：

1. 组织消化时，如果没有 gentleMACS Octo 加热消化器，也可以在管盖上插入铅笔，并用手转动铅笔进行消化，消化到肉眼看不到组织块，放于 37℃摇床上，120r/min 摇 1h。

2. 红细胞裂解过程中，不要延长孵育时间，不然会破坏肿瘤细胞。另外，裂解结束后细胞计数时，如果活细胞比例小于 70%，用 MACS 死细胞去除试剂盒进行处理，将死细胞去除。

3. 在通过 MS 柱时，活细胞会通过，而死细胞会残留在分离柱中。不要给柱子压力，不然会导致死细胞也通过分离柱。

（林水宾　陈德猛）

参考文献：

[1] BILODEAU E A, COLLINS B M. Odontogenic Cysts and Neoplasms. Surg Pathol Clin. 2017; 10(1):177-222.

[2] PIPPI R. Odontomas and supernumerary teeth: is there a common origin? Int J Med Sci. 2014; 11(12):1282-1297.

[3] CARUNTU I D, SAVINESCU S D, AMALINEI C. Morphometric approach to pulp fibro-blast development in tooth germ. Biomed Res Int. 2014; 2014:836583.

[4] THESLEFF I, VAINIO S, JALKANEN M. Cell-matrix interactions in tooth development. Int J Dev Biol. 1989; 33(1):91-97.

[5] ARORA K S, BANSAL R, MOHAPATRA S, et al. Prevention of Malignant Transformation of Oral Leukoplakia and Oral Lichen Planus Using Laser: An Observational Study. Asian Pac J Cancer Prev. 2018; 19(12):3635-3641.

[6] MALIK U U, ZARINA S, PENNINGTON S R. Oral squamous cell carcinoma: Key clinical questions, biomarker discovery, and the role of proteomics. Arch Oral Biol. 2016; 63:53-65.

[7] SASAHIRA T, KIRITA T. Hallmarks of Cancer-Related Newly Prognostic Factors of Oral Squamous Cell Carcinoma. Int J Mol Sci. 2018; 19(8):E2413.

[8] ISHIDA K, TOMITA H, NAKASHIMA T, et al. Current mouse models of oral squamous cell carcinoma: Genetic and chemically induced models. Oral Oncol. 2017; 73:16-20.

[9] EISELE D W, BRADLEY P J. Salivary Gland Neoplasms: Future Perspectives. Adv Otorhinolaryngol. 2016; 78:198-199.

[10] BADLANI J, GUPTA R, BALASUBRAMANIAN D, et al. Primary salivary gland malignancies: a review of clinicopathological evolution, molecular mechanisms and management. ANZ J Surg. 2018; 88(3):152-157.

[11] BATLLE E, CLEVERS H. Cancer stem cells revisited. Nat Med. 2017; 23(10):1124-1134.

[12] CHIJIWA T, KAWAI K, NOGUCHI A, et al. Establishment of patient-derived cancer xenografts in immunodeficient NOG mice. Int J Oncol. 2015; 47(1):61-70.

[13] CHEN D, WU M, LI Y, et al. Targeting BMI1(+) Cancer Stem Cells Overcomes Chemoresistance and Inhibits Metastases in Squamous Cell Carcinoma. Cell Stem Cell. 2017; 20(5):621-634.

[14] FATEHULLAH A, TAN S H, BARKER N. Organoids as an in vitro model of human development and disease. Nat Cell Biol. 2016; 18(3):246-254.

[15] HUCH M, KOO B K. Modeling mouse and human development using organoid cultures. Development. 2015; 142(18):3113-3125.

[16] COLIN-YORK H, SHRESTHA D, FELCE J H, et al. Super-Resolved Traction Force Microscopy (STFM). Nano Lett. 2016; 16(4):2633-2638.

[17] LINNARSSON S, TEICHMANN S A. Single-cell genomics: coming of age. Genome Biol. 2016; 17:97.

[18] LIU S, TRAPNELL C. Single-cell transcriptome sequencing: recent advances and remaining challenges. 2016; 5:F1000.

第八章

牙颌面组织透明化与三维成像技术

　　组织切片技术作为生物医学发展的重要工具和方法已经发展了几百年。然而，组织切片仅能提供二维图像，这在一定程度上限制了信息获取的完整性，因而三维信息的获取已经成为目前的发展趋势和迫切需要。尤其对牙颌面组织而言，其层次众多、结构复杂，对牙颌面的三维重建研究有利于理解牙颌面组织的发生发展关系。近年来，基于组织透明化的三维成像技术为进一步探索牙颌面组织的生物学问题提供了独具优势的手段。同时，牙颌面组织形态的三维重建能为人们提供最为直观的印象，在基础研究和临床治疗中都具有较高的应用价值。

第一节　组织透明化技术

组织透明化技术（tissue clearing technique）是目前生物医学领域非常热门的一种组织学技术。该技术主要通过一系列化学手段使各种组织器官透明化，以利于显微镜激光穿透组织深部以获取完整的三维信息。传统组织切片技术仅能获得最多几十微米的组织信息，而一旦组织透明后，几百微米甚至几厘米的组织信息能被一次性获取。该过程避免了传统切片技术所造成的组织结构完整性破坏、选择性偏倚所导致的组织信息部分丢失，从而提供了更便捷、更完整的三维化成像及分析的方式。近十年来，组织透明化技术在神经科学领域广泛应用，近两年正逐步应用于牙颌面研究领域。组织透明化技术主要分为三大类：

1. 基于有机溶液的油性透明化技术　主要包括 Murray[1]、DISCO 系列[2-4]、Fluoclear、BABB[5]、ECi[6]、PEGASOS[7]。一般说来，油性透明方法的基本流程为：固定-梯度脱水-透明。该方法通常要求样本透明前完全脱水，以最终是脱水的样本完全渗透于有机溶液。由于有机溶液的折射率（refractive index，RI）通常很高（RI > 1.55），同时有较高流通性与通透性，可以获得较高的透明度，但在组织蛋白荧光损伤、体积收缩等方面仍有待改善。

2. 以水性为基础的透明化技术　主要分为两种模式：

（1）浸泡法：通过将组织按梯度浸泡于水性透明液以达到最终置换，主要包括 ClearT/T2[8]、SeeDB[9]、Sucrose[10]、Ce3D[11]。

（2）高渗法：通过使用可以增加渗透压及通透性的组分，促进透明液体渗透进入组织以达透明，主要包括 CUBIC 系列[12-15] 和 Scale[16]。水性透明方法由于能保留组织内部氢键连接，因此通常能较好地保存荧光，但由于折射率低（RI=1.44 ~ 1.5）、且组织成分均质化低，因此透明度通常低于油性方法。

3. 基于水凝胶包埋的组织透明化技术　主要包括 CLARITY[17]、PACT[18]、以及一系列升级方法。该方法主要使用 PFA、丙烯酰胺单体以及热引发剂来制作凝胶使组织内部交联，以保证组织完整性，并可选择使用电泳场，以增加透明度及提高染色效率，但目前凝胶的功能被提出了质疑。该方法最终仍使用水性透明液体，因此 RI 偏低，透明度与水性方法差异不大。

因为生物组织包含了各种不同折射率的组分，包括水（RI 为 1.33）、蛋白质（RI 约为 1.43）、脂肪（RI 约为 1.44）、有机物（RI 约为 1.38 ~ 1.41）和无机矿物质（RI 约为 1.55），且对于成熟的牙和骨而言，主要成分钙羟基磷灰石的折射率很高（RI 约为 1.63 ~ 1.65），骨组织的折射率被测定为 1.555 ~ 1.564[19-21]，所以油性透明技术在硬组织透明方面具有明显优势。除此之外，由于脱钙后的骨组织折射率大约为 1.530[20]，所以脱钙也被认为是均质化硬组织的有效步骤之一。对于牙颌面组织的发育阶段而言，样本年龄越小、体积越小、矿化程度越低，透明时间则越短、透明效果就越易实现。由于矿化过程逐渐完成，因此适用于硬组织的透明方法能提供较好的透明效果，包括大部分油性方法及少量水性方法[22, 23]。本节将重点介绍几种可适用于牙颌面发育研究的组织透明化方法，包括 PEGASOS[7]、3DISCO/iDISCO+[2, 24]、vDISCO/uDISCO[4]、CUBIC[12-15] 及 Bone CLARITY[25]。

一、PEGASOS 组织透明化技术

PEGASOS（polyethylene glycol（PEG）-associated solvent system，聚乙二醇参与的油性透明技术）是 Hu Zhao 团队于 2018 年发表的新型组织透明化技术，其优势在于透明度高、荧光保护效果好、且能同时实现几乎所有小鼠软硬组织的透明，在牙颌面及硬组织研究中独具优势，具有广阔的应用前景（图 8-1）。由于 PEGASOS 能筛选出修饰性聚乙二醇分子，极大程度保

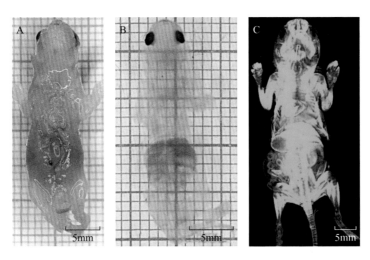

图 8-1　小鼠 PEGASOS 组织透明前后对比图

A. P2 小鼠 PEGASOS 组织透明化前体式显微镜照片　B. P2 小鼠 PEGASOS 组织透明化后体式显微镜照片　C. *CMV-EGFP* P7 小鼠透明后在荧光体式显微镜下拍摄展示全身荧光信号

护了有机透明溶液对荧光的损伤，荧光保护能力高于其他油性透明方法。同时，PEGASOS 将水性透明方法的优势应用于油性透明技术，加入了脱钙及脱色步骤，大幅提升了透明效果。

结合大量转基因小鼠、完整组织免疫荧光染色、尾静脉注射染料等多种方法，PEGASOS 在骨及牙颌面研究领域已有较大突破。例如首次三维呈现长骨骨髓神经网络、首次重建椎骨及其内脊髓神经的全长图像。PEGASOS 尤其注重其在牙颌面研究的应用与发展，已成功三维重建出生后第 7 天（P7）小鼠头部（*CMV-EGFP* 转基因小鼠）（图 8-2）及其内部完整血管（*Tie2-Cre*；*Ai14* 转基因小鼠），并通过软件切割可观察其中牙胚，以及其

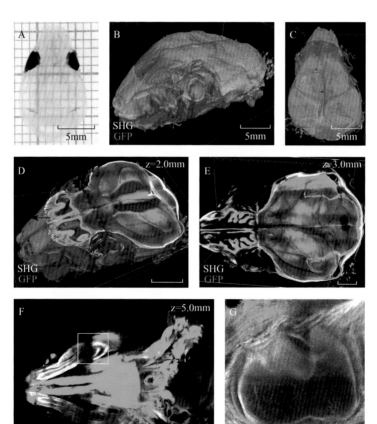

ER 视频
p7 小鼠头
部三维重建

图 8-2　p7 小鼠头部 PEGASOS 组织透明后照片

A. 体式显微镜照片　B ~ G. 双光子显微镜拍摄三维重建图（B. 侧面观　C. 上面观　D. 深度为 2mm 的切割面图像　E. 深度为 3mm 的切割面图像　F. 深度为 5mm 的切割面图像　G. 中方框位置通过拍摄，显示小鼠下颌骨内牙胚）

牙髓内部及周围血管；除此之外，PEGASOS 使用更高分辨率显微镜头，成功重建了成年小鼠单颗磨牙的血管及神经网络（*Cdh5-Cre*；*Ai14* 及 *Snynapsin-Cre*；*Ai14* 转基因小鼠）（图 8-3）。目前 Hu Zhao 团队着眼于三维观察在颅骨发育过程中不同阶段，骨缝血管、成骨以及骨缝 *Gli1*⁺ 干细胞三者的时空四维关系，将进一步为阐述颅颌面发育中干细胞的作用及调控机制提供研究模型及基础。

ER 视频
小鼠磨牙及
血管三维重建

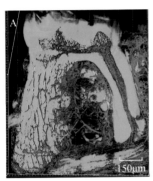
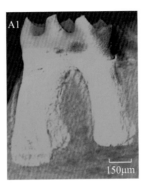
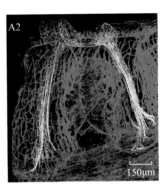

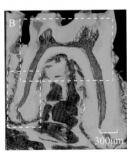
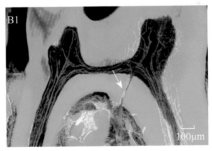
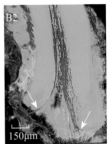

图 8-3　PEGASOS 技术结合双光子荧光显微镜实现牙齿血管 3D 重建图

A. 下颌第一磨牙牙髓及牙周的血管网（A1. 3D 展示下颌第一磨牙 A2. 磨牙牙髓内及牙周的整体 3D 血管网络，牙髓内血管经 Imaris 软件进行颜色标记处理（黄色），以方便展示） B. 剖面展示牙髓及牙周的血管网（B1-B2. B 图所选区域放大后的图像，展示冠髓及根髓的血管网。箭头所示为牙髓血管与牙周血管的交通支）

（一）实验试剂

1. 麻药　4% 异氟烷、丁丙诺啡（0.1mg/kg）、甲苯噻嗪（16mg/kg）和氯氨酮（80mg/kg）。

2. 4% 多聚甲醛（PFA）　将 4g PFA 粉末溶于 1×PBS 至 100mL。

3. 心脏灌注液　0.02% 肝素（heparin），即 20mg 肝素粉末溶于 1×PBS 至 100mL；或采用 0.05M EDTA，即将 0.05mol 乙二胺四乙酸

（ethylenediaminetetraacetic acid，EDTA）溶于去离子水溶液中至总体积为 1L。

4. 脱钙溶液　0.5M EDTA，氢氧化钠调节溶液 pH 为 7.0。

5. 脱色溶液　25%N, N, N′, N′- 四（2- 羟丙基）乙二胺（quadrol），即将 250mL quadrol 溶于去离子水中至总体积为 1L。

6. 脱脂溶液　30%、50%、70% 叔丁醇（tert-Butanol, tB），按体积分数与去离子水配置。随后添加 3% ~ 5%（v/v，体积分数）三乙醇胺（triethanolamine，TEA）调节溶液 pH > 9.5。

7. 脱水溶液　TB-PEG 溶液，即 70% tB+27% PEG-MMA500+3% quadrol（v/v），其中 PEG-MMA500 为聚（乙二醇）甲醚甲基丙烯酸酯，平均分子量为 500 [poly（ethylene glycol）methacrylate500，PEG-MMA500]。

8. 透明溶液　BB-PEG 溶液，即 75% BB+22% PEG-MMA500+3% quadrol（v/v，体积分数），其中 BB 为苯甲酸苄酯（benzyl benzoate，BB）。

9. 封闭液　即 10% 二甲亚砜（dimethyl sulfoxide）+0.5% 表面活性剂（igepal630）+1 × 酪蛋白溶液（casein buffer）溶于 1 × PBS 溶液至 10mL（v/v）。

10. 抗体　按说明书浓度稀释溶于上述封闭液。

（二）仪器耗材

1. 50mL 注射器、橡皮胶输液管、针头、胶带；
2. 眼科剪、手术钳、手术剪和细头镊子；
3. 洁净的 1.5mL/15mL/50mL 实验用离心管；
4. 37℃摇床。

（三）实验步骤

1. 将小鼠置于麻醉诱导盒中，打开氧气阀及气体麻醉药物（4% 异氟烷）通道，诱导麻醉。若使用无预混氧气功能的密闭诱导盒进行气体诱导麻醉，则应严格控制诱导时间，通常不超过 30 秒，否则小鼠可能因缺氧死亡。待小鼠运动能力丧失且呼吸频率明显降低时，将小鼠移出麻醉诱导盒，腹腔注射氯胺酮（16mg/kg）及赛拉嗪（80mg/kg）混合液维持麻醉效果，注射止痛药物（丁丙诺啡，0.1mg/kg）。

2. 心脏灌注、固定　将小鼠腹部向上，胶带固定四肢，剪刀沿胸廓四周小心剪开，完全暴露胸腔。用弯镊稳定小鼠心脏，于左心室心尖位置插入灌注针头。止血钳固定针头，使用眼科剪在右心房剪一小口，接着以 40mL/min 速度推动注射器内心脏灌注液 [出生后 1 天至 7 天（p1 ~ p7）小鼠灌注约 30mL；出生后大于 7 天（> p7）小鼠灌注约 50mL]，待从右心房流出液体完全变清亮后，等体积灌注 4%PFA 溶液。解剖分离组织器官，4%PFA 室温固定过夜。

3. 组织脱钙　仅对硬组织需要进行脱钙处理。将固定后的硬组织置于 0.5M EDTA（pH 7.0）溶液（10mL），37℃摇床脱钙，每两天换液。对于 1 月龄小鼠，脱钙约 4 天，年龄小或钙化程度低的组织可适当减少时间。

4. 组织脱色　将固定后的软组织或脱钙处理后的硬组织置于 25% quadrol 溶液（30mL），37℃摇床脱色 1 ~ 2 天，每天换液。

5. Whole-mount 免疫荧光染色　将组织置于 1mL 封闭液中，室温摇床过夜。于 4℃摇床进行一抗孵育 3 天（500μL ~ 1mL），随后使用 1×PBS 溶液漂洗 1 天（换液三次），再进行二抗孵育（500μL ~ 1mL），4℃摇床 3 天，完成染色后使用 1×PBS 漂洗 1 天（换液三次）。该步骤仅局限于 1.5mm 厚度以下的组织块，且硬组织较难完全渗透。

6. 组织脱脂及脱水　将上述组织置于 30% tB、50% tB、70% tB 溶液，37℃摇床进行梯度脱脂，每个浓度约 4 ~ 6h，70% tB 溶液中可延长至 1 天。随后置于 TB-PEG 溶液中脱水 1 ~ 2 天，换液一次。

7. 组织透明　将完全脱水后组织置于 BB-PEG 溶液中，37℃摇床浸泡至透明，约几小时到两天。样本可储存在透明液中长达 1 ~ 2 年。

需要注意：

1. 心脏灌注是组织透明化中重要步骤之一，尽量不要省略。小鼠年龄越小采用的针头越细（P1 ~ P7，28G 针头；P7 ~ P14，25G 针头；> P14，22G 针头），且注意仅针尖插入，以免插入过深破坏心瓣膜。

2. 心脏灌注液推入后，可见小鼠肝脏由鲜红色逐渐变淡，说明灌注成功，若未见颜色改变，可能针头推入太深，可重新插入针头尝试。

3. 配置脱色溶液时，由于 quadrol 较黏稠，可加热至 60℃增加流动性后再配置。脱色时间与组织血红素含量相关，观察处理液体颜色，色深代表需要继续换液处理。

4. 配置脱脂溶液时，由于纯 tB 常温下为晶体状，须加热至 50% 溶解后即可使用。脱脂及脱水时间可根据组织大小酌情增加或者减少处理时间，例如对胚胎组织，可按上述时间操作，对新生小鼠或成年小鼠器官，可延长脱脂时间为半天至一天，TB-PEG 脱水两天。对于成年小鼠全身的透明化，采用全程循环灌注方式进行上述步骤。

二、3DISCO/iDISCO+ 组织透明化技术

由于最早的油性透明技术对组织荧光有严重的损伤，未能广泛应用，因

此由 Ali Ertürk 团队研发的 3DISCO 技术（2012 年）的出现首次解决了这一难题，通过改变脱水试剂（四氢夫喃）以及透明液（二苯醚）成分，能在一定程度使荧光得以保留，较大程度上推进了油性透明组织技术的发展。在 3DISCO 基础上，iDISCO（2014 年）首次结合免疫荧光染色技术，实现了小鼠完整胚胎，胚胎第 18.5 天（E18.5）神经系统的三维重建[26]；随后，在 2017 年 iDISCO 将此优势扩展应用于人胚胎标本，完成了胚胎外周神经网络、肢端神经支配以及血管网络等三维重建，并展示了 7 周胚胎颅颌面的外周神经支配及 8 周胚胎颅颌面肌肉的神经支配，为颅颌面神经发育的研究提供了相关模型[24]。由于上述样本均无内生性荧光，因此使用强氧化剂进行样本漂白，该试剂会导致组织内生性荧光的淬灭，甚至一些抗原结合位点的破坏，因此不适用于具有内生性荧光的样本。

（一）实验试剂

1. 4% PFA；

2. 脱水溶液　50%、80%、100% 甲醇（methanol）溶于 1×PBS（v/v）；

3. 漂白溶液　6% 过氧化氢（hydrogen peroxide）溶于 100% 甲醇溶液（v/v）；

4. 封闭/渗透溶液　PBSGT，即 0.2% 明胶（gelatin）与 0.5%Triton X-100 溶于 1×PBS（v/v）；

5. 皂素（saponin）　储存浓度为 10μg/mL；

6. 抗体　按说明书浓度稀释溶于含 0.1% 皂素的 PBSGT 溶液；二抗需采用 0.22μm 滤膜过滤；

7. 脱水液体　50%、70%、80%、100% 四氢夫喃（tetrahydrofuran，THF），按体积分数与水配置；二氯甲烷（dichloromethane，DCM）；

8. 透明溶液　二苄醚（dibenzyl ether，DBE）。

（二）仪器耗材

同 PEGASOS 方法。

（三）实验步骤

1. 固定　针对人妊娠 8 周前胚胎和胎儿，浸泡于 4%PFA，4℃ 1～5 天；针对 9～14 周胎儿，组织解剖后浸泡于 4%PFA，4℃ 过夜。

2. 组织脱水及漂白　使用 50%、80%、100% 甲醇溶液梯度脱水，各 1h；随后置于 6% 过氧化氢漂白，4℃ 过夜。次日，通过浸泡于 100%、80%、50% 甲醇溶液及 1×PBS 阶梯复水，室温各 1h。

3．Whole-mount 免疫荧光染色　将组织置于 PBSGT 溶液，室温下以 70r/min 旋转样本；随后，将封闭后组织置于一抗染液，70r/min 旋转，37℃ 7～14 天，具体情况根据样本大小和组织密度而定；PBSGT 室温漂洗 6 次，每次 30min；二抗孵育过夜 1～2 天，视具体情况而定；漂洗同前。

4．组织脱水　样本置于 15mL 离心管，50%THF（过夜）、80%THF（1.5h）、100%THF（1.5h）溶液进行梯度脱水；随后 DCM 浸泡脱水 30min。对于完整胚胎或大于 8 周的胎儿样本，需采用 20%、40%、60%、80%、100%（100% 两次）THF 室温梯度脱水，14r/min 旋转，随后采用 2/3DCM 与 1/3 甲醇混合液浸泡过夜，再在 DCM 中浸泡 30min 以完全脱水。

5．组织透明　将组织置于 DBE 溶液过夜。样本可保存长达 9 月。

需要注意：

1. 由于该方法不能使用心脏灌注，组织不存在内生性荧光，因此采用甲醇脱水及过氧化氢漂白，对于年龄或体积较大组织，需适当延长处理时间，对于有内生荧光的组织不可采用该方法。

2. 免疫荧光染色及脱水步骤需根据样本大小和密度不同酌情调整注意处理时间。

三、vDISCO/uDISCO 组织透明化技术

vDISCO 是 Ali Ertürk 团队最新 DISCO 系列的透明方法（2018 年），其特色在采用了循环纳米抗体，以实现全身内源性荧光蛋白信号的强表达。同时，vDISCO 在 3DISCO 的基础上也纳入了脱钙及脱色步骤，以改善透明效果。通过该方法，vDISCO 使小鼠全头透明化，穿过颅骨可以观察到脑膜淋巴管与翼腭动脉走行，并阐释了免疫细胞与淋巴管的三维空间关系。该方法可适用于小鼠全身的透明化，可选择性的制备及使用纳米抗体，以增强透明组织的荧光蛋白信号，采用 Light-sheet 显微镜快速完成全身信号成像。

（一）实验试剂

1．麻药　4% 异氟烷、丁丙诺啡（0.1mg/kg）、甲苯噻嗪（16mg/kg）和氯氨酮（80mg/kg）；

2．心脏灌注液　10U/mL 肝素的 0.1mol/L PBS；

3．脱钙溶液　10% EDTA 溶于 0.1M PBS，氢氧化钠调节 pH 为 8～9；

4．脱色溶液　25%～30% 体积分数使用 0.1mol/L PBS 稀释的 CUBIC-I 试剂，CUBIC-I 即 25% 尿素（urea）+25% quadrol+15% Triton X-100 溶于

0.1mol/L PBS（wt/v，重量体积分数）；

5. 封闭 / 渗透溶液　1.5% 羊血清 + 0.5%Triton X-100 + 0.5mmol/L 甲基 -β- 环糊精 + 0.2% 反式 -1- 乙酰基 -4- 羟基 -L- 脯氨酸 + 0.05% 叠氮化钠溶于 0.1mol/L PBS；

6. 纳米抗体（nanobooster）　可制备不同波长染料结合的抗 RFP、GFP 等纳米抗体，作为一种免疫荧光蛋白增强剂使用，储存浓度为 0.5 ~ 1mg/mL；

7. 细胞核染料　碘化丙啶（propidium iodide，PI），储存浓度为 1mg/mL；

8. 漂洗液体　1.5% 羊血清 + 0.5%Triton X-1000.05% 叠氮化钠溶于 0.1M PBS；

9. 脱水液体　50%、70%、80%、100% 四氢夫喃（tetrahydrofuran，THF）；二氯甲烷（dichloromethane，DCM）；30%、50%、70%、80%、90%、96%、100% 叔丁醇（*tert-Butanol*，*tB*）；

10. 透明溶液　BABB 溶液，即苄醇 / 苯甲酸苄酯（benzyl alcohol/benzyl benzoate）以 1∶2 的比例混合而成；BABB-D15，即 BABB 与二苯醚（dipHenyl ether，DPE）以 15∶1 比例混合而成，随后再加入 0.4%vitamin E。

（二）仪器耗材

1. 液体循环系统（循环泵、针头、橡胶管、300mL 玻璃缸、万能胶）；
2. 其余同 PEGASOS。

（三）实验步骤

针对全身循环染色：采用 vDISCO 方案[4]。

1. 麻醉、心脏灌注及固定　操作同 PEGASOS，按 100 ~ 125mmHg 压力推注心脏灌注 5 ~ 10min 直到血液冲尽，随后灌注 4% PFA 10 ~ 20min，4% PFA 固定，4℃ 1 天，次日 0.1mol/L PBS 漂洗三次，每次 10min。（若不开始后续流程，可将样本放置于 PBS 溶液，4℃ 储存 4 周；或放置于含 0.05% 叠氮化钠的 PBS 溶液储存 6 个月）。

2. 安置全身液体循环系统　将小鼠固定于 300mL 玻璃缸，将循环泵一头置于玻璃缸液体内，另一头使用橡胶管连接针头（1mL 注射器针头），插入心脏灌注时右心室相同的孔内，用万能胶固定针插入心脏的位置，采用 180 ~ 230mmHg 的压力循环液体。安置完成后，首先使用 0.1mol/L PBS 灌注，室温过夜。注意以下步骤均采用锡箔纸避光处理。

3. 循环脱色　置换循环液体为脱色溶液，每 6 ~ 12h 换液，直到脾脏颜色变淡，提示血红素被清除，随后 0.1mol/L PBS 灌注 3h，换液三次。

4. 循环脱钙　循环 10% EDTA（250mL）脱钙 2 天，0.1mol/L PBS 漂

洗 3h，换液三次。

5. 组织渗透　单次灌注 250mL 渗透溶液，随后将 0.2um 注射式滤器置于玻璃缸液体端的连接管末端。

6. 免疫染色及核染色　使用红外线灯加热玻璃钢液体至 26～28℃，随后将 35μL 纳米抗体与 290μL PI 溶于渗透溶液 250mL，循环染色 6 天。随后，将小鼠置于含有渗透溶液的 50mL 离心管，再加入 5μL 纳米抗体进行二次染色，37℃摇床 2～3 天。

7. 漂洗　最后，将染色完成的小鼠放回循环系统，室温循环漂洗液体 3h，换液三次；循环 0.1mol/L PBS 3h，换液三次。

8. 组织脱水　参照 3DISCO 方法，即采用 50%、70%、80%、100% THF（各 200mL），室温摇床进行梯度脱水，每个浓度 12h，100%THF 两次；随后 3hDCM 浸泡脱水。

9. 组织透明　将完全脱水后组织置于 BABB 溶液。

针对非染色样品：采用 uDISCO 透明方案[3]。

1. 麻醉和固定　同"一、PEGASOS 组织透明化技术"。

2. 组织脱水　梯度 30%、50%、70%、80%、90%、96%、100% *t*B 于 35℃脱水（100% 两次），各 12h；DCM 室温浸泡 45～60min。

3. 组织透明　使用 BABB-D15 透明液，室温 6h。

需要注意：

1. vDISCO 方法主要针对全身循环染色，注意在安置全身循环系统前排出管道内气泡，再将固定针插入心脏，并用万能胶固定，确保系统内液体流动通畅。

2. 灌注组织渗透液前，注意使用滤器，以防止染料大颗粒在小鼠体内堆积堵塞。

3. 若对于单个组织，仅需约 4.5mL 渗透液体，浸泡处理 2 天；随后 4.5mL 染色液体处理，37℃摇床 12～14 天；漂洗同前；4.5mL 液体脱水，每步 2h，DCM 1h。

四、CUBIC 组织透明化技术

CUBIC 是 Hiroki R. Ueda 团队发明的一种水性透明技术，由于其注重化学试剂的筛选，最早于 2014 年提出了脱色（及脱脂）试剂的应用，并利用小分子尿素的作用使组织通透性与透明性增加，因此得以受到青睐。CUBIC 一般使用两步法进行透明，即脱色脱脂与透明膨胀，最早采用

ScaleCUBIC-1（尿素 + quadrol + Triton）与 ScaleCUBIC-2（尿素 + 蔗糖 + 三乙醇胺）两步进行，其中 quadrol 作为良好的脱色剂被应用于 PEGASOS、vDISCO 与 Bone CLARITY 等油性透明技术；随后改良为 CUBIC-L 与 CUBIC-R 两步法，增加了透明溶液折射率、提高透明度，并应用于肿瘤全身转移的研究（图 8-4）；为进一步探增加细胞分辨率，CUBIC 推出 CUBIC-X1 与 CUBIC-X2 两步法以增加组织膨胀。然而，以上方式均无法应用于硬组织，没有考虑硬组织钙化的影响，CUBIC-1/CUBIC-2 全身灌注方式也仅能使 P1 小鼠部分透明[12]。因此 2018 年最新 CUBIC 针对不同组织制定了多种个性化方案，包括适用于普通组织的 CUBIC-Ⅰ，适用于硬组织的 CUBIC-Ⅱ，适用于人体样本的 CUBIC-Ⅲ 及人脑组织的 CUBIC-Ⅳ，此处主要介绍最新改良的前三种 CUBIC 透明化技术。

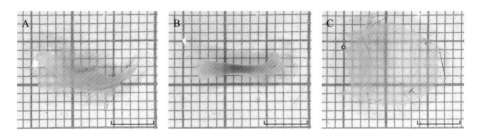

图 8-4　成年小鼠骨骼经 CUBIC-R 处理后体式显微镜照片

A. 下颌骨　B. 股骨　C. 颅盖骨

（标尺 5mm）

（一）实验试剂

1. 麻药　4% 异氟烷、丁丙诺啡（0.1mg/kg）、甲苯噻嗪（16mg/kg）和氯氨酮（80mg/kg）、4% PFA。

2. 心脏灌注液　CUBIC-P，即 5% 1- 甲基咪唑（1-methylimidazole）+ 10% 正丁基二乙醇胺（N-butyldiethanolamine）+ 5% Triton X-100（wt/v）。

3. 脱脂及脱色溶液　CUBIC-L，即 10% 正丁基二乙醇胺 + 10% Triton X-100（wt/v）；CUBIC-HL，即 10% 1, 3- 二（氨基甲基）环己烷（1, 3-bis（aminomethyl）cyclohexane）+ 10% 十二烷基苯磺酸钠（sodium dodecylbenzenesulfonate），添加对甲苯磺酸（p-toluenesulfonic acid）调节溶液 pH 为 12.0。

4. 脱钙溶液　CUBIC-B，即 10%EDTA + 15% 咪唑（Imidazole）（wt/v）。

5. 透明溶液　CUBIC-R，即 45% 安替比林（antiprine）+ 30% 尼克酰胺（nicotinamide）（wt/v）；CUBIC-RA，45% 安替比林 + 30% 正丁基二乙醇胺（wt/v），均使用正丁基二乙醇胺调节溶液 pH 为 8 ~ 9；CUBIC-R/RA，即

CUBIC-R 与 CUBIC-RA 溶液 1 : 1 混合形成。

6. 细胞核染料　10μg/mL PI 溶于含 0.5M 氯化钠的 0.1M 磷酸缓冲液（PB）。

7. 琼脂糖凝胶　CUBIC-agarose gel，即 2% 琼脂糖凝胶溶于 CUBIC-RA 或 CUBIC-R（wt/v）。

（二）仪器耗材

同 PEGASOS。

（三）实验步骤

针对小鼠样本：CUBIC-Ⅰ（不含 3、4 步骤），CUBIC-Ⅱ（包含 3、4 步骤）。

1. 麻醉、心脏灌注及固定　操作同 PEGASOS，依次使用 15mL PBS、20mL 4% PFA、15mL PBS、100mL CUBIC-P 溶液进行灌注 10min，4%PFA 固定，4℃过夜。

2. 组织脱脂及脱色　次日置于 CUBIC-L，37℃摇床 3～7 天，每两天换液一次，随后 PBS 漂洗，室温过夜。

3. 组织脱钙（仅针对硬组织）　将处理后的硬组织置于 CUBIC-B，37℃摇床 5～7 天，每天换液，随后 PBS 漂洗，室温过夜。

4. 二次脱脂及脱色（仅针对硬组织）　再次使用 CUBIC-L 对脱钙后组织进一步除色除脂，37℃摇床 2～4 天，随后 PBS 漂洗，室温过夜。

5. 组织染色　浸泡样本于 PI 染液，37℃摇床 5～7 天。

6. 组织透明　将样本置于 CUBIC-R/RA 透明，37℃摇床 1～2 天。

7. 包埋样本　如有需要，可将样本置于加热流动的琼脂糖凝胶，静置包埋。

针对人体样本：CUBIC-Ⅲ

1. 将 4℃福尔马林固定后组织用 PBS 漂洗过夜。

2. 快速脱脂及脱色　将组织置于 CUBIC-HL 溶液，37℃或 45℃摇床 1～2 周，换液一次以上；PBS 漂洗，室温过夜；若样本较大较厚，处理时间需超过 2 周，则转至低温继续处理。

3. 组织染色　同上。

4. 组织透明　将样本置于 CUBIC-R，室温摇床 1～2 天。

5. 包埋样本　如有需要，可将样本置于加热流动的琼脂糖凝胶，静置包埋。

需要注意：

1. 注意针对不同样本，选择有针对性的 CUBIC 方法进行处理。
2. CUBIC-HL 比 CUBIC-L 脱脂及脱色速度更快，一般用于不含内生荧光的人样本；CUBIC-R 比 CUBIC-RA 效率更高，但 CUBIC-RA 对内生性荧光更友善，因此含内生荧光组织通常使用两者混合透明液，人组织可采用 CUBIC-R。

五、Bone CLARITY 组织透明化技术

Bone CLARITY 是 Viviana Gradinaru 团队专门为硬组织设计的基于水凝胶包埋的透明方法（2017 年），即在 CLARITY 基础上纳入了脱钙及脱色过程，最终使成熟小鼠硬组织得以透明，并观察了 Sox9$^+$ 前体细胞在长骨及椎骨中的不同状态下的表达量，并结合 Matlab 等数学软件进行了数据处理，包括三维细胞定量分析，提供了一定参考价值。不同类型三维数据分析模式的建立必将成为今后研究重点。但 Bone CLARITY 耗时太长，总共为 1 个月，对于年轻组织可以酌情减少时间。

（一）实验试剂

1. 麻药 4% 异氟烷、丁丙诺啡（0.1mg/kg）、甲苯噻嗪（16mg/kg）和氯氨酮（80mg/kg）、4% PFA。
2. 心脏灌注液 0.01mol/L PBS。
3. 脱钙溶液 10%EDTA，氢氧化钠调节溶液 pH 为 8.0。
4. 水凝胶溶液 将 4% 丙烯酰胺（acrylamide）与 0.25% 温度引发剂（VA044）（wt/v）溶于 0.01mol/L PBS。
5. 脱脂溶液 8% SDS，即将 80g 十二烷基硫酸钠（sodium dodecyl sulfate，SDS）粉末溶于 0.01mol/L PBS 至 1L，pH ~ 7.4。
6. 脱色溶液 氨基醇（amino alcohol），即 25% quadrol 溶于 0.01mol/L PBS（wt/v），pH ~ 9.0。
7. 透明溶液 折射率分别为 1.38、1.43、1.47 的 RIMS（Refractive index matching solution，折射率匹配）溶液。制作 RIMS（RI 为 1.47）溶液，即将溶解 40g 碘海醇（histodenz）于 0.02mol/L PBS 至 30mL，搅拌溶解，随后加入叠氮化钠（sodium azide）至 0.01% 终浓度（wt/v），加入氢氧化钠调节 pH 为 7.5。通过减少碘海醇含量即可降低溶液折射率。

（二）仪器耗材

1. 摇床。
2. 氮气罐。
3. 其余同 PEGASOS。

（三）实验步骤

1. 麻醉、心脏灌注及固定　操作同 PEGASOS，4% PFA 固定过夜。

2. 组织脱钙　将固定后的硬组织置于 10% EDTA 溶液，4℃摇床脱钙 2 周，每天换液。

3. 凝胶包埋　将上述组织置于水凝胶溶液，4℃摇床 16h，次日采用氮气除气 5min，随后在 37℃静置 3h 逐渐聚合。

4. 组织脱脂　将成胶后样本置于 8%SDS，37℃摇床脱脂 4 天，随后 0.01mol/L PBS 漂洗 2 天。

5. 组织脱色　25% quadrol，37℃摇床脱色 2 天，同时可降低自发荧光，结束后 0.01mol/L PBS 漂洗 2 天。

6. 组织透明　漂洗后的组织依次置于 RI 为 1.38、1.43、1.47 的 RIMS 溶液各一天，最终放置于 RI 为 1.47 的 RIMS 溶液直至透明。

需要注意：

1. 上述步骤主要针对 6～7 周小鼠，可根据年龄酌情改变处理时间。
2. 凝胶包埋及脱脂是 CLARITY 方法的核心步骤之一，严格按照步骤中温度处理，除氮气时样本试管应依旧保持低温，可用冰盒放置试管，且尤其注意仪器操作的安全问题。

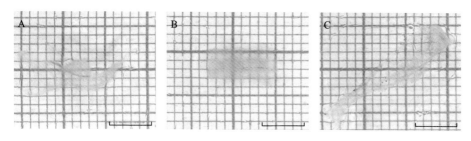

图 8-5　成年小鼠 Bone CLARITY 透明后的体式显微镜照片

A. 下颌骨　B. 椎骨　C. 胫骨及腓骨

（标尺 5mm）

（经典　张士文　赵瑚）

第二节 透明组织的三维成像技术

生物组织本质上是三维的，生物组织的三维成像有助于理解其生理功能及其病理变化。光学荧光显微镜是生物成像的重要方法，具有非侵入性、高分辨率和高特异性等诸多优点。近年来组织透明化技术发展提高了组织成像的深度，使完整器官乃至完整生物体的成像成为可能。透明组织的三维成像主要采用激光共聚焦显微镜、双光子显微镜，或者激光光片扫描显微镜技术。激光共聚焦显微镜一直是在细胞水平和亚细胞水平上生物样本的标准工具，它是用激光作扫描光源，逐点、逐行、逐面快速扫描成像，具有高分辨率、高灵敏度的特点。但同时其光毒性也较大。双光子显微镜结合了激光共聚焦显微镜和双光子激发技术，具有成像穿透深度深和光毒性小的特点。相对于点扫描的逐点成像方式，激光光片显微镜直接使用面或线成像，其速度远远高于激光共聚焦显微镜和双光子显微镜。下面将具体介绍此三种显微镜在透明组织三维成像中的应用。

一、激光共聚焦显微镜在透明组织三维成像中的应用

激光共聚焦显微镜是目前对小型透明组织成像应用最广泛的显微镜。商业供应的类型主要有四种：激光共聚焦扫描显微镜（confocal laser scanning microscopy，CLSM）、可编程序阵列显微镜（programmable array microscopy，PAM）、转盘共聚焦显微镜（spinning-disk confocal microscopy）与双转盘共聚焦显微镜（dual spinning disk confocal microscopy）。其中，CLSM 是主要应用于切片样本的共聚焦显微镜，具有"停拍"模式的单点激光扫描系统，具有多个高数值孔径（numerical aperture）（NA > 0.5 ~ 1.0）的物镜可供使用，水平空间分辨率可达 200 ~ 500nm，因此在平面通常成像质量优于其余显微镜。然而，其轴向分辨率仅有 600 ~ 1000nm，因此对于较厚透明组织的拍摄轴向分辨率明显低于水平向。另一缺点在于 CLSM 单点停拍的扫描模式导致扫描速度慢，对于透明的厚组织而言，当激发光的强度在某一点超过一定限度，光吸收趋于饱和，荧光团淬灭，因此长时间拍摄易出现光漂白现象。

目前，与传统的单个视野单次停拍不同，多色带扫描显微镜（multicolor ribbon scanning microscopy）使样本在一个方向连续移动并获取该方向所有图像，每个视野自动以 10% 重叠，仅在末端停留，再折返拍摄下一整条区域图像，能达到十倍于传统速度的共振扫描速度[27]。近几年，还有一部分

共聚焦显微镜也通过加入发光二极管（例如砷化镓磷化物，GaAsP），配合传统光电倍增管（photo-multiplier tubes，PMTs）使用，能大幅提高某些光子检测效率、降低背景噪音，这种混合检测器（hybrid detecion）通常需要配合共振扫描（resonant scanner）装置使用，提高扫描频率，进行高速成像。其中，Airyscan 技术（ZEISS）的应用也突破了传统 CLSM 分辨率极限，用 32 个通道检测器（GaAsP-PMT）代替了传统的单孔检测器，能在同样大小的针孔中收集更多的激发光，实现了更高效的光学成像，且水平向和轴向分辨率（120nm，350nm）均得以大幅提升，在相同分辨率下拍摄时间仅为传统拍摄的一半。除此之外，白激光（white light laser）门控技术的应用也使得激发光源可发射连续波谱，能更精确检测不同波长的荧光，使多个染料同时成像，并减少自发荧光的干扰。

针对透明组织的厚度，大部分传统镜头的工作距离（working distance，WD）难以满足要求，尤其对于高倍数及高 NA 的镜头，不仅拍摄视野更局限、工作距离也更为有限。目前，专为透明组织设计的个性化显微镜平台也不断出现，例如利用多视野拍摄、多共聚扫描的原理，自主设计的高速–高分辨率（0.5 NA）–长工作距离（12mm）–大视野（3mm×3mm）共聚焦显微镜已用于完整大脑拍摄[28]；针对透明组织，各个显微镜公司也专门设计了相应的长镜头以供使用，Leica 为油性透明样本设计了可浸没并匹配 BABB 溶液折射率的 20× 长镜头（0.95 NA，WD 2mm），Olympus 具有符合 CLARITY 水性折射率的 25× 镜头（1.0 NA，WD 8mm），Nikon 也推出了针对透明样本且折射率可调（1.44 ~ 1.50）的 20× 镜头（CFI90，1.0 NA，WD 8.6mm），以上镜头均为透明组织的深度拍摄提供了必要条件和基础。由于显微镜操作功能强大，以下仅选择性的进行几款机型对透明组织拍摄的简要介绍。

（一）Leica 操作系统

目前 Leica 公司有十多款共聚焦型号，其中 TCS SP8 系列为热销产品系列，包括基本型以及各种功能扩展型。

1. 根据使用说明书按照正确步骤打开激光共聚焦及 LAS AF 操作界面，此时可选是否应用快扫功能（resonant scanner）。

2. 界面主要由菜单栏（上方）、文件/任务栏（左侧）、工作区域（中部）、图像区域（右侧）组成。其中，菜单栏包括"参数设定（configuration）""扫描取图（acquire）""图像处理（process）""定量测量（quantify）"。

3. 在参数设定中进行基本设定，打开激光器，有固定光谱激光、连续光谱激光、MP 激光、脉冲 VIS 激光、脉冲 UV 激光、脉冲白激光模式可选择。回到主界面工作区域，打开不同拍摄通道中所需要的激光，调节功率。

4. 安放透明样本，一般可使用承载厚标本的凹形载玻片、包埋盒或用防水胶等自制安放装置，使透明样本浸泡在透明液中。若使用空气镜或折射率不匹配的镜头，需在透明液上放置盖玻片，再次确认镜头工作距离足够，避免镜头与透明液体接触，专用镜头除外（此步骤用于其余共聚焦拍摄）。

5. 在工作区域选择"物镜（objectives）"，通常先选择低倍镜，以较快对样本定位，可在手动操作界面选择明场观察或荧光观察。

6. 设置光路，一般相应波长及输出功率、分光镜等都会自动设置。在扫描取图界面，选择扫描模式，并将各拍摄系数首先调到较小值（分辨率、扫描速度、缩放倍数、图像质量、平均背景噪音等参数），以便快速选择拍摄区域。注意在 VIS 与 UV 激光模式下，"针孔（pinhole）"需调为 1。

7. 界面下方"Live"可预览图像，调节激光输出功率改善图像信号质量，一般"Smart Gain"在 500~1 000（信号和噪音同时改变）；"Smart Offset"在保证图像质量前提下，尽量接近 0（可减小背景噪音）；当"PMT gain"高于 800 或 HyD gain 大于 100% 时亮度仍然不够时，可适当增加激光强度，但原则上越低越好；若针孔直径增大，也可增加信号强度，但会降低共聚焦效果。可通过图像区域 LUT 来确定图片亮度，理想情况为少量像素点达到饱和（蓝色），背景为（绿色）。

8. 预览模式下，设置需要拍摄的轴向距离"Z"及拍摄间距，可从透明组织的最浅面向下深入，即设置最深及最浅面；也可以选择中间距离，设置距离中点的上下高度。"z-Wide"可通过固有 z 轴调节方式，"z-Galvo"则在需要精细调控的时候选择。

9. 对于需要拼接的大样本，Leica 采用左上角及右下角的"两点"定位方式来确定所要拼接的范围。

10. 停止预览，再次设置拍摄参数，进行拍摄，完成后可通过右侧多功能模块简易处理图像。最后存储，按照说明顺序关闭仪器。

（二）ZEISS 操作系统

目前 ZEISS 共聚焦主要供应型号为 LSM 800 及 LSM 880。

1. 根据使用说明书按照正确步骤打开激光共聚焦及 ZEN 操作界面，界面主要由功能操作界面（左侧）、图像浏览（中部）、文档浏览（右侧）三部分组成。多项操作需要点击功能栏"show all"可见。

2. 打开激光、确定滤镜、设置光路、选择物镜与 Leica 类似。ZEISS 具有"Smart setup"功能，可选择最快速扫描、最佳信号扫描、兼顾速度与信号扫描的模式，并可多色同时扫描。

3．安放透明样本，眼睛观察或预览模式定位，通道调节与 Leica 类似，其中"Digital Gain"越接近 1.0 ~ 1.2 越好。

4．设置 Z 轴距离及间距。ZEISS 一般会提供每个镜头的理想光学切片间距，镜头倍数越高，要求间距越小，通常 5× 镜头提示 15 ~ 20μm，10× 镜头提示 2 ~ 3μm，25× 镜头提示 0.8 ~ 1.5μm。通常不同通道可选择"Z-stack"模式拍摄，避免激光不断转换耗时。

5．ZEISS 采用"定中点"方式来进行图像拼接，即确定以"stage"中点为圆心的范围进行拼接，也可以通过设置边缘位置而进行拼接。

6．拍摄、图像处理、储存、关机。

（三）Olympus 操作系统

目前主要供应型号为 FV3000。

1．根据使用说明书按照正确步骤打开激光共聚焦及 FLUOVIEW 软件，界面一般分为从左到右四个区域（基本设置、荧光设置、图像浏览、扫描设置）。

2．选择光路、打开激光、选择正确滤镜。

3．安放样本，选择物镜，缩放大小为 1×，选择扫描模式（resonant/galvano）及荧光通道（此机型可同时多色快速成像），选择高速扫描模式及 XY 观察模式进行预览。

4．预览时若无图像显示则调节 PMT 强度，当图像显示后，设置多项参数、拍摄区域（此机型可通过操作界面移动找到样本区域），低速进行拍摄。

5．图像处理、保存、关机。

二、双光子显微镜在透明组织三维成像中的应用

双光子显微镜（two-photon microscopy，TPM）与激光共聚焦显微镜具有相似性，两者都使用扫描激光束来产生图像，都能实现光学层析，且操作使用方法相似，可作为拍摄透明组织的选择之一。然而 TPM 光学层析原理不同，双光子产生的能量远低于一个光子，每个光子仅需激发分子所需能量的一半，通常以两个激发光子中更高能的能量发射，很难同时吸收，因此常规需要高通量的激发光子，使得两个光子同时吸收。如此一来，由于激光具有很高的峰值能量和很低的平均能量，不需共聚焦针孔，提高了荧光检测效率，细胞毒性更小；由于激发波长短于发射波长，两个激发光子的波长长于发射波长，长波长的光受到散射影响更小，更易穿透标本，因此对于透明组织而言具有更深的穿透深度，轴向分辨率更高，但水平向分辨率通常

稍低于共聚焦（~290nm）。TPM另一特别优势在于其可以进行二次谐波成像（second harmonic generation，SHG），这是一种非线性的光学效应，即从组织材料中发射的二次谐波波长正好是进入组织材料的光波长的一半，这为组织成像提供了极大优势，由于许多生物结构产生强SHG信号，因此某些成分可以在不做任何荧光标记的情况下进行成像，例如胶原蛋白即是一种非中心对称结构，因此可以产生SHG光信号，用于可视化富含胶原蛋白的骨骼或牙齿结构[7, 29]，且能与其余荧光标记信号同时成像，这一方面TPM比micro-CT更具优势，对于研究牙颌面中骨骼、牙齿组织及软组织的三维相关性提供有利的研究平台。

　　双光子显微镜的使用操作与共聚焦类似，但专用的NDD探测器极容易受外界光线干扰，因此必须避光拍摄。在操作系统上，最主要区别在于设置光路通道以及选择所需的激发波长（表8-1）。

表8-1　双光子显微镜检测不同荧光团的激发波长与发射波长 [30]

荧光团	激发波长 /nm	发射波长 /nm
弹性蛋白（elastin）	730 ~ 830	460 ~ 575
角蛋白（keratin）	800 ~ 900	490 ~ 650
脂褐质（lipofuscin）	800	500 ~ 550
黑色素（melanin）	750 ~ 820	550
NAD(P)H	730 ~ 800	450 ~ 480
胶原（collagen/SHG）	730 ~ 960	1/2 激发波长

三、激光光片扫描显微镜在透明组织三维成像中的应用

　　不同于CLSM和TPM的单点或双光子激发，激光光片扫描显微镜（Light sheet scaning microscopy，LSM）采用轴向光平面式扫描，实现了传统CLSM 100 ~ 1 000倍的扫描速度。由于其轴向两侧进光，因此轴向分辨率显著提高，因此LSM是拍摄大型样本的理想选择之一，也是被最早应用于uDISCO、CUBIC、CLARITY等透明方法中大量样本的拍摄。LSFM的劣势在于水平向分辨率不如其他显微镜，且镜头倍数通常较低。目前，Bone CLARITY设计了个性化LSM，在高倍镜下追求能达到更长的工作距离（> 1.5mm）；专为透明组织设计的数字化扫描C-LSM以及LSTM也被推出，用以实现透明组织折射率匹配、高速高分辨率对大型组织的扫描成像[31, 32]。不过目前LSM价格昂贵，难以普及。

LaVision BioTech、ZEISS、Olympus 公司目前均有 LSM 产品，提供针对不同透明组织折射率的侵入式目镜（CLARITY，BABB，水性溶液，有机溶液等），放大率 1× ~ 20× 不等，工作距离通常大于 CLSM 或 TPM，适用于毫米深度内的样本快速拍摄，以下仅以 ZEISS Z.1 机型做简要介绍。

1. LSFM 通常需要提前热机，开机后打开激光、选择物镜、滤镜、设置光路、检测光束。

2. 由于是两侧进光，因此样本需要包埋与固定，通常可以将样本和液体吸入胶管或针管，聚合成胶后推出；若对于不能成胶的液体或组织，可通过粘接、夹具等方式固定样本。

3. 安放样本于样本槽，设置平台原始位置（home position），校准光束，随后定位样本。

4. 设置各项拍摄参数（同前），并可选择单侧或双侧拍摄（双侧速度降低）。

5. 拍摄前需对每个通道进行校准（双侧镜头需单独进行校准），此时样本会被移出拍摄视野，校准完成后位置复原，此时可再次手动调节参数以进一步提高图像质量。

6. 设置 Z 轴拍摄范围及循环次数。可按中心旋转样本，进行多角度拍摄。

7. 保存、关机、清理样本槽。

（经典　赵瑚）

第三节　三维图像处理及数据分析

三维图像文件体积大，内含信息丰富，图像处理、重建方式及数据分析方法与传统二维图像有诸多不同。下面将就图像处理的硬件要求及图像拼接、三维重建、图像优化、数据分析等环节的常用软件及操作进行详细阐述。

一、三维图像处理的硬件要求

三维图像的重建和优化需要强大的处理器完成，一般需要配置专门的工作站。以下提供可用的工作站硬件配置，以供参考。

主机型号 Titan X550，详细参数如下：

1. CPU 处理器　两个 Intel Xeon E5-2690 v4 Broadwell-EP 2.6GHz（3.5GHz TB）135W 35MB L3（28 Cores/56 Threads Total）。

2. CPU 冷却风扇　两个 Supermicro SNK-P0048AP4 CPU Cooling Fans。

3. CPU 散热胶　Antec Nano Diamond Thermal Compound Formula 7w/ Diamond particles。

4. 主板　Supermicro X10DRG-Q Server board Dual E5-2600 V3 up to 1TB Reg. ECC DDR4 2133MHz Memory。

5. 内存　512GB（8×64GB）288-Pin DDR4 SDRAM 2400（PC4-19200）ECC Server Memory。

6. 电源　2000W Redundant Power Supplies 80 PLUS, Titanium Level Operating。

7. 操作系统　Microsoft Windows 10 Pro 64-bit Video Card：Onboard。

8. 硬盘 1（系统盘）　SAMSUNG 850 EVO 2.5" 2TB SATA Ⅲ TLC Internal Solid in。

9. 硬盘 2（存储盘）　Seagate Enterprise 10TB 7200 RPM 256MB Cache SATA Ⅲ 3.5" Enterprise。

10. 硬盘 3（存储盘）　Seagate Enterprise 10TB 7200 RPM 256MB Cache SATA Ⅲ 3.5" Enterprise。

11. CD/DVD　LG 24X SATA Internal DVD+/–RW Burner Optical Drive。

12. 网络　Onboard Dual RJ45 Gigabit Ethernet LAN ports。

13. USB/Firewire　Onboard USB Ports。

14. 显卡　Geforce gt 1080 ti 11gb。

15. 显示器　LG 34 寸液晶显示器。

二、三维图像的拼接

为获得更大组织的三维重建图像，通常需要对荧光显微镜采集的三维图像进行 X 轴、Y 轴、甚至 Z 轴上的拼接。

（一）常用软件

1. Image J/FIJI[33, 34]。

2. Imaris Stitcher。

3. Terastitcher。

ImageJ/FIJI 是一个免费的开源的图像处理软件，除图像拼接外，兼具多种图像处理功能，是最常用的二维、三维图像拼接软件。Imaris Stitcher 和 Terastitcher 对于大数据，特别是 TB 级数据处理更具优势。

（二）操作步骤

以 ImageJ/FIJI 为例进行阐述。ImageJ 软件提供两种拼接模式：成对拼接（Pairwise stitching），网 / 收藏拼接（Grid/Collection Stitching）。下面将分别阐述其操作步骤。

1. 成对拼接（pairwise stitching）

（1）打开两个需要拼接的文件。若图像为 RGB 模式，应转换为 8-bit 模式。若图像包含多个通道且需要多个通道共同参与拼接，应先将所有通道合并。

（2）利用"矩形选择工具"分别选择两个文件中相同的区域，作为拼接识别位点。

（3）选择"插件（plugin）"→"拼接（stitching）"→"成对拼接（pairwise stitching）"，在打开的对话框里选择要拼接的两个文件。

（4）拼接模式选择

Linear blending：两个文件重叠区域信号强度平缓过渡（默认选择，最常用）；

Average：取两个文件重叠区域平均信号强度进行拼接；

Median：取两个文件重叠区域信号强度中位值进行拼接；

Max. Intensity：取两个文件重叠区域信号强度最大值进行拼接；

Min. Intensity：取两个文件重叠区域信号强度最小值进行拼接；

Overlay into Composite：输出文件中，所有信号通道单独呈现；

（5）延时图像的定位方法选择

Apply registration of first time-point to all other time-points：将第一个时间点的拼接应用于所有时间点。

Register images adjacently over time：将对同一时间点的所有图像、同一位置图像的不同时间点之间的变化进行计算和优化。

Register all images over all time-points globally：对所有时间点和所有图像的变化进行计算和优化。

（6）点击"OK"，进行拼接。

2. 网 / 收藏拼接（grid/collection stitching）

（1）将所有需要拼接的文件按顺序统一命名（文件名中应包含数字编号），保存在单独文件夹中。

（2）选择"插件（plugin）"→"拼接（stitching）"→"网 / 收藏拼接（grid/collection Stitching）"。

（3）在弹出的对话框中选择图像排列方式。

（4）选择拼接网格中 X 轴、Y 轴的图像数量。

（5）选择重叠比例。重叠比例一般参考拍摄时的设置，也可以直接估算。

（6）选择文件所在路径及名称。

（7）选择拼接方式（与"成对拼接"类似）。

（8）点击"OK"，进行拼接。

三、图像的三维重建及展示

经过三维拼接后获得的图像仍需要进一步的渲染、处理和分析，以获得更为直观的图像。通常需要在三维图像处理软件上进行。

（一）常用软件

1. Imaris[35-37]。

2. Amira。

3. ImageJ。

（二）操作步骤

以 Imaris 9.0 为例，简要介绍三维图像重建及展示的操作步骤。

1. 工具栏中，选择"Surpass"模式。

2. 利用"打开"选择文件路径或将待处理文件直接拖拽入窗口（支持格式：tif, i3d, pic, ipm, ims, imx, lsm, zvi, ics, ids, lif, raw, oid, ome 等）。

3. 图像的拖动、缩放、旋转　鼠标在"Navigate"模式下时，右键选中实现图像的拖动，滚轮上下实现图像缩放，左键拖动实现图像的旋转。

4. 选择展示模式　侧边栏选择"体积（volume）"选项，可更改三维图像的展示模式。以下为最常用的三种模式。

（1）MIP（max）：最大亮度投影。沿着从视点到投影平面的平行光线，各个体素密度值所呈现的亮度以某种方式加以衰减，并最终在投影平面上呈现的是亮度最大的体素。

（2）Blend：混合。该模式下，沿观察方向的所有值，包括透明度，都被纳入计算。Blend 模式能够呈现深度效果，物体边缘显得更暗。

（3）Normal shading：能够呈现深度效果，背离光源的位置显得更暗。

5. 通道颜色、亮度、对比度　选择菜单栏"编辑（edit）"-"Show Display Adjustment"。点击通道名称，可更改该通道的显示颜色。拖拽通道上方左右两个箭头，改变最小、最大输入色阶值；拖拽通道下方箭头，改变图像灰度系数。在"Blend"模式下，可在左侧边栏"Opacity"选项中，更改图像的透明度。

6. 添加"剪切平面（clipping plane）"　在左侧边栏中，选择"剪切平面（clipping plane）"图标，可在图像中添加一个剪切平面。点击右侧边栏"Select"选项，鼠标切换成箭头形状，此时可鼠标左键拖动剪切平面的操纵杆，改变其角度、位置和深度。

7. 截图　一般选择工具栏"截图（snapshot）"保存的图像。图标右侧三角下拉菜单"偏好（preferences）"中可选择图片存储位置、画幅大小及像素大小。

8. 录制视频电影　点击工具栏"动画（animation）"图标，屏幕下方出"关键帧（key frame）"窗口。实验者可拖动、缩放、旋转图像，在不同位置及角度分别添加关键帧，Imaris 将自动生成平缓过渡的动画。

需要注意：

1. ImageJ 的三维重建功能相对比较简单，呈现效果不及专业的三维可视化软件 Imaris 或 Amira，不推荐作为首选软件使用。

2. 三维重建对计算机内存、硬盘读取速度及显卡要求高，若工作站三维重建及渲染速度慢，可将文件存放至固态硬盘进行读取。Imaris 软件可将文件导出至 .ims 格式文件，实现文件无损压缩，提高文件处理速度。

四、三维图像的优化

反卷积（deconvolution）作为一种计算密集型图像处理技术，可提高显微图像的对比度和清晰度，是一种有效的图像优化选择。几乎所有荧光显微镜拍摄的图像都可以反卷积处理，其中 3D 成像最常用到反卷积处理。下面简要阐述反卷积的操作方法。

（一）常用软件

1. ImageJ。

2. AutoQuant。

（二）使用 ImageJ 进行反卷积的操作步骤

1. 下载插件"Diffraction PSF 3D"或"Iterative Deconvolution 3D"。二者均可用来做反卷积处理。

2. 运行"Diffraction PSF 3D"插件。在弹出的对话框中，按要求输入显微镜镜头和拍摄相关参数。应注意，像素大小和深度是生成的 PSF 图像的值，而非原有图像的值。这个值是根据经验而定的，但应与拍摄原始数据时的参数相匹配。点击"OK"，运行反卷积。

3. 亦可选择运行"Iterative Deconvolution 3D""插件。在弹出的对话框中，选择图像和 PSF（2D 图像选择 2D PSF，3D 图像选择 3D PSF）。使用软件提供的默认设置，将原始迭代次数设为 10。应注意，反卷积处理过程将消耗大量内存。处理文件比较大的 3D 图像时，可进行必要的裁剪，以免内存不足使操作无法进行。

（三）使用 AutoQuant X3 进行反卷积的操作步骤

1. 运行 AutoQuant X3，打开待处理文件。

2. 点击菜单栏"Deconvolution"→"3D Deconvolution"，在页面左侧对话框中，输入使用的显微镜类型及镜头参数、拍摄通道、载玻片厚度等，点击"Apply"。

3. 页面右侧对话框的"Deconvolution"设置选项维持默认，点击右下方"√"按钮，运行反卷积。

五、三维图像的数据分析

三维图像的数据分析可以对长度、体积等指标进行定量测量，是常用的分析手段。

（一）常用软件

1. Imaris。

2. ImageJ。

（二）利用 Imaris 的 Surface 功能实现样本的三维定量计算

1. 选择左侧边栏"Surface"功能，新建一个 Surface。可使用"自动创建助手"，通过调节阈值自动识别选择需要分析的结构，也可以跳过"自动创建助手"，手动绘制勾选待分析结构。

2. Surface 创建完成后，选择其菜单下左边栏"Edit"功能，点击"蒙版（mask properties → mask all）"，选择蒙版需要覆盖的颜色通道（即待分析结构所在的通道），勾选"复制通道"，其他选项维持默认设置，点击"OK"，即创建出一个只包含所选结构的通道，此通道可用于单独的三维重建展示。

3. 在 Surface 状态下，点击左边栏"统计（statistics）"功能，可选择定量计算项目，包括所选对象的表面积、体积、平均信号强度、信号强度中位值、总信号强度等。

（三）利用 Imaris 的 Measurement Points 功能实现空间距离测量

1．单个页面（Slice）视图下两点间距的测量　点击左侧边栏"添加测量点（measurement points）"功能，选择"Slice"视图，右侧"measure"栏选择"Line"，鼠标左键单击需要测量的线段的两端，"Distance"中显示的数值即为两点间距离。

2．空间中两点间距的测量　选择"Surpass"视图，点击左侧边栏"添加剪切平面（clipping plane）"功能，调整剪切平面方向，使得待测量的两个点刚好落在该平面上。点击左侧边栏"Measurement Points"选项，将鼠标切换至"Select"模式，Shift+鼠标左键分别在剪切平面上点选待测量的两个点，读出的距离即为比较准确的两点的三维间距。

3．不规则形状（如神经轴突、血管）的长度测量　点击左侧边栏"添加测量点（measurement points）"功能，切换至 Slice 视图，右侧"Measure"栏选择"多边形（polygon）"。取包含待测结构起始位点的层面，鼠标左键单击定位起始位点，沿形状延伸依次单击标记测量位点。移动至下一层，只标记结构的延伸部分，直至到达该结构的测量终点。右侧边栏显示的"Distance"即为该结构的总长度。

（四）利用 Imaris 的 Filament Tracer 功能实现神经追踪与分析

1．自动追踪模式　"Surpass"视图下，选择左侧边栏"Filament"功能，进入创建助手中"Autopath（no loop）"模式，输入颜色通道和神经树突起始点、终末点直径。接下来，根据预览结果选择检测到的标志点的阈值及树突直径的阈值。选择树突棘的起始点、终末点直径及阈值。点击"完成"，软件将进行神经树突的自动追踪，树突、树突棘、神经元胞体将分别以不同颜色显示。

2．半自动追踪模式　"Surpass"视图下，选择左侧边栏"Filament"功能，跳过创建助手，在"Method"中选择"AutoPath"，将鼠标切换至"Select"模式，Shift+鼠标右键定位神经轴突或树突的起始位点，松开鼠标右键，沿神经纤维延伸方向移动光标，软件将自动识别神经延伸路径，Shift+鼠标左键确认路径终点。

（五）利用 ImageJ 实现荧光定量分析

1．打开需要分析的图像，点击"Image"→"Type"→"8-bit"，将其转换为 8bit 的灰度图。

2．点击"Edit"→"Invert"，将图像黑白反转（对于光密度来说越白数值越小，越黑数值越大，若不反转直接测量会造成荧光越亮测得的数值越小）。

3．点击"Analyze"→"Calibrate"，在弹出来的对话框中，"Function"选择"Uncalibrated OD"，左下方勾选"Global calibration"，点击"OK"，完成光密度的校正。

4．选择测量单位　点击"Analyze"→"Set Scale"，在弹出的对话框中，点击"Click to remove scale"，勾选"Global"，点击"OK"。

5．选择测量项目　"Analyze"→"Set Measurements"，勾选需要测量的项目"Area"，"Integrated Density"，并勾选"Limit to threshold"。

6．设定阈值"Image"→"Adjust"→"Threshold"，拖动滑块选择适当的阈值，使得目标结构全部被选中，且不包含背景区域，点击"Set"→"OK"完成设定。

7．测量"Analyze"→"Measure"，计算结果在弹出窗口中显示。

六、图像的三维分割

图像分割是将数字图像细分为多个图像子区域（像素的集合）的过程，用于定位图像中的物体和边界，在三维图像分析中，常用于血管等结构的识别和特征分析。FIJI可实现基于聚类法、边缘检测、区域生长、机器学习等多种算法的图像分割。下面简要介绍FIJI配合"Weka机器学习"插件实现图像三维分割的方法。

（一）常用软件

1．ImageJ。

2．FIJI。

（二）操作步骤

1．图像预处理　可进行反卷积、减背景、Gaussian模糊、寻找边缘等图像预处理，以方便图像二值化的进行。

2．调整阈值，完成图像二值化　"Image"→"Adjust"→"Threshold"，拖动滑块选择适当的阈值，使得目标结构全部被选中，且不包含背景区域，点击"Set"→"OK"完成设定。

3．创建蒙版　"Edit"→"Selection"→"Create Mask"。可通过"Watershed"命令分割重叠的对象。

4．创建及转移选择　"Edit"→"Selection"→"Create Selection"选择

蒙版内的对象，"Shift+E"将图像反转为原始格式。先选择蒙版，再点击原始图像，使用"Shift+E"将蒙版内的选择进行转移。

5. 分析 可直接测量、计数、使用"ROI Manager"将所选对象分离并分别定量计算。亦可创建宏实现对象的自动分离、分析。

6. 利用 ImageJ/FIJI 完成图像骨骼化及骨架分析 图像"骨骼化（Skeletonize）"将二值化图像中的结构进一步线性化，是血管分支、神经树突棘等计数的有力工具。

（1）打开待处理图像，将其更改为 8-bit 灰度图："Image"→"Type"→"8-bit"；

（2）图像预处理：减少噪点；

（3）设置阈值，完成图像二值化："Image"→"Adjust"→"Threshold"，拖动滑块选择适当的阈值，使得目标结构全部被选中，且不包含背景区域，点击"Set"→"OK"完成设定；

（4）点击"Skeletonize 3D"插件，运行图像骨骼化；

（5）选择"AnalyzeSkeleton"插件，进行图像的骨架分析，可对血管分支、树突棘等进行自动计数。

（伊亚婷　张士文　赵瑚）

第四节 组织透明化技术在种植体周血管三维成像中的应用

种植体周围血管形成是种植体骨整合过程的关键步骤之一。种植体周血管和骨组织生成的速率、数量和质量是评价种植体表面改性及系统性疾病对种植体骨整合影响的重要指标。目前，对于种植体植入后生物学过程的研究主要依赖切片及显微 CT 等手段。由于其材料的特殊性，传统石蜡或冰冻切片制备过程需首先移除种植体，因此很难实现对种植体–骨组织界面的完整保存。硬组织磨片作为最常用的种植体及周围组织形态学研究方法，虽能够完整保留种植体–骨界面，但样品制备难度较高，能够得到的信息相对有限（一个样品最多能够得到两张硬组织磨片），用于定量研究时较易产生偏倚。显微 CT 成像可获得硬组织三维结构等信息，但即便借助造影剂，其对血管组织, 尤其是新生毛细血管的检测能力依然有限, 难以实现高分辨率血管成像。

组织透明化技术借助一系列化学手段使组织器官透明化, 从而能够在不破坏组织结构完整性的基础上利用显微镜激光实现组织深部完整三维信息的获取。因此, 组织透明化结合三维成像技术是研究种植体–骨组织界面生物学过程的有力工具。

由于颌骨组织致密, 完整颌骨的免疫荧光染色十分困难, 内源性荧光标记特定细胞或组织成为了三维成像的最佳选择。随着转基因技术的发展, 越来越多的荧光报告小鼠被研发并得以商业化使用。*Tie2-Cre*；*Ai14* 荧光报告小鼠、*Cdh5-Cre*；*Ai14* 荧光报告小鼠等均可作为特异性标记血管结构的动物模型。

双光子荧光显微镜可激发胶原蛋白产生二次谐波信号, 不需任何荧光标记, 即可实现富含胶原蛋白的骨、牙等硬组织的可视化, 且能与其他荧光信号同时成像。二次谐波信号显著避免了显微 CT 拍摄中金属种植体产生的"伪影", 能够实现与显微 CT 相当甚至更高分辨率的成像, 是种植体周围骨组织研究的重要手段之一。

下面将详细阐述采用荧光报告小鼠、组织透明化技术、三维成像技术等实现结合种植体周血管及骨组织三维重建的具体方法。

（一）荧光报告小鼠模型

Tie2-Cre 转基因小鼠是内皮细胞特异性启动子驱动 Cre 重组酶表达的小鼠品系, 与 *Ai14* 小鼠交配后, 子代小鼠内皮细胞特异性表达红色荧光蛋白。可用于展示全身原有及新生的血管。

（二）小鼠下颌第一磨牙种植体植入

选用健康的 6 周大小 *Tie2-Cre*；*Ai14* 小鼠, 拔除小鼠下颌第一磨牙, 并即刻植入钛种植体。

（三）小鼠下颌骨的组织透明化

小鼠下颌骨组织透明化方式的选择主要基于透明度和内源性荧光保存两个因素的考量。相较于其他组织透明化技术, PEGASOS 对于硬组织的透明度高, 荧光保护效果好, 是唯一能够实现下颌骨完全透明并保存内源性荧光的透明方法。因此, 本节将主要采用 PEGASOS 组织透明化技术对小鼠下颌骨进行处理。PEGASOS 组织透明化技术的具体操作步骤参考本书第八章第一节。

（四）血管、骨及种植体多通道三维成像

以 Zeiss LSM780 正置双光子显微镜为例。

1. 镜头及拍摄分辨率选择　小鼠口内种植体周围新生血管大部分为毛细血管，其直径在 5μm 以下。选用 10×/0.3NA 空气镜（10×/0.3，工作距离为 5.2mm），采用 1024×1024 横向分辨率（像素大小：1.19um），轴向层厚 5μm，可满足基本拍摄需求。如需更高的分辨率，尤其是更好的轴向分辨率，可选用 25×/0.8NA 多介质浸没镜头（25×/0.8 Imm Corr DIC M27 for oil, water or glycerine immersion，工作距离为 0.57mm），采用 1024×1024 横向分辨率（像素大小：0.474μm），轴向层厚设置为 2μm。

2. 滤镜选择　选用 Zeiss 显微镜 BP420-480，BP500-550 滤镜完成多通道拍摄。

3. 显微镜荧光设置

（1）红色（血管）信号拍摄：选择 561nm 波长激发光，发射光谱设置为 570-630nm。激光强度在保证亮度的前提下尽量低，"Gain"设置为 600-700 之间，"Offset"在保证图像质量的前提下尽量接近 0，"Digital gain"一般设置为 1.0。拍摄速度一般设置为 7-8。

（2）二次谐波（骨胶原）信号拍摄：选择"Non descanned"探测器，采用"Coherent Chameleon Ultra Ⅱ Ti"：sappHire 950nm 波长激光作为骨胶原的激发光。为清晰展示骨组织结构，拍摄速度一般设置为 5-6。

（3）金属种植体反射光信号拍摄：采用 MBST80/R20 分色镜收集 488nm 波长激发光照射至金属种植体的反射光，用以勾勒种植体外形。由于对种植体信噪比要求不高，拍摄速度可设置为 8-9。

4. 拍摄顺序设置　设置好拍摄区域及厚度后，选择三个通道按 Z-stack 模式顺序拍摄。

需要注意：

显微镜镜头可根据需要的分辨率大小灵活选用。Non descanned 探测器对外界光线十分敏感，拍摄时应注意全程避光。种植体本身不透光，因此反射光只能拍摄到种植体达到最大直径前的影像。超过最大直径后反射光拍到的不再是种植体的真实形态。

（五）种植体周血管、骨组织的三维重建及分析

采用 Imaris 9.0 软件对获取的三维图像进行重建。图 8-6 显示种植体植入小鼠下颌骨 3 周后血管生成及骨愈合情况。红色信号显示下颌骨血管。运用 PEGASOS 将下颌骨进行透明化处理之后，激光穿透深度可达 700μm 以上。

可见血管由剩余牙槽骨新生至种植体周围，相互交通，紧贴种植体表面生长。绿色信号为Ⅰ型胶原的二次谐波信号，富含Ⅰ型胶原的骨组织、牙齿均能够被检测到。新生骨组织二次谐波信号较成熟骨组织弱，胶原排列较不规则。

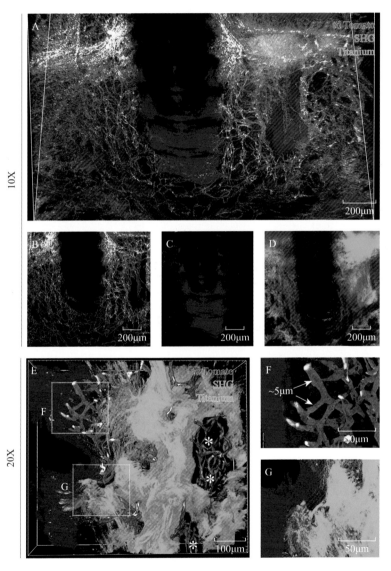

图 8-6　小鼠下颌骨钛种植钉植入 3 周后血管生成及骨愈合的三维重建图片

A. 双光子显微镜 10X 镜头拍摄的种植体周血管网络　B. 红色信号为 *Tie2-Cre*；*Ai14* 标记的血管内皮细胞　C. 蓝色信号为共聚焦显微镜反射光拍摄的种植钉影像　D. 绿色信号为骨组织内部胶原蛋白的二次谐波信号　E. 双光子显微镜 20X 镜头拍摄的种植体周血管网络　F. 种植钉表面新生毛细血管
G. 种植钉表面新生骨组织

二次谐波信号阳性区域的三维体积、信号强度可反映骨体积及骨密度。蓝色信号显示种植体影像，重建后可见其三维立体结构。25×/0.8NA 镜头可采集到具有更高轴向分辨率的图像，清晰展示种植体表面血管及骨组织结构，三维重建显示直径在 5μm 以下的毛细血管。

图像的三维重建和定量分析的具体方法参考第八章第三节。

（伊亚婷　赵瑚）

参考文献：

[1] DODT H U, LEISCHNER U, SCHIERLOH A, et al. Ultramicroscopy: three-dimensional visualization of neuronal networks in the whole mouse brain. Nat Methods. 2007; 4(4):331-336.

[2] ERTURK A, BECKER K, JAHRLING N, et al. Three-dimensional imaging of solvent-cleared organs using 3DISCO. Nat Protoc. 2012; 7(11):1983-1995.

[3] PAN C, CAI R, QUACQUARELLI F P, et al. Shrinkage-mediated imaging of entire organs and organisms using uDISCO. Nat Methods. 2016; 13(10):859-867.

[4] CAI R, PAN C, GHASEMIGHARAGOZ A, et al. Panoptic imaging of transparent mice reveals whole-body neuronal projections and skull–meninges connections. Nat Neurosci. 2019; 22(2):317-327

[5] SCHWARZ M K, SCHERBARTH A, SPRENGEL R, et al. Fluorescent-protein stabilization and high-resolution imaging of cleared, intact mouse brains. PLoS One. 2015; 10(5):e0124650.

[6] KLINGBERG A, HASENBERG A, LUDWIG-PORTUGALL I, et al. Fully Automated Evaluation of Total Glomerular Number and Capillary Tuft Size in Nephritic Kidneys Using Lightsheet Microscopy. J Am Soc Nephrol. 2017; 28(2):452-459.

[7] JING D, ZHANG S, LUO W, et al. Tissue clearing of both hard and soft tissue organs with the PEGASOS method. Cell Res. 2018; 28(8):803-818.

[8] KUWAJIMA T, SITKO A A, BHANSALI P, et al. ClearT: a detergent- and solvent-free clearing method for neuronal and non-neuronal tissue. Development. 2013; 140(6):1364-1368.

[9] KE M T, FUJIMOTO S, IMAI T. SeeDB: a simple and morphology-preserving optical clearing agent for neuronal circuit reconstruction. Nat Neurosci. 2013; 16(8):1154-1161.

[10] TSAI P S, KAUFHOLD J P, BLINDER P, et al. Correlations of neuronal and microvascular densities in murine cortex revealed by direct counting and colocalization of nuclei

and vessels. J Neurosci. 2009; 29(46):14553-14570.

[11] LI W, GERMAIN R N, GERNER M Y. Multiplex, quantitative cellular analysis in large tissue volumes with clearing-enhanced 3D microscopy (Ce3D). Proc Natl Acad Sci U S A. 2017; 114(35):E7321-E7330.

[12] TAINAKA K, KUBOTA S I, SUYAMA T Q, et al. Whole-body imaging with single-cell resolution by tissue decolorization. Cell. 2014; 159(4):911-924.

[13] KUBOTA S I, TAKAHASHI K, NISHIDA J, et al. Whole-Body Profiling of Cancer Metastasis with Single-Cell Resolution. Cell Rep. 2017; 20(1):236-250.

[14] MURAKAMI T C, MANO T, SAIKAWA S, et al. A three-dimensional single-cell-resolution whole-brain atlas using CUBIC-X expansion microscopy and tissue clearing. Nat Neurosci. 2018; 21(4):625-637.

[15] TAINAKA K, MURAKAMI T C, SUSAKI E A, et al. Chemical Landscape for Tissue Clearing Based on Hydrophilic Reagents. Cell Rep. 2018; 24(8):2196-2210.

[16] HAMA H, HIOKI H, NAMIKI K, et al. ScaleS: an optical clearing palette for biological imaging. Nat Neurosci. 2015; 18(10):1518-1529.

[17] CHUNG K, DEISSEROTH K. Clarity for mapping the nervous system. Nat Methods. 2013; 10(6):508-513.

[18] TREWEEK J B, CHAN K Y, FLYTZANIS N C, et al. Whole-body tissue stabilization and selective extractions via tissue-hydrogel hybrids for high-resolution intact circuit mapping and phenotyping. Nat Protoc. 2015; 10(11):1860-1896.

[19] GENINA E A, BASHKATOV A N, TUCHIN V V. Optical Clearing of Cranial Bone. Advances in Optical Technologies. 2008; 2008:267867

[20] ASCENZI A, FABRY C. Technique for dissection and measurement of refractive index of osteones. J Biophys Biochem Cytol. 1959; 6(1):139-142.

[21] ZHANG Y, ZHANG C, ZHONG X, et al. Quantitative evaluation of SOCS-induced optical clearing efficiency of skull. Quant Imaging Med Surg. 2015; 5(1):136-142.

[22] BERKE I M, MIOLA J P, DAVID M A, et al. Seeing through Musculoskeletal Tissues: Improving In Situ Imaging of Bone and the Lacunar Canalicular System through Optical Clearing. PLoS One. 2016; 11(3):e0150268.

[23] ORLICH M, KIEFER F. A qualitative comparison of ten tissue clearing techniques. Histol Histopathol. 2018:33(2):181-199.

[24] BELLE M, GODEFROY D, COULY G, et al. Tridimensional Visualization and Analysis of Early Human Development. Cell. 2017; 169(1):161-173.

[25] GREENBAUM A, CHAN KY, DOBREVA T, et al. Bone CLARITY: Clearing, imaging, and computational analysis of osteoprogenitors within intact bone marrow. Sci Transl Med.

2017; 9(387):eaah6518.

[26] RENIER N, WU Z, SIMON D J, et al. iDISCO: a simple, rapid method to immunolabel large tissue samples for volume imaging. Cell. 2014; 159(4):896-910.

[27] WATSON A M, ROSE A H, GIBSON G A, et al. Ribbon scanning confocal for high-speed high-resolution volume imaging of brain. PLoS One. 2017; 12(7):e0180486.

[28] PACHECO S, WANG C, CHAWLA M K, et al. High resolution, high speed, long working distance, large field of view confocal fluorescence microscope. Sci Rep. 2017; 7(1):13349.

[29] ACAR M, KOCHERLAKOTA K S, MURPHY M M, et al. Deep imaging of bone marrow shows non-dividing stem cells are mainly perisinusoidal. Nature. 2015; 526(7571):126-130.

[30] DANCIK Y, FAVRE A, LOY C J, et al. Use of multiphoton tomography and fluorescence lifetime imaging to investigate skin pigmentation in vivo. J Biomed Opt. 2013; 18(2):26022.

[31] RYAN D P, GOULD E A, SEEDORF G J, et al. Automatic and adaptive heterogeneous refractive index compensation for light-sheet microscopy. Nat Commun. 2017; 8(1):612.

[32] MIGLIORI B, DATTA M S, DUPRE C, et al. Light sheet theta microscopy for rapid high-resolution imaging of large biological samples. BMC Biol. 2018; 16(1):57.

[33] SCHINDELIN J, ARGANDA-CARRERAS I, FRISE E, et al. Fiji: an open-source platform for biological-image analysis. Nat Methods. 2012; 9(7):676-682.

[34] RUEDEN C T, SCHINDELIN J, HINER M C, et al. ImageJ2: ImageJ for the next generation of scientific image data. BMC Bioinformatics. 2017; 18(1):529.

[35] GOMARIZ A, HELBLING P M, ISRINGHAUSEN S, et al. Quantitative spatial analysis of haematopoiesis-regulating stromal cells in the bone marrow microenvironment by 3D microscopy. Nat Commun. 2018; 9(1):2532.

[36] DE S, VAN DEREN D, PEDEN E, et al. Two distinct ontogenies confer heterogeneity to mouse brain microglia. Development. 2018; 145(13):dev152306.

[37] BURGSTALLER G, SENGUPTA A, VIERKOTTEN S, et al. Distinct niches within the extracellular matrix dictate fibroblast function in (cell free) 3D lung tissue cultures. Am J Physiol Lung Cell Mol Physiol. 2018; 314(5):L708-L723.

第九章

颌面发育与再生研究进展

　　颌面部发育与再生是口腔医学研究的重要组成部分。因先天发育异常导致的颌面畸形，如颅骨锁骨发育不全、唇腭裂，或是因创伤、肿瘤切除等所致的颌面骨组织后天缺损，当缺损区骨组织形态特异或缺损较大时，现有的骨粉充填、牵张成骨、自体骨和异体骨移植较难满足对骨量、外形恢复和功能性重建的临床需求，因而对颌面骨缺损的相关临床治疗和基础研究提出了进一步的挑战。

颌面发育及成体组织稳态维持的调控机制，仍需要进一步探索。颌面胚胎发育过程中，神经嵴来源的细胞和中胚层来源的细胞精妙地发育出了颌面。研究其中细胞迁移、细胞命运选择和细胞间相互作用的相关机制，能进一步揭秘颌面细胞生物发育过程和解析遗传性颌面疾病的发生发展过程。但是这些机制至今仍待进一步研究。颌面的胚胎发育过程涉及膜内成骨和软骨内成骨两个过程。膜内成骨为间充质细胞直接分化为成骨细胞，参与骨化过程，而软骨内成骨为间充质细胞先分化为软骨模板，逐步成熟后骨化。

颌面成骨过程受多种信号通路，如 FGF、TGF-β、Wnt、Hedgehog、Notch、Hippo 信号通路等的调控，也受表观遗传学，包括 DNA 甲基化、组蛋白修饰和染色质重塑在内的调节。其相关研究不仅能为颌面发育绘制出更精确的调控网路图，更能为颌面骨组织再生提示所需的关键细胞因子。当生物体生长发育为成熟个体后，颌面的多种成体干细胞如何参与颌面骨组织稳态维持和相应调控机制的体内外研究，将为颌面骨组织再生医学提供线索。颌面组织再生支架材料，如何更好地发挥其生物相容性，支持干细胞，释放细胞因子，诱导干细胞定向分化，诱导体内形成与周围组织相适应的新生组织，长期相容或参与体内自我更新过程等相关研究，也将为颌面组织再生注入新的信息。因而，颌面发育与再生研究有着重要的生物学意义和科学价值。本章将从分子调控网络、成体干细胞和支架材料三个方面介绍其特点和研究进展。

第一节　颌面发育的分子调控

信号分子是指由体内分泌的一类具有特定生物学功能的物质，这类物质携带着相应的生物学信息，命名为配体（ligand）。在体内，位于细胞膜上或细胞质内的受体（receptor）可以特异性地识别配体上的特定结构，进而发生结合。接着，受体将其收到的生物学信号，通过细胞质或者细胞核内的转导体系，向下级转导，最终产生相应的生物学效应。这种由配体，受体，细胞内传导通路组成，最终发挥生物学效应的通路成为信号分子通路（signaling pathway）。

在胚胎发育过程中，信号分子通路调控了神经嵴细胞及间充质前体细胞的多项生物学行为，从而决定了正常颌面骨发育的大小、形状、发育方向和联合融合。而信号分子通路的紊乱将导致相应的发育相关疾病，严重影响个体的健康。因此，研究与颌面发育相关的信号分子通路是了解相关发育调控机理，寻找疾病治疗靶点，实现颌面组织再生的重点。

口腔颌面发育受到复杂的信号分子通路调控，是一个复杂而精密的生长发育过程。近几十年来，科学界对信号分子通路的了解逐渐深入和完善。其中，与口腔颌面发育密切相关的信号分子通路主要有成纤维细胞生长因子（fibroblast growth factor，FGF）家族、Wnt（Wingless/Integrated）家族、转化生长因子-β（transforming growth factor-β，TGF-β）家族、Hedgehog 家族、Notch 家族和 Hippo 家族。另外，表观遗传亦在口腔颌面发育过程中发挥重要调控作用。

一、FGF 家族

成纤维细胞生长因子（fibroblast growth factor，FGF）在 1973 年被 Armelin 首次发现[1]，因其可以调控成纤维细胞的增殖而得名。之后，大量的研究发现 FGFs 对胚胎干细胞多能性的维持和分化起到了重要的调控作用。

（一）家族介绍

FGF 家族成员主要以旁分泌的形式分泌以转导生物学信号。FGFs 可以分为 7 个亚家族，包括：

1. FGF1 亚家族（FGF1、FGF2）；
2. FGF4 亚家族（FGF4、FGF5、FGF6）；
3. FGF7 亚家族（FGF3、FGF7、FGF10、FGF22）；
4. FGF8 亚家族（FGF8、FGF17、FGF18）；
5. FGF9 亚家族（FGF9、FGF16、FGF20）；
6. 人类 FGF11 亚家族（鼠 iFgf）（FGF11、FGF12、FGF13、FGF14）；
7. 人类 FGF19 亚家族（鼠 hFgf）（FGF19、FGF21、FGF23）。

FGF 信号分子通路的受体是成纤维细胞生长因子受体（fibroblast growth factor receptor，FGFR），它们是进化上保守的受体络氨酸激酶家族[2]。据其基因型，FGFR 包括了 4 种不同但是高度同源的跨膜蛋白，分别是 FGFR1、

FGFR2、FGFR3 和 FGFR4。每个 FGFR 蛋白都包括了一个信号肽，三个细胞外抗原结构域（Ig1、Ig2 和 Ig3），一个酸性盒结构域，一个跨膜结构域，一个细胞内近膜调节结构域以及细胞内酪氨酸分解激酶结构域。功能上，细胞外抗原结构域提供了不同 FGF 配体结合的特异性位点。

（二）胞内信号转导

当 FGFs 配体与 FGFRs 受体结合后，激活 FGFs 信号分子通路。此时，受体胞内的酪氨酸残基磷酸化激活，进一步磷酸化激活近膜调节结构域并通过下游的信号转导级联途径转导其生物学信号。这类转导途径主要包括：Ras-Map 途径、PI3K-AKT 途径、PLC-γ/PKC 途径和 STAT1/p21 途径。

RAS-MAPK 途径和 PI3K-AKT 途径的激活始于 FGS2α 的磷酸化。随后，磷酸化激活的 FRS2α 与膜锚定适配蛋白 GRB2 以及酪氨酸激酶 SHP2 结合。在 RAS-MAPK 通路中，GBR2 募集 SOS，并进一步通过下游的 RAS、RAF、MEK 和 MAPK 依次转导信号；在 PI3K-AKT 通路中，GBR2 募集 GAB1，并进一步通过 PI3K 和 AKT 转导信号。RAS-MAPK 通路通过激活 ETS 转录因子而调控多种目标基因的转录表达。而 PI3K-AKT 通路则主要通过抑制目标分子的功能而发挥作用，如 FOXO1 和 TSC2 等。

在 PLC-γ/PKC 途径中，FGFR 的酪氨酸激酶域磷酸化激活 PLCγ，后者水解 PIP2 生成 IP3 和 DAG。IP3 可以升高胞内钙离子浓度；而 DAG 则通过激活 PKC 转导信号。另外，FGF 信号分子通路也可以通过 JAK 的活化以磷酸化激活 STAT1、STAT3 和 STAT5。STAT 激活后可以形成同源或异源二聚体并入核，与 γ-IFN 激活部位增强子结合从而调控目标基因的转录。

（三）FGF 家族与颌面发育再生

FGF 信号分子通路具有多种生物学功能，并在颅颌面发育再生相关的多种生物学行为中扮演重要的调控角色，例如细胞命运、细胞增殖、形态发生等。在胚胎发育的早期，FGF3、FGF8、FGF9、FGF10 和 FGF17 表达于面中部的外胚层，同时 FGFR1 和 FGFR2 也在面中部广泛表达。随后，鼻突生长发育，FGF15 和 FGF18 表达也开始在此处的外胚层升高。FGF 信号对于神经嵴细胞和中胚层起到重要作用，而这类细胞正是颅颌面发育的重要来源 [3, 4]。在颅颌面复合体中，FGF2 和 FGF8 在面部原基和颅颌面骨形成极性和对称性中起到关键作用 [5, 6]。在附肢芽发生过程中，FGF4 和 FGF8 对其发生过程的起始、分枝生长起到重要的作用 [7, 8]。在颅颌面骨的主要形态发育完成后，FGF 信号分子通路将继续调控骨膜下成骨和软骨成骨。在小鼠生长发育中，*Fgfr1* 和 *Fgfr2* 对颅骨的骨膜下成骨起调控作用，从而影响颅囟

闭合过程 [9, 10]。另一方面，在生长板中，FGF 信号通路抑制软骨细胞的增殖和成熟，并促进成骨前体细胞的增殖、分化和功能 [11]。

鉴于 FGF/FGFR 信号在颅颌面及骨组织的发育中起到重要的调控作用，该信号的异常变化亦将引起相关的发育异常疾病。例如，FGF8 在神经嵴来源的间充质细胞中是必需的，FGF8 基因突变引起面中裂和腭裂，并可能伴有下颌骨、中耳等颅颌面畸形 [12]；而 FGF10 基因功能的缺乏引起完全性腭裂（LADD 综合征）以及泪腺和唾液腺发育不全（ALSG 综合征）[12]；FGF14 基因功能的缺失引起脊髓-小脑共济失调 [12]；另外，大量研究关注了 FGFR1，FGFR2 和 FGFR3 变异相关的发育畸形表型。笔者将 FGF 和 FGFR 相关的发育异常以表格形式总结如下（表 9-1 和表 9-2）。

表 9-1　*FGF* 相关发育畸形

FGFs	升高 / 降低	表型 / 综合征
FGF3	降低	耳聋、小耳畸形、小牙畸形
FGF5	降低	睫毛粗长症
FGF8	降低	Kallmann 综合征（性腺发育不全伴或不伴嗅觉丧失）
FGF9	降低	多发性滑膜炎综合征
FGF10	降低	完全性腭裂，泪腺和唾液腺发育不全（ALSG），泪-耳-牙-指综合征（Lacrimo-auricular-dento-digital syndrome, LADD）
FGF14	降低	27 型脊髓小脑共济失调（SCA27）
FGF16	降低	4 ~ 5 掌骨融合
FGF17	降低	20 型促性腺功能不全伴或不伴嗅觉丧失
FGF23	降低	家族性高磷肿瘤钙化
	升高	低血磷性佝偻病

表 9-2　FGFR 相关发育畸形

FGFR	模型	表型	相关综合征
FGFR1	基因敲除	胚胎致死；原肠胚形成中中胚层缺乏	升高：Jackson-Weiss 综合征，Pfeiffer 综合征；降低：Hartsfield 综合征，2 型促性腺功能不全伴或不伴嗅觉丧失
	$Fgfr^{-/-}$；$Ffgr^{+/+}$ 嵌合体	胚胎致死；细胞无法延原线迁移，附肢芽和神经管形成缺陷	

FGFR	模型	表型	相关综合征
FGFR1	E10.5 肢体生长区条件性敲除	附肢芽发生缺陷；手指发育缺陷	
FGF1 Ⅱ Ic	基因敲除	胚胎致死；细胞无法沿原线迁移，前后中胚层缺陷	
FGFR2	基因敲除	胚胎致死；滋养层缺陷，异常胎盘形成，附肢芽发生缺陷	升高：Antley-Bixler 综合征，Apert 综合征，Beare-Stevenson cutis gyrate 综合征，颅颌面-骨-皮肤发育不良，Crouzon 综合征，Jackson-Weiss 综合征，Pfeiffer 综合征；降低：LADD 综合征
	$Fgfr2^{-/-}$；$Fgfr^{+/+}$ 嵌合体	P0 致死；附肢芽生长缺陷，肺生成缺陷	
FGFR2 Ⅱ Ib	基因敲除	P0 致死；附肢芽，肺，脑垂体，唾液腺，内耳，牙，皮肤，颅骨发育缺陷	
FGFR2 Ⅱ Ic	基因敲除	颅底缝迟发骨化伴滑膜形成；颅缝早闭，侏儒症	
FGFR3	基因敲除	软骨内成骨增长，内耳缺失	升高：软骨发育不全，季肋发育不全，黑棘皮病，Muenke 综合征；降低：LADD 综合征
FGFR3 Ⅱ Ic	基因敲除	软骨内过度成骨，骨密度下降	
FGFR4	基因敲除	胆固醇代谢和胆汁酸合成缺陷；高脂血症，胰岛素抵抗，高胆固醇血症	

二、TGF-β 家族

（一）家族介绍

转化生长因子 -β（transforming Growth Factor-β，TGF-β）家族包括了超过 30 个结构相关的分泌性蛋白，并密切参与到了生长发育的调控中。这些配体成员分为 TGF-β 和激活素（activins）、生长分化因子（growth differentiation factor，GDFs）、骨形态发生蛋白（bone morphopoiesis protein，BMPs）、Nodals 和 Lefty（left-right determination factors）[13]。其中，TGF-β配体家族是一类多功能细胞因子，包括四种不同的同种型（TGFβ 1 ~ 4）；激活素是由两个相同或非常相似的 β 亚基构成的二聚体（activin A、activin AB、activin B）；骨形态发生蛋白 BMP 最初认为有 7 个成员，其中 BMP2 ~ BMP7属于 TGF-β 超家族，而 BMP1 属于金属蛋白酶，而后又相继发现了多个 BMP家族成员，目前已达 20 个；生长分化因子 GDF 家族包含了 GDF1-GDF15 等成员；Nodal 是一种分泌蛋白，对于前原条到中胚层侧板节点的信号传导起到关键作用；Lefty 是新近发现的 TGF-β 家族成员，在发育过程中习惯系统的左右不对称性发挥作用[13]。

TGF-β 家族信号分子通路的受体是位于细胞膜上的 Ⅰ 型和 Ⅱ 型丝氨酸 /苏氨酸受体激酶构成的异源二聚体。不同的 Ⅰ 型和 Ⅱ 型受体组合通过与特异的配体结合，而转导生物学信号进入胞内。在哺乳动物中，目前已知有 7 种Ⅰ 型受体和 5 种 Ⅱ 型受体。每种受体都由大约 500 个氨基酸组成，构成了胞外的 N- 端配体结合域、跨膜区域、以及 C- 端的丝氨酸 / 苏氨酸受体激酶域。

（二）胞内信号转导

TGF-β 家族信号分子通路的信号转导从配体和 TGF-β Ⅱ 型受体的结合开始。Ⅱ 型受体为丝氨酸 / 苏氨酸受体激酶，它与配体结合后，催化 Ⅰ 型受体的磷酸化。磷酸化激活的 Ⅰ 型受体进一步磷酸化调节型 SMAD（R-SMAD）。已 知 的 R-SMAD 有 5 种，分别为 SMAD1、SMAD2、SMAD3、SMAD5、SMAD8：TGF-β、Activin、Nodal 和部分 GDFs 信号由 SMAD2 和 SMAD3 介导；BMPs 和少量的 GDFs 由 SMAD1、SMAD5 和 SMAD8 介导。磷酸化的R-SMAD 对通路共调节型 SMAD（co-SMAD）（目前已知的 co-SMAD 主要为 SMAD4）有高亲和力。由此，R-SMAD 和 co-SMAD 结合进入胞核。进入胞核的 SMAD 具有转录活性，可以激活或者抑制信号分子的传导。同时，胞内还有存在抑制型 SMAD，如 SMAD6 和 SMAD7，分别抑制 BMP 通路和TGF-β 通路介导的磷酸化，实现调节作用。

在 TGF-β 信号通路转导过程中，一些辅助性蛋白也起到了重要作用。例如，SMAD 锚定受体激活蛋白 SARA（Smad anchor for receptor activation）可以于 SMAD2 和 SMAD3 蛋白表面的疏水区域。SARA 包含了一个磷脂结合 FYVE 结构域，可作用于细胞膜上的核内体（endosome）。这种结合帮助配体受体复合物募集 SMAD2 和 SMAD3 并使其磷酸化。磷酸化的 R-SMAD与配体受体复合物解离，并进一步与 co-SMAD 结合，共同入核调节靶基因的转录。同时，另一含有 FYVE 结构域的 HGS 蛋白也可以和 SARA 协同作用；研究同时发现如 Disabled-2、Axin、the ELF β-spectrin 等蛋白也参与到了 TGF-β 信号通路的转导中。

（三）TGF-β 家族与颌面发育再生

TGF-β 信号分子通路在颌面发育再生中发挥重要的调控作用。TGF-β1 和 TGF-β2 参与调控腭发育中间充质细胞的增殖，而 TGF-β3 在腭发育的融合过程中发挥作用。人类疾病研究结果显示，*FBN-1* 位点的点突变会引起马方综合征，表现为异常的身高，四肢及手指过长，心脏瓣膜和主动脉的缺损，肺、骨骼和硬腭的缺损。FBN-1 可以与 TGF-β 结合从而抑制 TGF-β 活性。研究发现马方综合征的病人表现出异常升高的 TGF-β 信号 [14]。而 *TGF-βR1* 和 *TGF-βR2* 的突变将引起 Loeys-Dietz 综合征，其表现与马方综合征类似，但通常表现出更严重的腭裂、颅缝早闭、眶间距过大等颌面畸形 [14]。利用转敲小鼠进行的小鼠研究也证实了 TGF-β 信号的重要作用。*TGF-β1* 在腭突融合之前的 MEE 细胞中高表达，之后在间充质细胞中高表达 [15, 16]。*Tgf-β1* 敲除小鼠出生后前两周可以正常存活，随后便表现出快速消耗综合征，并在 3 ~ 4 周时死亡 [17]。*Tgf-β2* 在小鼠腭突发育中的间充质细胞中表达。*Tgf-β2* 敲除小鼠表现出高的围产期死亡率，以及心脏、肺、颅颌面等广泛的发育畸形 [18]。*TGF-β3* 在腭突融合前后的 MEE 细胞中持续高表达，并对 MEE 细胞的退化和腭突的融合起到关键作用 [19]。*Tgf-β3* 敲除的小鼠由于腭突融合受到影响，表现出腭裂的表型，而这种表型可以被 *Smad2* 的过表达所拯救 [20]。另一方面，*Tgf-βR1* 和 *Tgf-βR2* 敲除的小鼠均由于卵黄囊和胎盘血管发育缺陷及红细胞的缺乏，在 E10.5 死亡 [21, 22]。*Tgf-βR3* 敲除小鼠由于心脏增殖的缺陷和肝脏坏死的加速而在 E13.5 死亡 [23]。而条件性敲除 TGF-βR 的小鼠主要表现为不同程度的软 / 硬腭裂。

BMP 信号对于颅颌面的发育再生也起到关键作用。BMP2 和 BMP4 在上颌突及下颌突中表达，而 BMP5 和 BMP7 在早期鳃弓中表达，同时，BMPR1α 几乎在胚胎发育的全程都表达于颅颌面区域 [24]。BMP 信号的异常变化也将引起生长发育的异常。部分 *Bmp2* 变异的杂合子小鼠在 E9.5 表现出开放性的神经管缺陷，而纯合子通常在胚胎早期死亡 [25]。*Bmp4* 变异的纯合子小鼠因心脏发育异常而在 E6.5 到 E9.5 死亡 [26]。*Bmp5* 和 *Bmp7* 双敲除的小鼠鳃弓异常变小并在 E10.5 死亡 [27]。*Bmpr1α* 的升高可以导致鼻中隔短小及鼻中隔基底细胞的坏死 [28]。Msx1 作为 BMP 信号的下游分子，也被证明与人类的唇裂发病相关 [29]。作为 BMP 信号的拮抗剂，*Noggin* 在颅囟中表达，并在闭合的颅缝区受到 FGF 信号的调控，*Noggin* 的异常表达亦会影响颅缝的正常闭合 [30]。在下颌骨的发育中，*Bmp2* 和 *Bmp7* 在早期表达于

Meckel 软骨，而 Noggin 则在此持续表达[31]。Noggin 缺乏的小鼠表现出软骨量的下降及成骨的升高，并可以观测到磷酸化 Smad1/5/8 的升高[31]。

三、Wnt 家族

Wnt 蛋白质家族是一群高度保守的，由 Wnt 基因编码的一类富含半胱氨酸的分泌型信号分子。*Wnt* 于 1982 年首先在小鼠和果蝇中发现，分别为 integration-1 和 wingless 基因，后发现此基因具有同源性，因而命名为 Wnt（Wingless/Integration）[32]。

（一）家族介绍

目前在哺乳动物中已经发现了 19 个 Wnt 家族的配体亚型，分别为：Wnt1、Wnt2、Wnt2b、Wnt3、Wnt3a、Wnt4、Wnt5a、Wnt5b、Wnt6、Wnt7a、Wnt7b、Wnt8a、Wnt8b、Wnt9a、Wnt9b、Wnt10a、Wnt10b、Wnt11、Wnt16，它们均与 wingless 基因具有同源性[33]。而人类的 Wnt 信号受体包含了超过 15 个受体或共受体，他们由 Frizzled 基因家族编码[34]。Wnt 受体是一类类似 G 蛋白耦联受体特点的 7 个跨膜区域，并且在胞外有半胱氨酸富集区域，能够与 Wnt 配体结合。同时，哺乳动物中一种名为 LRP（low-density lipoprotein receptor related protein）的 Wnt 配体辅助受体，可以与 Wnt 配体结合形成受体–配体复合物。目前已有大量研究表明 Wnt 信号通过经典通路和非经典通路广泛参与胚胎发育、成体组织稳态等多种生物学过程的调控。

（二）胞内信号转导

基于目前的研究发现，Wnt 信号分子通路的信号转导可以分为经典 Wnt 信号通路和非经典 Wnt 信号通路。经典 Wnt 信号通路又名为 Wnt/β-catenin 通路，是目前研究较为深入的通路。β-catenin 是一种高度不稳定的蛋白，在缺乏 Wnt 配体结合时，胞内的 β-catenin 与胞内的降解复合物结合，并被蛋白酶体降解。降解复合物由胞内的 Axin、GSK-3β、APC、WTX、CK1γ 等组成。当 Wnt 配体与 Frizzled-LRP 受体复合物结合后，受体复合物通过一个保守序列结合并激活 Disheveled，激活的 Disheveled 进而募集降解复合物并抑制 GSK-3β 的磷酸化，使 GSK-3β 失活，从而稳定 β-catenin，使后者的胞内浓度升高。高浓度的 β-catenin 可以进入细胞核，与 TCF/LEF 结合并调控目标基因的转录，从而发挥生物学效应。另外，β-catenin 也可与胞内的其他分子如 N- 钙黏蛋白结合从而调控细胞的黏附功能。

非经典 Wnt 信号通路主要由 Wnt4、Wnt5a 和 Wnt11 等激活，并通过几个通路转导。在 Wnt/PCP 通路中，Wnt 配体与 Frizzled 受体结合，并激活 RhoA（Ras homolog gene family member A）、RAC（Ras-related C3 botulinum toxin substrate）和 Cdc42（cell division control protein 42）等 GTP 酶，并通过 JNK（c-Jun N-terminal Kinase）调节细胞骨架以及与细胞黏附和细胞迁移相关的目标基因。另外，Wnt/Ca$^+$ 途径中，Wnt 配体可以通过 Frizzled 受体和 RYK 及 ROR 以调节细胞内 Ca$^+$ 离子释放，并激活 CaMK2（calmodulin kinase 2）、JNK 和 PKC，从而调节细胞迁移。Wnt 蛋白也可以通过 RTK 激活 SRC 蛋白。不同的 Wnt 配体激活不同的信号，如 Wnt1、Wnt3a 和 Wnt8 可以激活经典 Wnt 通路；Wnt5a 和 Wnt11 等可以激活非经典 Wnt 通路。值得注意的是，根据 Fzd 受体的不同，Wnt5a 也可以激活经典 Wnt 通路。

（三）Wnt 家族与颌面发育再生

Wnt 信号分子通路广泛地参与全身及颌面发育与成体组织稳态的调控，是颌面发育再生领域的研究要点。经典 Wnt 信号通路和非经典 Wnt 信号通路均与胚胎早期发育、颌面形态发生、四肢附肢芽的生长和形态发生密切相关[35]。Wnt/β-catenin 以多种模式表达于颅颌面形态发生早期的神经嵴细胞中[36]，而在神经嵴细胞中特异性敲除 β-catenin 将导致小鼠神经嵴发育的相关结构缺失，而向脑神经节迁移的细胞凋亡增多[37]。在唇的发生阶段，经典 Wnt 信号表达于外胚层以及原基融合的潜在间充质中[38]。Wnt3 和 Wnt9b 都在面中份形态发生的关键时期表达于面部外胚层，其中 Wnt3 主要表达于上颌及内侧鼻突外胚层，而 Wnt9b 则主要表达于上颌、内侧鼻突和外侧鼻突的外胚层[38]。在融合阶段，Wnt9b 表达于融合中的内、外侧鼻突的上皮接缝，而 Wnt/β-catenin 的报告基因 TOPGAL 则在 / 外侧鼻突及上颌的末端特异性的激活，提示 Wnt3 和 Wnt9b 通过 Wnt/β-catenin 通路参与上唇融合过程[38]。LRP6 的缺乏将造成经典 Wnt 信号的显著下降，并由于上唇融合阶段细胞凋亡的抑制而造成最终的唇裂表型[39]。与之类似，经典 Wnt 信号的成员 Rspo2 的缺乏也将造成唇裂表型[40]。

在腭的发育中，研究显示 Wnt2、Wnt3、Wnt4、Fzd6、Catnb、Dkk1、LRP5/6、Gsk3α/β 和 Axin2 均在腭上皮表达，而其拮抗剂 Sfrp2 和 Sfrp4 表达于间充质[41-43]。特异性敲除 β-catenin 后，由于细胞无法正常执行程序性死亡进而无法引导腭板融合，造成了完全性腭裂[41]。而经典 Wnt 信号的异常升高对颌面骨发育也有不良影响。LRP4 的错义突变阻断辅助受体对 LRP-6 介导的经典 Wnt 信号的拮抗作用，致使经典 Wnt 信号异常升高，最终导致以肢体短小、手指并联、面部畸形为特征的 Cenani-Lenz 综合征[44]。

非经典 Wnt 通路对腭的发育也调控作用。Wnt5a 在发育中的间充质表达[43]。*Wnt5a* 的变异引起完全性腭裂，伴短鼻和短下颌畸形[45]。Wnt5a 的受体 FRIZZlED2 的无义突变引起人类的 Omodysplasia 疾病[46]。Wnt11 在腭发育中的 MEE 细胞中表达，*Wnt11* 敲除小鼠表现出围产期死亡，同时表现出腭裂表型[47,48]。Wnt7a 的功能缺乏将造成颌面部发育异常及附肢芽发育不全，引起人类 Fuhrmann 综合征及 Al-Awadi/Raas-Rothschild 综合征[49]。

在口腔内味蕾的发育当中，Wnt 信号通路也发挥一定的调控作用。上调 Wnt 信号的抑制剂 DKK1 或者敲除 *β-catenin*，从而抑制 Wnt 信号通路强度，都会下调味觉器官发育标记物 *Shh* 和 Bmp4 的表达，并阻断菌状乳头和味蕾发育。相反，若在体内上调 Wnt 信号通路的强度，可以上调 *Shh* 的表达，并致使舌体上异味生成大量杂乱的菌状乳头和味蕾，而缺乏丝状乳头[50]。敲除 *Lef1* 或 *Wnt10b* 的胚胎也表现出类似的表型，提示了 Wnt 信号通路的重要作用[51]。

四、Hedgehog 家族

Hedgehog 基因首先在 1970 年代的果蝇研究中发现[52]，该家族的分泌型信号分子对胚胎发育的多种组织、器官都起到关键作用。

（一）家族介绍

在果蝇体内，仅有一种 Hedgehog（HH）基因，而哺乳动物体内则表现为 3 种 hedgehog 的同源形式，分别为 sonic hedgehog（*Shh*），Indian hedgehog（*Ihh*）和 desert hedgehog（*Dhh*）。Shh 是 Hedgehog 家族表达最广泛的成员，起主要作用；Ihh 特征性地参与软骨发育；而 Dhh 在生殖细胞发育中发挥重要作用[53]。在人体中，SHH 基因位于 7q36 区域，包含了 3 个外显子，翻译形成由 462 个氨基酸组成的分泌蛋白[53]。值得一提的是，SHH 蛋白在其自身酶活性区域的调控之下，可以自我分裂成为 N 端（SHH-N）和 C 端（SHH-C）两个片段。SHH-C 在分裂之后很快被蛋白酶体降解，而 SHH-N 片段则被胆固醇共价修饰，并运输到细胞表面，与细胞膜外表面结合[54]。由此，HH 配体被运输释放到其合成细胞的细胞膜外，并通过胞外间质扩散，形成一个浓度梯度变化的微环境，进而根据细胞类型和 HH 信号分子浓度引起不同的生物学反应。现有研究认为 SHH 的生物活性主要与 SHH-N 相关。Hedgehog 信号通路的受体为 Patched 受体（PTCH），在哺乳动物中有两个亚型（PTCH1 和 PTCH2）。另外，PTCH 的抑制蛋白 SMO 和其下游转录因子 Gli 也是 Hedgehog 信号家族的重要成员。

（二）胞内信号转导

与上文介绍的其他信号分子通路受体不同的是，Hedgehog 信号通路的受体 PTCH 受到配体结合的抑制。在 Hedgehog 信号未激活状态下，PTCH 结合跨膜蛋白 SMO（Smoothened）蛋白并通过介导其降解而抑制其生物学活性。当 Hedgehog 配体与 PTCH 结合后，PTCH 释放出具有活性的游离 SMO 蛋白。Hedgehog 信号通路的转录因子在非激活状态被由 KIF7 和 SUFU 等组成的抑制复合体所抑制，信号激活后，游离的 SMO 蛋白将转录因子 Gli 从抑制复合体中释放，后者进入细胞核调控其目标基因的转录，发挥生物学效应。

（三）Hedgehog 家族与颌面发育再生

Hedgehog 信号分子通路在颌面发育中扮演重要角色。腭的发育中，Shh 在小鼠胚胎发育的 E12 开始表达于腭板上皮中，特别是在原发腭的中线处和继发腭的口腔表面表达[55]。Shh 也在 E13.5 开始表达于未来软腭的后缘，特别是在 E15 集中表达于其中线处[56]。另外，Hedgehog 信号通路的其他成员也被发现在腭突发育中表达。在 E12.5 到 E13.5，Ptch1 和 Gli1 都在腭突的口腔侧高表达[57]。而在 E14.5 到 E15.5 的时间段，Ptch1 和 Gli1 在腭的融合和升高过程中表达于其口腔侧[58]。*Shh* 敲除小鼠表现出前脑不分叶表型，并且表现出第一鳃弓不发育，不能正常形成上下颌骨等严重的颅颌面畸形[59]。Shh 主要通过调控神经嵴细胞的存活和增殖而调节神经嵴来源的一系列颅颌面组织器官发育，因而 Shh 缺乏将引起严重的颅颌面部骨矿化组织发育畸形。

在面中部发育中，在中鼻突和侧鼻突开始外生性生长之前，Shh 表达于背侧神经管。同一时期，额鼻突的间充质细胞，特别是面中部的细胞，已经接受的 Shh 配体的激活开始高表达 Ptch1。而在 E11 开始，Shh 表达于口腔外胚层，同时中鼻突中 Ptch1 表达升高，对面中部的发育和形态发生起到调控作用[60]。Shh 信号的缺乏将导致中鼻突的异常减小或不发育[61]。条件性敲除 *Ptch1* 基因的小鼠表现出唇裂的表型[62]。而特异性抑制神经嵴细胞中 Smo 活性也导致严重的唇部发育不足，颅骨发育不全等严重的面部畸形[63]。而异常升高的 Shh 信号则造成唇裂和眶间距异常增大等面中部畸形[64]。综上，适当强度的 Hedgehog 信号对面中部发育起关键作用。

在下颌的发育中，Hedgehog 信号也起到重要的生理性调节作用。对鸡胚或者鼠胚使用 Shh 抗体阻断 Shh 信号将明显扰乱其下颌的正常发育[65]。进一步的研究显示，条件性抑制小鼠咽部内胚层 Shh 信号致使小鼠的第一咽弓神经嵴细胞凋亡，从而引起小鼠的小下颌畸形[66]。下颌骨的发育源于 Meckel 软骨（MC）的成骨，而 MC 软骨来源于神经嵴细胞转化的间充质细胞。Shh 信号对外胚间充质细胞的存活和增殖起到关键作用，提示 *Shh* 敲除小鼠的下颌发育异常与 Shh 信号调控神经嵴来源的 MC 软骨细胞数量和功能密切相关。

人类的 *SHH* 变异相关疾病首次报道于 1994 年，研究人员发现 7q36 的基因突变引起了眶间距增大、前脑无裂畸形（holoprosencephaly，HPE）等表型的中线结构发育畸形 [67]。HPE 病人同时表现出了面中份发育不全、唇腭裂的表型。后期研究显示 *SHH* 基因的 V322A 突变致使一名患者发生 SMMCI 综合征 [68]，7q36 区域附近的突变引起病人的腭裂 [69]。

五、Notch 家族

Notch 家族是广泛参与到生长发育调控与相关疾病研究的信号分子通路之一。早在 1914 年，研究人员对果蝇的研究便发现了后来证实为 Notch 蛋白主导的表型，而 Notch 信号分子的准确报道在 1985 年 [70]。Notch 信号分子通路对人类发育疾病的报道始于 1991 年，研究人员报道了 NOTCH1 基因突变与一类急性 T 淋巴细胞白血病的联系 [71]。而 1996 年，研究人员发现 NOTCH3 基因突变与 CADASIL（一种以中风和痴呆为临床特征的病理性紊乱）相关 [72]。由此可见，Notch 信号分子通路对人类发育调控和相关疾病的发病起重要作用。

（一）家族介绍

Notch 信号分子通路是进化过程中高度保守的家族，在生长发育过程中通过短程细胞间通讯从而进行细胞命运决定。在果蝇中，Notch 配体主要为 Delta 和 Serate 两种。而哺乳动物当中，与 Delta 基因同源的称为 Delta-like（Dll）基因，目前发现有三个亚型，分别为 Dll1、Dll3 和 Dll4；与 Serate 同源的则名为 Jagged（JAG），目前发现两个亚型，分别是 JAG1 和 JAG2。上述 Notch 信号配体均为 I 型跨膜蛋白，其细胞膜外的结构域可以与 Notch 受体结合。

Notch 信号分子通路的受体有 4 种亚型，名为 Notch1、Notch2、Notch3 和 Notch4，也均为 I 型跨膜蛋白。Notch 受体的细胞膜外区域有多个表皮生长因子样的重复序列，其中的第 11 和 12 个序列可以介导 Notch 受体与上述配体的相互作用 [73]。

（二）胞内信号转导

Notch 信号分子通路主要是邻近细胞之间的通讯通路，其信号转导分为经典途径和非经典途径。在经典信号转导途径当中，细胞膜上的 Notch 配体与另一细胞膜上的 Notch 受体胞膜外结构域结合，并诱导后者两次水解。第一次水解是肿瘤坏死因子 α 转换酶（TACE）激活，剪切受体细胞上受体的大部分胞外区域，剪切下的区域被表达配体的细胞吞噬。第二次水解是受体细胞内的结构域被 γ-secretase 复合物剪切，释放出 Notch 受体的胞内结构域 NICD。进一步，NICD 进入细胞核，并与其下游的转录抑制因子 CBF1/Suppressor of Hairless/LAG-1（CSL）（简称为 CBF1/CSL）结合，进而调控目标基因的转录和翻译，发挥生物学效应。

与经典 Notch 通路不同的是，非经典 Notch 通路可以被非经典 Notch 配体激活，或者可不依赖于 Notch 受体的水解而进行信号转导。

（三）Notch 家族与颌面发育再生

在生长发育阶段，干细胞正确增殖分化成为各种组织细胞是关键环节。Notch 信号分子通路通过调控细胞增殖、分化、凋亡等细胞命运在形态发生中起到重要作用。在 E14.5 腭突开始融合阶段，Jag2 表达于腭突中除腭中嵴上皮缝以外的部位，Jag2 还在同期表达于上下颌的口腔侧细胞中；*Jag2* 敲除的小鼠因颅颌面发育缺陷而在围产期死亡，并表现出腭裂以及舌体与腭穹窿融合的表型[74]。利用 *Wnt1-Cre* 工具鼠在神经嵴细胞中特异性敲除小鼠 *Jag1* 基因，小鼠因下颌畸形及闭口不良无法正常咀嚼，在出生后 30 天时间死亡[75]。Jag1 的缺乏造成小鼠由于面中部发育中细胞增殖降低，血管生成异常以及细胞外基质减少而造成与人类 Alagille 综合征类似的表型[75]。人类的 Alagille 综合征是与 Notch 信号，特别是 *Jag1* 变异密切相关的发育畸形综合征，表现为心脏、脊柱、眼、颅颌面和肾脏的发育异常。其颅颌面表现主要为额部突出，眼眶深陷且眶间距增大，鼻部直挺，鼻尖扁平而颏部突出等类似"倒三角"面型[76]。研究证实 Notch 信号分子通路的配体变异，特别是 *Jag1* 变异与 Alagille 综合征的发病密切相关[77, 78]。*Dll3* 变异的小鼠表现出下颌高度降低，上颌硬腭板短小的畸形表型[79]。*Dll3* 的突变被认为与季肋骨发育不全（SCDO）相关。SCDO 的颅颌面表现为额部和鼻部宽大，以及后颅骨增大。同时，Notch 信号分子通路的其他相关成员也与 SCDO 发病相关，如 MESP2 和 HES7 等。

另一方面，Notch 信号的异常升高也与发育畸形相关。NOTCH2 的变异被认为与人类的 Hajdu-Cheney 和蛇形肋骨多囊肾综合征相关[80]。该综合征表现为局灶性的骨破坏、骨质疏松、颅颌面畸形、多囊肾、腭裂等表型。研究显示，该综合征的病人 *NOTCH2* 基因的第 34 外显子突变，从而造成了 NOTCH2 蛋白更新代谢下降，NOTCH2 信号强度升高[81]。

六、Hippo 通路

Hippo 信号通路最初发现于 1995 年，是研究人员在筛查果蝇生长抑制相关基因中发现的一个高度保守的信号分子通路，由蛋白激酶以及转录激活物等组成 [82]。之后，Hippo 信号分子通路引起了学界的大量关注，而后期研究也证实 Hippo 信号分子通路可以调控细胞增殖与细胞凋亡之间的动态平衡，从而在生长发育、形态发生和体内稳态中发挥重要的调节作用 [83]。

（一）家族介绍

Hippo 信号分子通路主要由上游信号输入因子、核心激酶级联反应链、下游转录因子和下游调节因子四个部分组成 [83]。上游的信号输入因子包括 FAT4、DCHS1/2、FRMD6、NF2、WWC1 等。而核心激酶级联反应链则由 MST1/2（与果蝇 Hpo 同源）、LATS1/2（与果蝇 Wts 同源）、MOB1 等组成。Hippo 信号分子通路的下游共转录因子是 Yes 相关蛋白 YAP/ 转录共激活剂 TAZ、YAP 和 TAZ 同源，两者并没有 DNA 结合功能结构域，而是在入核后于 TEAD1-4 转录因子结合，发挥其转录调控的生物学效应。下游的调节因子则有 RASSFs 和 ASPP1/2。

（二）胞内信号转导

在哺乳动物中，Hippo 信号通路的核心激活酶成员主要是 MST1/2 和 LATS1/2，分别与果蝇的 Hpo 和 Wts 基因同源。该信号通路由 TAO 激活酶（TAOK1/2/3）激活。TAOKs 磷酸化激活 MST1/2。活化的 MST1/2 进一步磷酸化 SAV1（与果蝇 Sav 基因同源）和 MOB1A/B（与果蝇的 Mats 同源），后者的疏水区域协同 MST1/2 共同募集并磷酸化 LATS1/2。活化的 LATS1/2 从而磷酸化激活下游共转录因子 YAP 和 TAZ，发挥其生物学效应。值得一提的是，有研究显示 MST1/2 可以自磷酸化从而启动上述级联反应，提示 Hippo 通路的激活可能不完全依赖于上游的信号因子。同时，上述级联反应同时包含了另一个关键成员 NF2/Merlin，可以与 LATS1/2 直接结合，并诱导 MST1/2-SAV1 复合体对 LATS1/2 的磷酸化激活过程。与上述 MST1/2 介导的级联反应链平行存在另一由两组 MAP4K 激活酶介导的 LATS1/2 磷酸化反应链，分别是 MAP4K1、MAP4K2、MAP4K3、MAP4K5 和 MAP4K4、MAP4K6、MAP4K7，它们的疏水区域可以直接与 LATS1/2 结合并介导后者的磷酸化，从而发挥生物学效应。

在果蝇中，Hippo 信号的转导与上述类似。Hpo 可以直接磷酸化激活 WTS。而 SAV 作为 Hpo 的衔接蛋白，可以被 Hpo 磷酸化激活，并与 Hpo

结合，从而进一步共同激活 *Wts*。*Wts* 通过下游因子 *sycE* 和 *diap1* 发挥其生物学效应。

（三）Hippo 通路与颌面发育再生

Hippo 信号分子通路对生长发育起到关键的调控作用。研究显示，Hippo 信号的缺乏导致发育中细胞增殖的异常升高和细胞凋亡的抑制，从而引起多器官多组织的发育畸形[84-87]。利用转敲技术敲除小鼠 *Nf2*、*Mst1/2*、*Lats2* 等 Hippo 信号分子通路基因，导致小鼠在胚胎发育阶段死亡[88-90]。同时，Hippo 信号通路相关基因的转敲小鼠表现出原肠胚发育障碍、发育迟滞、乳腺发育缺陷、不育、多囊肾、肺部发育缺陷、心肌扩张、心脏修复缺陷等全身多器官缺陷[90-93]。

近几年，研究人员开始关注 Hippo 信号分子通路对颌面发育的调控作用，虽然研究起步较全身其他组织器官的发育研究较晚，但也取得了一定的研究成果。研究人员利用基因工具鼠在神经嵴细胞中特异性敲除 *Yap* 和 / 或 *Taz* 基因，并观察到 *Yap* 敲除的小鼠在 E10.5 死亡，同时表现出额鼻部和下颌结构发育紊乱，神经管闭合障碍，神经管血管退化等一系列颅颌面发育障碍。而 *Yaz*$^{-/-}$ 和 *Yap*$^{+/-}$ 的嵌合体小鼠表现出 E10.5 后脑脊液增加，颅内容积增加等脑积水的表型。进一步的机理研究显示 Yap/Taz 的缺乏致使小鼠神经嵴来源的颅颌面组织细胞增殖下降，而细胞凋亡异常升高[94]。而近期研究显示，Hippo 信号通路成员 *FoxO6* 对颅颌面复合体的生长发育起到调控作用。*FoxO6* 在发育的晚期（E12.5-E18.5）脑部及颅颌面复合体中、上下颌骨后部、腭及切牙中表达。*FoxO6* 敲除小鼠表现出面部、上下颌骨、脑皮质、颅骨的膨大。研究显示 *FoxO6* 通过上调 *Lats1* 表达而激活 Hippo 信号，*FoxO6* 的缺乏致使 Hippo 信号下降，细胞增殖异常升高，从而导致上述表型[95]。由上可见，Hippo 信号通路在颅颌面发育中扮演重要角色，后期的研究有望进一步揭示其在颅颌面发育中的功能。

七、表观遗传修饰

表观遗传学是上世纪 80 年代逐渐发展的一门学科，主要研究一些与经典孟德尔遗传法则不符的生物学现象。经过多年的发展，现在表观遗传学的定义主要是研究遗传物质不改变（不改变 DNA 序列）的情况下，基因表达和生物体表型可遗传变化的一门学科[96, 97]。表观遗传学的研究内容主要包括两大类，一大类是研究基因选择性转录表达，例如 DNA 的甲基化，基因组印记，组蛋白修饰和染色质重塑；另一大类是研究基因转录后的调控，例如非编码 RNA、微小 RNA、RNA 甲基化、内含子及核糖开关等[96]。表观遗传学的调控广泛涉及生命的多种过程中，值得一提的是，由于参与到了多种基因转录表达的调节，表观遗传对于发育生物学至关重要。表观遗传学内容广泛，形式多样，是近几十年来研究的热点之一。

DNA 甲基化是表观遗传学中的重要研究分支，DNA 第 5 胞嘧啶位点的甲基化（5mC）是动植物中广泛存在的一种高度保守的甲基化修饰方式，对基因组稳定和基因表达起到调控作用[98, 99]。而这一过程主要由 DNA 甲基转移酶 DNMT1、DNMT3A 和 DNMT3B 介导[100]。其中，DNMT3A 和 DNMT3B 又被称为原位甲基转移酶，是发育过程中调控组织特异性的主要甲基转移酶。在鸡胚中，Dnmt3A 在神经嵴中高表达，而其功能的缺乏将导致神经嵴特异表达的 Sox10、Snail2、FoxD3 显著降低，Sox2 和 Sox3 表达范围扩散[101]。在人类的发育相关疾病研究中发现，DNMT3B 变异与人类的免疫缺陷-着丝不稳定-面部畸形（ICF）综合征相关[102]。机理研究显示，敲除 Dnmt3B 加速了神经和神经嵴分化，并上调了 Pax3、Pax7、FoxD3 和 Sox10 等基因的表达[103]。斑马鱼的相关研究也证实了 Dnmt3B 的重要作用，DNMT3B 在神经嵴发育过程中，可以与组蛋白甲基转移酶 G9a 共同调节了神经嵴细胞相关的颅颌面结构形成，脑部结构形成中发挥调控作用[104]。

组蛋白的修饰包括了组蛋白的甲基化修饰、乙酰化修饰等，是组蛋白翻译后修饰的重要过程，也是表观遗传修饰的重要部分[105]。组蛋白甲基化的稳定由甲基转移酶和去甲基化酶作用的平衡而维持，人类的组蛋白去甲基化酶 PHF8 变异将导致病人颅颌面畸形。PHF8 主要介导 K4K20me1 和 K3K9me1 位点的去甲基化反应，而该位点的去甲基化被证明与大脑及颅颌面发育密切相关[106]。同时，组蛋白的乙酰化修饰是组蛋白修饰的另外一类重要方式。乙酰化修饰涵盖了乙酰化和去乙酰化这两个拮抗而平衡的过程，分别由组蛋白乙酰化酶 HATs 和组蛋白去乙酰化酶 HDACs 介导[107]。HDACs 主要功能是去除赖氨酸残基上的乙酰基团，通常下调转录过程[107]。在发育过程中，HDACs 调控神经嵴细胞下游细胞的分化。HDAC1 变异的斑马鱼表现出颅颌面软骨发育缺陷的表型，并被证实为神经嵴细胞成软骨向分化的下降所导致[108]。HDAC4 与神经嵴细胞在腭部发育中的分化相关，其异常可导致斑马鱼的腭裂表型和短面型[109]。人类的 HDAC4 变异与唇腭裂等颅颌面畸形相关，孕期暴露在 HDAC 抑制剂丙戊酸的婴儿其唇腭裂发病率显著升高[110, 111]。另外，Hdac8 敲除的小鼠因颅骨发育缺陷而致使颅骨不稳定，在围产期死亡[112]。

ATP 依赖的染色质重组也是表观遗传研究领域的重要过程，主要由 SWI/SNF、ISWI 和 CHD 这三类 ATP 依赖的染色质重组酶而实现[113]。ATP

依赖的染色质重组与多种生长发育相关。其中，CHD 家族成员 CHD7 的变异与人类的 CHARGE 综合征密切相关，90% 的 CHARGE 综合征病人都表现出 CHD7 位点的杂合突变[114]。该综合征表现为心脏、内耳、眼、颅颌面和大脑等多器官多组织的发育异常[113]，而 CHD7 在该部分组织中广泛表达[113]，提示了 CHD7 对相关细胞分化和组织发育的调控作用。另外，由 WINAC 和 WICH 这两个 ATP 依赖的染色质重组酶构成的 WSFT 复合体与人类的 Williams 综合征相关[115]，该复合体也因此而得名。Williams 综合征是一种多基因失活相关的临床综合征，表现为额部宽大和鼻部短小等面部畸形，身体矮小，中轻度治理发育迟缓并可合并先天性心脏疾病[116]。

表观遗传学的研究领域涵盖广泛，如微小 RNA、RNA 的甲基化修饰等在调控转录翻译和生长发育相关的生物学过程中都起到了重要作用。后期进一步的深入研究有助于对发育调控的理解，是远期实现组织再生的奠基。

（郭雨晨　袁泉）

第二节　颌面成体干细胞的研究进展

颌面骨组织在自然寿命中能实现组织更新，应对骨损伤或骨疾病有一定自我修复能力。骨组织的稳态（homeostasis）主要依靠成骨细胞和破骨细胞的协助，来保持骨形成和骨吸收过程的平衡，以持续实现维持骨量、更新骨组织和运行骨功能的目的。在骨缺损模型研究中发现，颌面骨组织的稳态维持和自我修复的能力来源于栖居的干细胞。颌面再生或组织工程，即通过结合干细胞、支架材料和细胞因子，运用化学、物理学、生物学、工程学等原理和方法，利用干细胞的分化能力和组织形成能力，通过自体或异体移植于颌面骨组织原位或肾囊膜异位再生出骨组织，在体内实现骨组织再生的多学科交叉研究。颌面骨缺损疾病或种植体周围骨缺损的临床治疗中，对骨组织再生的需求促使着研究人员不断探索合适的再生方式。根据干细胞种类的不同，以下将简要介绍颌面成体干细胞的特点和相关潜在干细胞的颌面骨组织再生研究进展。

一、颅缝内干细胞

从 2015 年至 2017 年，多个研究相继发现颅缝内间充质成体干细胞群体，并鉴定出其特异性标志物，分别为 *Gli1*、*Axin2* 和 *Prx1*[117-119]。研究认为，颅缝内间充质成体干细胞即颅顶骨组织内主要的成体干细胞或其亚类，参与颅骨的稳态维持和损伤修复 [117-119]。

（一）*Gli1* 阳性细胞 [117]

2015 年，美国南加州大学 Yang Chai 教授实验室研究发现，颅缝间充质组织中的 *Gli1* 阳性细胞是颌面部骨组织的主要成体间充质干细胞来源之一，参与成体颅颌面骨组织的自我更新，并在骨组织损伤修复过程中被明显激活，并发表在 *Nature Cell Biology* 杂志。

该研究发现，颅缝内 *Gli1* 阳性细胞在小鼠出生后 21 至 28 天逐渐局限于颅缝中线的间充质组织内，在骨膜（periosteum）、硬脑膜（dura）和骨细胞（osteocyte）内不能被检出，并且此种颅缝特异的分布方式持续至出生后 3 个月甚至更久。除了闭合的后额缝（posterior frontal suture），*Gli1* 阳性细胞分布在大多数的开放颅缝中。*Gli1* 阳性细胞也分布在少数颅骨的部分骨髓腔内表面。

为了研究 *Gli1* 阳性细胞对骨组织的贡献，研究者们使用了细胞谱系示踪分析（lineage tracing）。细胞谱系示踪分析，指标记目标细胞后，追踪观察标记分布状况，以研究该目标细胞及其后代细胞的增殖、分化以及迁移等活动。经细胞谱系示踪分析，颅缝内 *Gli1* 阳性细胞参与形成骨前缘（osteogenic front）、骨膜和硬脑膜。骨髓腔内的 *Gli1* 阳性细胞能形成周围的骨细胞，而不形成血液细胞。稳态维持过程中，颅缝内 *Gli1* 阳性细胞不会活跃地增殖，当颅骨出现损伤时，颅缝内 *Gli1* 阳性细胞快速增殖并形成新生骨膜、硬脑膜和骨细胞以完成修复缺损过程。

为了比较颅缝内干细胞、骨膜细胞和硬脑膜的再生能力，研究者于小鼠颅骨内解离出颅缝及周围骨块（以下简称为含颅缝骨块），和切除颅缝的单纯骨块（以下简称为不含颅缝骨块）。含颅缝的骨块，即拥有颅缝间充质干细胞、外侧骨膜细胞和内侧硬脑膜细胞，而不含颅缝骨块即仅含骨膜细胞和硬脑膜细胞。当两种骨块被移植入裸鼠后，研究发现含颅缝骨块快速生长并增大为原面积的两倍，而不含颅缝骨块仅有骨膜细胞和硬脑膜细胞，并未明显生长。该结果提示颅缝内栖居了具有骨再生能力的干细胞，而骨膜和硬脑膜内可能没有。

长骨内间充质干细胞由血管周围微环境调节。与长骨不同的是颅缝内

Gli1 阳性细胞与血管系统相关性较小，受成骨前缘来源的 Ihh 调节。为了验证 Hedgehog 信号通路对颅缝间充质干细胞的影响，研究者们通过特异敲除颅缝内 *Gli1* 阳性细胞内的 Smoothened，阻断 Hedgehog 信号通路后，发现颅缝本身没有受到明显影响，周围的颅骨表现出严重的骨质疏松和骨量减少。体外实验同样佐证了，Hedgehog 信号通路不影响颅缝内间充质干细胞的自我维持，对其分化起着重要的调节作用。

为了研究 *Gli1* 阳性细胞在成年小鼠骨组织稳态维持中是否起着不可或缺的影响，研究者们使用了组织特异的细胞剔除小鼠模型（cell depletion）。在该小鼠模型中，表达 *Gli1* 的细胞将同时表达白喉毒素 A（diphtheria toxin A，DTA），以达到去除 *Gli1* 阳性细胞的目的。剔除大部分 *Gli1* 阳性细胞两个月后，小鼠体格停止生长而变小，颅缝融合，颅骨表现出严重的骨质疏松，削弱了损伤修复能力。并且在颅缝早闭小鼠模型中，研究者们也发现了 *Gli1* 阳性细胞显著减少，因而推测颅缝内干细胞的丢失可能是导致颅缝早闭症（craniosynostosis）中颅缝过早融合的原因。

（二）*Axin2* 阳性细胞 [118]

2016 年，美国罗切斯特大学医学中心的 Wei Hsu 教授实验室研究发现了颅缝间充质干细胞的又一特异性标志物 *Axin2*，并将该研究成果发表在 *Nature Communications* 杂志上。在颅顶骨组织的发育和稳态维持中，表达 *Axin2* 的干细胞存在于颅缝中线内，拥有长期自我更新和分化能力，自主地参与颅骨损伤修复和骨组织再生。

为了定位潜在的干细胞，研究者们使用了带标记的核苷酸，使细胞在 DNA 合成时摄取带标记的核苷酸，与成体细胞相比，干细胞的细胞周期长，该标记能保留更长时间，即通过识别标记保留细胞（label retaining cells，LRCs）来推测干细胞的存在。*Axin2* 的表达局限于颅缝间充质的中线部位，与由标记保留细胞为特征的潜在干细胞龛重合。小鼠出生后 9 天，*Axin2* 阳性细胞开始出现此特异分布模式。通过 *Axin2-CreER*；*lacZ* 小鼠模型，即表达 *Axin2* 的细胞被标记，进行细胞谱系示踪，发现位于颅缝中线处的 *Axin2* 阳性细胞一个月后向外扩展，3 个月后骨向分化并埋入骨内，1 年后 *Axin2* 阳性细胞及其后裔仍表达标记信号，分布于开放的颅缝和颅骨组织内。长骨中，未发现广泛的 *Axin2* 阳性细胞及其后裔，该结果让研究者们推测 *Axin2* 可能不能标记长骨干细胞。

为了检验 *Axin2* 阳性细胞是否参与损伤修复过程，于 *Axin2-CreER*；*lacZ* 小鼠颅骨组织中建立损伤模型并进行细胞谱系示踪，发现标记阳性细胞 4 周后从颅缝向周围扩张，成骨分化，并进入缺损区形成骨细胞，该研究结果说

明 *Axin2* 阳性细胞对周围损伤产生反应并参与缺损区骨组织形成。为了检验 *Axin2* 阳性细胞的再生能力，出生后 28 天小鼠颅缝间充质细胞体外分离培养后种入肾囊膜下，6 周后发现异位骨生成，该异位骨组织是由 *Axin2* 阳性细胞及其后裔分化形成的。

为了进一步验证颅缝间充质内 *Axin2* 阳性细胞而非 AXIN2 阴性细胞具有再生能力，出生后 28 天小鼠颅缝 *Axin2* 表达伴 GFP 标记细胞（*Axin2*[+]/*GFP*[hi]）和 *Axin2* 不表达且不伴 GFP 标记细胞（*Axin2*[-]/*GFP*[-]）分别体外分离培养后种入肾囊膜，仅 *Axin2*[+]/*GFP*[hi] 细胞可形成异位骨组织，*Axin2*[-]/*GFP*[-]不能，该结果说明颅缝特异表达 *Axin2* 的细胞具有再生骨组织的能力。为了检验 *Axin2* 阳性细胞的体内集落扩张能力（clonal expanding ability），为单个干细胞的特性之一，出生后 28 天 *Axin2-CreER*; *Confetti* 小鼠颅缝间充质细胞体外分离后种入肾囊膜，单个 *Axin2* 阳性细胞被 GFP、YFP、RFP 或 CFP 随机标记，3 周后研究者们发现，异位骨组织由一种荧光标记，或有多种荧光标记时其中单种荧光聚集且与异种荧光界限清晰，该结果不仅证明 *Axin2* 阳性细胞的集落扩张能力，也再次验证其干性（stemness）。

研究者们还进一步探索了 *Axin2* 阳性细胞的干细胞治疗应用前景。通过将 *Axin2-CreER*; *R26RlacZ* 颅缝间充质内含标记的 *Axin2* 阳性细胞和无标记的 *Axin2* 阴性细胞分别分离培养后植入颅骨损伤处观察修复状况，经 2 周和 4 周后，发现 *Axin2* 阴性细胞组损伤处无明显骨修复，*Axin2* 阳性细胞组有明显骨修复且由含标记的被植入细胞直接成骨分化形成了新生骨修复。

（三）成体 *Prx1* 阳性细胞 [119]

2017 年，美国哈佛牙学院 Giuseppe Intini 实验室发现表达 *Prx1* 的颅缝成体干细胞，并将该研究成果发表于 *Stem Cell Rreport* 杂志。该研究发现，颅顶骨组织内表达 *Prx1* 的成体细胞特异地存在于出生后成体（postnatal，pn）颅缝内，随年龄增长而减少，表现出骨组织干细胞的特性，并在异位移植中再生出骨组织。*Prx1-CreER-EGFP* 小鼠体内发现，*pnPrx1* 阳性细胞特异的位于后额缝、冠状缝、矢状缝和人字缝，在其他颅缝、颅顶骨膜、硬脑膜或颅顶骨髓腔内未发现该种细胞，其细胞密度随年龄增加而减少。为了检验 *pnPrx1* 阳性细胞有别与前成骨细胞或成骨细胞，*Prx1-CreER-EGFP*; *Osterix-mCherry* 小鼠体内研究发现，*pnPrx1* 阳性细胞不表达 OSTERIX 或 COL1，与早期研究结论一致 [120]，*Osterix* 阳性细胞或 *Col1* 阳性细胞更靠近成骨前缘，与 *pnPrx1* 阳性细胞分布不同。

Prx1-Cre; *Tdtomato* 小鼠体内细胞谱系示踪发现 *pnPrx1* 阳性细胞及其后裔分布于颅缝、周围骨膜、成骨前缘和成熟的骨组织。*Prx1-Cre*; *DTA* 小

鼠体内细胞剔除实验发现，周围颅骨的发育不全或受抑制，该结果说明胚胎期 *Prx1* 阳性细胞（可能包涵 *pnPrx1* 阳性细胞）负责神经嵴来源和中胚层来源的颅顶骨发育。为了检验 *Prx1* 阳性细胞对骨再生的贡献，研究者们通过建立 *Prx1-Cre*；*Tdtomato* 小鼠体内损伤修复模型，发现损伤后 5 天标记的 *Prx1* 阳性细胞分布于再生的骨组织内，从而推测胚胎 *Prx1* 阳性细胞（可能包涵 *pnPrx1* 阳性细胞参与或主导颅顶骨组织损伤修复。为了进一步研究其再生能力，*Prx1-CreER-EGFP*；*Tdtomato* 的矢状缝体外分离后异体植入野生型小鼠（C57BL/6）的颅骨缺损内，发现标记的 *pnPrx1* 阳性细胞分布于新形成的骨组织内，该结果说明异位移植的颅缝能再生出骨组织而非颅缝样结构，并且 *pnPrx1* 阳性细胞及其后裔能形成新生骨组织。

二、颌骨骨髓间充质干细胞

与长骨骨髓间充质干细胞相比，颌骨骨髓间充质干细胞（mandible BMSCs）有更高的集落形成能力、碱性磷酸酶活性、矿化能力和成骨基因表达水平，体外分离并在裸鼠内移植后发现，颌骨骨髓间充质干细胞能形成更多的新生骨组织[121]。另有学者研究显示，兔下颌骨缺损模型中，nHAC/PLA多孔支架材料载人牙槽骨骨髓间充质干细胞（alveolar BMSCs）能更显著地形成新骨，因此研究者们推测该组织工程骨可能作为下颌骨缺损修复的候选方式之一[122]。此外，在犬下颌骨前磨牙种植体周围骨缺损模型中[123]，颌骨间充质干细胞与 β-磷酸三钙（β-TCP）支架材料结合后植入骨缺损处，观察12 周后发现，结果显示其成骨能力和髂嵴来源骨髓间充质干细胞相似[123]。

三、颌骨骨膜干细胞

2018 年，美国威尔康奈尔医学院 Greenblatt 实验室发现由 Cathepsin K（*Ctsk*）标记的骨膜干细胞（periosteal stem cells，PSCs），并发表其研究成果于 *Nature* 杂志。该种成体干细胞也位于颅缝内，成熟后迁移至外侧骨膜，参与成体颅顶骨组织膜内成骨的自我更新过程[124]。该研究展示了 PSCs 在颅顶骨组织膜内成骨的特异性，结果表明 PSCs 的免疫表型主要存在于颅缝内。*Ctsk-Cre*；*mT/mG* 小鼠体内，表达 *Ctsk* 的细胞也表达绿色荧光蛋白标记。绿色标记的细胞中 CD200− CD105− 骨膜前体细胞和 CD105+CD200variable 骨膜前体细胞主要位于颅缝区域之外的骨膜组织内。颅顶 PSCs 在其分化层次体系中位于最高峰，能体外形成骨类器官（bone organoid）等，*Ctsk-cre*；*Osx$^{fl/fl}$*小鼠的颅颌面表型为矿质过少。由此研究者们推测颅骨的 PSCs 可能参与颅顶骨组织膜内成骨过程。

同年，斯坦福大学 Howard Chang 和 Michael Longaker 实验室共同研究发现位于骨膜内的干细胞参与下颌骨牵张成骨的骨形成，并发表于 *Nature* 杂志[125]。物理刺激，比如张力、压力、流体剪切力，能显著增强骨再生和创伤修复过程[126, 127]。下颌骨牵张成骨小鼠模型中发现，再生骨组织附近存在潜在干细胞[125]。研究中[125]，使用自行设计并 3D 打印的牵张装置，将小鼠分为 4 组，假手术组、骨折未牵张组、快速拉长组和逐渐牵张组，相较于假手术组的正常下颌骨形态，发现骨折组不完整骨联合和断端间软骨，快速拉长组未联合骨断端和纤维组织，逐渐牵张组完全骨联合和活跃的新骨形成，分析组织成分后提示三个实验组分别展示了软骨性愈合、纤维性愈合和直接膜内成骨过程。

为了研究牵张成骨中再生骨组织的细胞学机制，利用联体结合（parabiosis）首先排除循环来源的再生过程。为了验证牵张成骨中新生骨组织来源于组织原位干细胞，研究者们使用 *Actin-CreER*；*Rainbow* 小鼠模型中，经 1 年的追踪，发现单种荧光标记的细胞集落位于骨膜内，该结果说明骨膜内存在干细胞及前体细胞。为了探究潜在干细胞在牵张成骨过程中的作用，利用牵张成骨模型，研究者们发现单种荧光标记的细胞集落分布于骨断端并逐渐扩大，局部标记后发现骨膜来源的单细胞集落扩大，结果说明骨膜来源的干细胞参与牵张成骨新生组织形成。

为了评价牵张再生中细胞谱系特异性，研究者们使用 *Sox9-creER*；*mT/mG* 和 *Sox9-creER*；*Rainbow* 小鼠模型并分别行牵张成骨实验，发现表达 SOX9 的细胞系产生新骨，为单种荧光标记，侧面骨膜内细胞线性排列扩大成集落，结果说明位于骨膜内骨特异干细胞或前体细胞分化形成牵张成骨的新生骨组织。

四、颌骨关节软骨干细胞

2016 年，美国哥伦比亚大学医学中心 Mildred Embree 实验室发现颞下颌关节髁突软骨内存在干细胞，并将研究结果发于 *Nature Communications* 杂志[128]。颞下颌关节髁突软骨包含纤维性表浅区（superficial zone，SZ）、增殖软骨区和肥大软骨区，成熟的颞下颌关节髁突软骨不完全吸收而保持为类似关节软骨的结构，研究者们因此推测 SZ 组织可能储存着能分化出成熟软骨和成骨细胞的干细胞[128]。经研究发现，颞下颌关节髁突纤维性 SZ 组织可能是栖居了纤维软骨干细胞（fibrocartilage stem cells，FCSCs）的微环境，FCSCs 为独立于已分化软骨细胞的干细胞[128]。

在体内移植实验中，GFP 标记的供体 FCSCs 体外分离培养，流式细胞分选单个细胞体外单克隆增殖后种入胶原海绵，再植入裸鼠皮下，结果表明 GFP 标记的单克隆 FCSCs 细胞量稳定增殖，并逐步自发形成软骨样组织、暂时性软骨/骨/破骨组织重塑、骨样组织、骨小梁样结构和造血微环境，重现了软骨下成骨过程[128]。进一步研究发现，过于活跃的 Wnt 信号通过消耗干细胞发生软骨降解，扰乱纤维软骨稳态维持[128]。

五、脂肪成体干细胞

脂肪成体干细胞表达经典的间充质干细胞标志物，有骨向分化和刺激血管形成的能力，也能支持骨组织再生。人脂肪成体干细胞（adipose-derived stem cells，ADSCs），结合功能性支架材料（由固体自由曲面制造技术制作）搭载 BMP-2，移植入大鼠颅顶骨缺损区，发现新生骨组织形成[129]。该研究中，人脂肪成体干细胞在支架材料内生长良好并分化形成骨组织，提示可能有助于修复较厚颅骨缺损[129]。另有学者研究显示，比格犬腹股沟内脂肪垫分离培养脂肪成体干细胞和自体富血小板纤维蛋白支架混合培养，以细胞薄片的方式，植入种植体周围骨缺损，结果表明有更多新骨形成和更高的骨整合，因此研究者们推测此种组织工程方法为辅助即刻种植骨整合的候选之一[130]。其他研究发现，新西兰兔肩胛骨区脂肪组织分离培养的脂肪成体干细胞，结合直径 5 毫米和厚度 2 毫米的支架材料，自体植入顶骨缺损区，发现当脂肪成体干细胞骨向诱导后并结合支架材料能放大成骨潜力，促进成骨过程的部分阶段，形成再生骨组织[131]。

脂肪成体干细胞在生长发育、塑建塑形和稳态维持中发挥重要作用，为颌面部组织提供了能自我更新和自我修复的细胞来源，也为颌面再生医学提供了可能[132]。

（徐若诗　袁泉）

第三节　颌面再生相关生物支架材料

组织工程再生是一门结合医学与材料工程学的交叉学科，是现代科学发展下材料学、工程学和医学生物学的结合产物，在 20 世纪 80 年代开始发展，于 1987 年正式确定得名。组织和器官的再生依赖于组织工程的三大要素：干细胞、细胞因子和支架材料。干细胞是实现组织再生的细胞来源，其多向分化潜能为组织再生提供了可能性；多种细胞因子通过信号分子通路等途径调控干细胞命运，诱导其向特定的细胞方向分化；而支架材料为细胞的黏附、生长分化等提供重要的生长微环境。三者协同作用实现特定组织器官的再生。随着近年来细胞生物学和组织培养技术的快速发展，目前少量的体内组织便足以满足组织工程要求，已极大解决了干细胞来源问题；随着生物学对各种细胞因子和信号分子通路的深入研究，诱导细胞的分化方向，实现特定组织器官的再生也得以突破；随着材料科学的发展，组织工程支架材料在近年来也有快速发展。

一、生物支架材料特性

生物材料通常定义为替代一部分活体组织或者在体内与活体组织直接接触的自然／合成材料。在组织工程中，生物材料作为组织生成的支架模型，其表面特性为细胞提供细胞黏附、细胞增殖、细胞分化等微环境，发挥重要作用。根据其预想的体内效用，生物支架材料应满足特定的性能要求，分别为生物相容性、生物可吸收性（可降解性）、多孔性和机械强度。

1. 生物相容性　生物材料的生物相容性指宿主活体组织与生物材料之间的相互作用，并达到体内共生的状态 [133]。组织工程生物支架材料的生物相容性主要体现为材料植入后可支持细胞的生理性活动和细胞因子的正常功能，并无局部或系统性的毒副作用。颌面包含了大量的骨矿化组织，其生物支架材料要求有较好的骨诱导、骨传导和血管生成能力。骨诱导能力指生物材料可以通过生物信号募集前体细胞诱导骨生成的能力。骨传导指生物材料可以允许成骨相关细胞黏附、增殖并在支架材料基础上合成细胞外基质的能力。而血管生成能力指支架材料可允许其空间内进行血管生成，从而为成骨细胞的活动提供相应供给和微环境。

2. 生物可吸收性（可降解性）　生物材料的可吸收性主要指材料植入后，随着时间发生速率稳定可控的降解，为活体组织的长入提供充足的空间 [134]。例如，在小儿的颅颌面组织再生中，理想的生物支架材料应该具备速率可控的降解性能和完全降解性，为患儿后期的生长发育提供良好的空间 [135]。

3. 多孔性　生物支架材料应具备合适的孔隙率以便于细胞黏附、营养物质和氧气的渗入 [136]。根据研究，为允许营养物质和氧气良好的渗入，材料的孔隙率应该在 100 微米以上 [136]。而在颅颌面的硬组织再生当中，为使成骨细胞顺利长入，材料孔隙率应在 200 微米至 350 微米为宜 [137]。

4. 机械强度　作为组织工程中的机械支架部分，生物支架材料需要有合适的机械强度以保证在植入过程中可以顺利进行个性化塑型并在植入后为局部提供良好的机械支撑以维持组织工程再生所需的空间[136]。生物支架材料的机械强度应该与相应的组织器官协调，例如，在颅颌面组织工程中，高密度的生物陶瓷材料强度与骨密质类似，而一些聚合物材料的强度与小梁骨接近，应根据不同应用组织进行选择[134]。

二、骨组织支架材料

颌面涵盖了大量的骨矿化组织，而发育畸形、创伤、感染、肿瘤及其他疾病均可造成颌面骨组织的损伤和缺损，破坏病人正常的面部外形和生理功能。因此，颌面的骨组织工程再生的发展是当今社会迫切需要的。

目前的临床工作当中，颌面组织工程使用的支架材料主要包括自体骨、同种异体骨、异种骨、人工骨替代材料等，其中自体骨使用较多，并被认为是现今的"金标准"。然而，自体骨来源的限制以及开辟第二术区的创伤限制其广泛应用。相比之下，同种异体骨和异种骨可能存在免疫抗原性和致病性。人工骨替代材料，如聚合物和生物陶瓷材料，在体内常难以被正常代谢[138]。由于传统材料的局限性，新型人工骨替代材料的研发是必要的。

新骨生成的过程包括了骨传导、成骨分化、骨诱导等过程，理想的人工骨替代材料应具备模拟这些过程、提供干细胞理想生长环境的特性。多数人工骨替代材料包含了钙化合物。钙磷灰石化合物以羟基磷灰石（hydroxyapatite，HA）为代表，具有骨传导和骨结合的能力[139]。HA可分为陶瓷型和非陶瓷型，后者又称为水门汀型，具有难以降解的特性，在维持空间外形方面有独特的优势，已被应用以恢复大面积缺损[140]。与HA不同的是，碳酸钙化合物材料具有较好的可吸收性，但在植入后有较高概率发生材料折断，因而主要用于神经外科的穿孔修补[141]。另外，碳酸钙化合物的可降解性符合儿科治疗对于材料的要求，在此领域有一定的应用前景[139]。磷酸钙化合物同样具有良好的骨传导性能，然而与碳酸钙材料类似，其折裂概率高，通常需要运用聚合物材料改良其机械性能[142]。

近年来纳米材料的发展为颌面骨组织工程生物支架的进步带来了新鲜血液。纳米材料可以弥补传统材料机械强度不足、诱导细胞增殖分化能力欠佳、生长因子释放速率不稳定等缺点，促使了骨组织工程再生的进展[143]。常用的纳米聚合材料有胶原（Collagen）、聚乳酸（poliacitic acid，PLA）、聚酰胺（poliamide，PA）、聚乳酸-羟基乙酸共聚物（poly（lactic-co-glycolic acid，PLGA）、聚己酸内酯（poly-caprolactone，PCL）等。

天然骨组织中的主要成分是胶原纤维，与之类似的胶原材料由于其相似的纤维排列结构而表现出利于羟基磷灰石定向排布的优异性能。研究显示，羟基磷灰石和胶原复合物可以提供合适的机械性能及骨诱导性能[144]。在成骨过程中，由于 HA 的不可降解性会降低自体新生骨对替代材料的更替，因此需要通过调节 HA 与胶原的比例从而获得更好的成骨性能[145]。

PLA 具有良好的生物相容性，然而 PLA 机械强度相对较低，亲水性不足，且部分降解产物呈酸性而可能不利于成骨。与 HA 复合后，上述不足得以一定程度上弥补，以提高材料性能。PA 具有良好的生物相容性及较好的机械性能，其与 HA 复合后可以得到良好的成骨性能。研究人员利用 HA、胶原和 PLA 复合生物支架材料进行相关的动物实验，探究材料在兔下颌临界性骨缺损组织工程再生的应用。结果显示此种复合材料的运用有助于动物临界性骨缺损的修复[122]。

同时，由于颅颌面部包含了复杂的微生物环境，常发生兼性厌氧菌为主的混合型感染，致使颅颌面骨缺损也常伴发感染，影响局部成骨效果。因此，研发具有抗菌功能的组织工程支架材料也是必须的。研究显示，支架材料中复合纳米银离子可以提供良好的抗菌性能[146, 147]。银离子可以通过破坏细菌细胞膜的正常生理活动以及细菌死亡后释放的"僵尸效应"等原理发挥其广谱抗菌作用，在动物实验中已证实含银的生物材料均有良好的抗菌功能，可以提高局部的成骨效果[146, 147]。

三、软骨组织支架材料

颌面部的软骨组织主要包括了鼻翼软骨，耳廓软骨和颞下颌关节软骨。与身体其他部位软骨类似，颌面软骨组织因干细胞和血管的缺乏而表现出较差的自我修复能力，在损伤后难以完善的修复。因此，用组织工程的方法修复损伤的软骨组织成为发展方向。

在众多软骨组织工程研究当中，膝关节软骨相关的研究较多。膝关节是全身结构最为复杂的转动关节，其关节软骨对膝关节的功能活动和关节软骨下骨的健康起到重要作用。膝关节软骨的损伤伴随软骨下骨的改变[148]，而颞下颌关节软骨的损伤也引起类似的病变[149]。因此，颅颌面软骨组织工程材料应同时具备修复两者损伤、紧密联合骨和软骨的性能。

天然材料方面，HA 由于其合适的降解速率而被用于制作软骨组织工程的复合材料[150]。合成材料方面，水凝胶（Hydrogels）是常用的支架材料[151]。但是，水凝胶材料无法很好的模拟软骨组织工程中细胞所需的支架微环境。纳米纤维材料可以在三维结构上模拟干细胞所需的胞外微环境，从而发挥积极作用。常见的纳米纤维材料如聚己内酯（PCL），聚乳酸（PLA），聚乳酸-羟基乙酸共聚物（PLGA）[152, 153] 等可用于增强间充质干细胞的成软骨分化。同时，这类纳米三维材料的细胞黏附和细胞增殖等性能优于二维材料。例如，利用静电纺丝技术合成的第四代聚羟基脂肪酸材料，可以良好的延伸性和可降解性，并在体内软骨修复中展示出了良好的组织工程再生效果[143, 154, 155]。

与骨组织工程生物支架材料类似，软骨组织工程生物支架材料也常将两种或两种以上的材料复合后以提升材料性能。例如，纳米二氧化硅、聚丙烯酸和藻朊酸盐复合材料被证明可以用作与软骨支架材料，其抗压强度、断裂强度和韧性大幅提高，摩擦系数显著降低[156]。

而在颌面软骨组织工程的应用当中，需要将支架材料进行特异地塑型。为此，有研究人员使用 PCL/ 明胶进行 1∶1 混合后，与进行耳廓外形模拟塑型的钛合金材料相结合进行组织工程再生[157]。在未来，支架材料的进一步发展有助于颌面软骨组织工程再生医学的发展，为鼻、耳缺损以及颞下颌关节软骨的损伤修复提供完善的治疗方案。

四、软组织支架材料

颌面包含了上皮、黏膜等大量软组织，其损伤缺损也是颌面组织工程需要解决的临床问题。

黏膜组织工程与表皮组织工程类似，均可以天然材料和人工合成材料作为支架材料。天然材料常指同种异体或者异种来源的去上皮化组织。天然的支架材料在局部微环境中酶的作用下缓慢降解，适用于黏膜的组织工程再生[158]。

而人工材料方面，重组聚合物是一类具有应用潜力的聚合材料。重组聚合物指运用重组 DNA 技术设计的多肽材料，含有特定设计的氨基酸序列以提高其生物应用。例如，弹性蛋白样重组聚合物（ELRs）属于上述重组聚合物材料的一种，可以对其设计以对温度、pH 和光等因素反应[159]。而 ELR 也被证实可以应用于软骨、血管等多种组织的再生中。同时，ELR 可以增强上皮细胞、成纤维细胞和上皮干细胞的增殖，从而被认为在表皮黏膜组织的组织工程再生中有良好的应用[160, 161]。

颌面组织和器官的再生研究既符合当下医疗需求，也符合再生医学科学发展的未来方向，是未来研究人员重点关注的领域之一。生物支架材料的发展既依靠于材料科学的进步，也需要相关医学生物学理论的支持。大力发展生物材料科学将为人类组织工程的发展带来极大的助力。

（郭雨晨　袁泉）

参考文献：

[1] ARMELIN H A. Pituitary extracts and steroid hormones in the control of 3T3 cell growth. Proc Natl Acad Sci U S A. 1973; 70(9):2702-2706.

[2] ZHANG Y, GORRY M C, POST J C, et al. Genomic organization of the human fibroblast growth factor receptor 2 (FGFR2) gene and comparative analysis of the human FGFR gene family. Gene. 1999; 230(1):69-79.

[3] KIMELMAN D, KIRSCHNER M. Synergistic induction of mesoderm by FGF and TGF-beta and the identification of an mRNA coding for FGF in the early Xenopus embryo. Cell. 1987; 51(5):869-877.

[4] VILLANUEVA S, GLAVIC A, RUIZ P, et al. Posteriorization by FGF, Wnt, and retinoic acid is required for neural crest induction. Dev Biol. 2002; 241(2):289-301.

[5] KUBOTA Y, ITO K. Chemotactic migration of mesencephalic neural crest cells in the mouse. Dev Dyn. 2000; 217(2):170-179.

[6] TUCKER A S, YAMADA G, GRIGORIOU M, et al. Fgf-8 determines rostral-caudal polarity in the first branchial arch. Development. 1999; 126(1):51-61.

[7] BOULET A M, MOON A M, ARENKIEL B R, et al. The roles of Fgf4 and Fgf8 in limb bud initiation and outgrowth. Dev Biol. 2004; 273(2):361-372.

[8] SUN X, MARIANI F V, MARTIN G R. Functions of FGF signalling from the apical ectodermal ridge in limb development. Nature. 2002; 418(6897):501-508.

[9] ISEKI S, WILKIE A O, MORRISS-KAY G M. Fgfr1 and Fgfr2 have distinct differentiation- and proliferation-related roles in the developing mouse skull vault. Development. 1999; 126(24):5611-5620.

[10] RICE D P, ABERG T, CHAN Y, et al. Integration of FGF and TWIST in calvarial bone and suture development. Development. 2000; 127(9):1845-1855.

[11] WANG Q, GREEN R P, ZHAO G, et al. Differential regulation of endochondral bone growth and joint development by FGFR1 and FGFR3 tyrosine kinase domains. Development. 2001; 128(19):3867-3876.

[12] MOOSA S, WOLLNIK B. Altered FGF signalling in congenital craniofacial and skeletal disorders. Semin Cell Dev Biol. 2016; 53:115-125.

[13] NEBEN C L, MERRILL A E. Signaling Pathways in Craniofacial Development: Insights from Rare Skeletal Disorders. Curr Top Dev Biol. 2015; 115:493-542.

[14] BROOKE B S, HABASHI J P, JUDGE D P, et al. Angiotensin II blockade and aortic-root dilation in Marfan's syndrome. N Engl J Med. 2008; 358(26):2787-2795.

[15] FITZPATRICK D R, DENHEZ F, KONDAIAH P, et al. Differential expression of TGF

beta isoforms in murine palatogenesis. Development. 1990; 109(3):585-595.

[16] MU Z, YANG Z, YU D, et al. TGFbeta1 and TGFbeta3 are partially redundant effectors in brain vascular morphogenesis. Mech Dev. 2008; 125(5-6):508-516.

[17] SUDARSHAN C, YASWEN L, KULKARNI A, et al. Phenotypic consequences of transforming growth factor beta1 gene ablation in murine embryonic fibroblasts: autocrine control of cell proliferation and extracellular matrix biosynthesis. J Cell Physiol. 1998; 176(1):67-75.

[18] SANFORD L P, ORMSBY I, GITTENBERGER-DE GROOT A C, et al. TGFbeta2 knockout mice have multiple developmental defects that are non-overlapping with other TGFbeta knockout phenotypes. Development. 1997; 124(13):2659-2670.

[19] YANG L T, LI W Y, KAARTINEN V. Tissue-specific expression of Cre recombinase from the Tgfb3 locus. Genesis. 2008; 46(2):112-118.

[20] CUI X M, SHIOMI N, CHEN J, et al. Overexpression of Smad2 in Tgf-beta3-null mutant mice rescues cleft palate. Dev Biol. 2005; 278(1):193-202.

[21] LARSSON J, GOUMANS M J, SJOSTRAND L J, et al. Abnormal angiogenesis but intact hematopoietic potential in TGF-beta type I receptor-deficient mice. EMBO J. 2001; 20(7):1663-1673.

[22] OSHIMA M, OSHIMA H, TAKETO M M. TGF-beta receptor type II deficiency results in defects of yolk sac hematopoiesis and vasculogenesis. Dev Biol. 1996; 179(1):297-302.

[23] STENVERS K L, TURSKY M L, HARDER K W, et al. Heart and liver defects and reduced transforming growth factor beta2 sensitivity in transforming growth factor beta type III receptor-deficient embryos. Mol Cell Biol. 2003; 23(12):4371-4385.

[24] DUDAS M, SRIDURONGRIT S, NAGY A, et al. Craniofacial defects in mice lacking BMP type I receptor Alk2 in neural crest cells. Mech Dev. 2004; 121(2):173-182.

[25] CASTRANIO T, MISHINA Y. Bmp2 is required for cephalic neural tube closure in the mouse. Dev Dyn. 2009; 238(1):110-122.

[26] WINNIER G, BLESSING M, LABOSKY P A, et al. Bone morphogenetic protein-4 is required for mesoderm formation and patterning in the mouse. Genes Dev. 1995; 9(17):2105-2116.

[27] SOLLOWAY M J, ROBERTSON E J. Early embryonic lethality in Bmp5; Bmp7 double mutant mice suggests functional redundancy within the 60A subgroup. Development. 1999; 126(8):1753-1768.

[28] HAYANO S, KOMATSU Y, PAN H, et al. Augmented BMP signaling in the neural crest inhibits nasal cartilage morphogenesis by inducing p53-mediated apoptosis. Development. 2015; 142(7):1357-1367.

[29] DIXON M J, MARAZITA M L, BEATY T H, et al. Cleft lip and palate: understanding genetic and environmental influences. Nat Rev Genet. 2011; 12(3):167-178.

[30] WARREN S M, BRUNET L J, HARLAND R M, et al. The BMP antagonist noggin regulates cranial suture fusion. Nature. 2003; 422(6932):625-629.

[31] WANG Y, ZHENG Y, CHEN D, et al. Enhanced BMP signaling prevents degeneration and leads to endochondral ossification of Meckel's cartilage in mice. Dev Biol. 2013; 381(2):301-311.

[32] NUSSE R, VARMUS H E. Many tumors induced by the mouse mammary tumor virus contain a provirus integrated in the same region of the host genome. Cell. 1982; 31(1):99-109.

[33] HE F, CHEN Y. Wnt signaling in lip and palate development. Front Oral Biol. 2012; 16:81-90.

[34] DUCHARTRE Y, KIM Y M, KAHN M. The Wnt signaling pathway in cancer. Crit Rev Oncol Hematol. 2016; 99:141-149.

[35] BRUGMANN S A, GOODNOUGH L H, GREGORIEFF A, et al. Wnt signaling mediates regional specification in the vertebrate face. Development. 2007; 134(18):3283-3295.

[36] MANI P, JARRELL A, MYERS J, et al. Visualizing canonical Wnt signaling during mouse craniofacial development. Dev Dyn. 2010; 239(1):354-363.

[37] BRAULT V, MOORE R, KUTSCH S, et al. Inactivation of the beta-catenin gene by Wnt1-Cre-mediated deletion results in dramatic brain malformation and failure of craniofacial development. Development. 2001; 128(8):1253-1264.

[38] LAN Y, RYAN R C, ZHANG Z, et al. Expression of Wnt9b and activation of canonical Wnt signaling during midfacial morphogenesis in mice. Dev Dyn. 2006; 235(5):1448-1454.

[39] SONG L, LI Y, WANG K, et al. Lrp6-mediated canonical Wnt signaling is required for lip formation and fusion. Development. 2009; 136(18):3161-3171.

[40] YAMADA W, NAGAO K, HORIKOSHI K, et al. Craniofacial malformation in R-spondin2 knockout mice. Biochem Biophys Res Commun. 2009; 381(3):453-458.

[41] HE F, XIONG W, WANG Y, et al. Epithelial Wnt/beta-catenin signaling regulates palatal shelf fusion through regulation of Tgfbeta3 expression. Dev Biol. 2011; 350(2):511-519.

[42] HE F, POPKIE A P, XIONG W, et al. Gsk3beta is required in the epithelium for palatal elevation in mice. Dev Dyn. 2010; 239(12):3235-3246.

[43] HE F, XIONG W, YU X, et al. Wnt5a regulates directional cell migration and cell proliferation via Ror2-mediated noncanonical pathway in mammalian palate development. Development. 2008; 135(23):3871-3879.

[44] LI Y, PAWLIK B, ELCIOGLU N, et al. LRP4 mutations alter Wnt/beta-catenin signaling and cause limb and kidney malformations in Cenani-Lenz syndrome. Am J Hum Genet. 2010; 86(5):696-706.

[45] YAMAGUCHI T P, BRADLEY A, MCMAHON A P, et al. A Wnt5a pathway underlies outgrowth of multiple structures in the vertebrate embryo. Development. 1999; 126(6):1211-1223.

[46] SAAL H M, PROWS C A, GUERREIRO I, et al. A mutation in FRIZZLED2 impairs Wnt signaling and causes autosomal dominant omodysplasia. Hum Mol Genet. 2015; 24(12):3399-3409.

[47] LEE J M, KIM J Y, CHO K W, et al. Wnt11/Fgfr1b cross-talk modulates the fate of cells in palate development. Dev Biol. 2008; 314(2):341-350.

[48] MAJUMDAR A, VAINIO S, KISPERT A, et al. Wnt11 and Ret/Gdnf pathways cooperate in regulating ureteric branching during metanephric kidney development. Development. 2003; 130(14):3175-3185.

[49] WOODS C G, STRICKER S, SEEMANN P, et al. Mutations in WNT7A cause a range of limb malformations, including Fuhrmann syndrome and Al-Awadi/Raas-Rothschild/Schinzel phocomelia syndrome. Am J Hum Genet. 2006; 79(2):402-408.

[50] LIU F, THIRUMANGALATHU S, GALLANT N M, et al. Wnt-beta-catenin signaling initiates taste papilla development. Nat Genet. 2007; 39(1):106-112.

[51] IWATSUKI K, LIU H X, GRONDER A, et al. Wnt signaling interacts with Shh to regulate taste papilla development. Proc Natl Acad Sci U S A. 2007; 104(7):2253-2258.

[52] NUSSLEIN-VOLHARD C, WIESCHAUS E. Mutations affecting segment number and polarity in Drosophila. Nature. 1980; 287(5785):795-801.

[53] INGHAM P W, MCMAHON A P. Hedgehog signaling in animal development: paradigms and principles. Genes Dev. 2001; 15(23):3059-3087.

[54] LEWIS K E, EISEN J S. Hedgehog signaling is required for primary motoneuron induction in zebrafish. Development. 2001; 128(18):3485-3495.

[55] WELSH I C, O'BRIEN T P. Signaling integration in the rugae growth zone directs sequential SHH signaling center formation during the rostral outgrowth of the palate. Dev Biol. 2009; 336(1):53-67.

[56] SAGAI T, AMANO T, TAMURA M, et al. A cluster of three long-range enhancers directs regional Shh expression in the epithelial linings. Development. 2009; 136(10):1665-1674.

[57] HAN J, MAYO J, XU X, et al. Indirect modulation of Shh signaling by Dlx5 affects the oral-nasal patterning of palate and rescues cleft palate in Msx1-null mice. Development. 2009; 136(24):4225-4233.

[58] COBOURNE M T, XAVIER G M, DEPEW M, et al. Sonic hedgehog signalling inhibits palatogenesis and arrests tooth development in a mouse model of the nevoid basal cell carcinoma syndrome. Dev Biol. 2009; 331(1):38-49.

[59] CHIANG C, LITINGTUNG Y, LEE E, et al. Cyclopia and defective axial patterning in mice lacking Sonic hedgehog gene function. Nature. 1996; 383(6599):407-413.

[60] HU D, MARCUCIO R S. Unique organization of the frontonasal ectodermal zone in birds and mammals. Dev Biol. 2009; 325(1):200-210.

[61] AOTO K, TRAINOR P A. Co-ordinated brain and craniofacial development depend upon Patched1/XIAP regulation of cell survival. Hum Mol Genet. 2015; 24(3):698-713.

[62] METZIS V, COURTNEY A D, KERR M C, et al. Patched1 is required in neural crest cells for the prevention of orofacial clefts. Hum Mol Genet. 2013; 22(24):5026-5035.

[63] JEONG J, MAO J, TENZEN T, et al. Hedgehog signaling in the neural crest cells regulates the patterning and growth of facial primordia. Genes Dev. 2004; 18(8):937-951.

[64] WANG K H, HEIKE C L, CLARKSON M D, et al. Evaluation and integration of disparate classification systems for clefts of the lip. Front Physiol. 2014; 5:163.

[65] MELNICK M, WITCHER D, BRINGAS P J R, et al. Meckel's cartilage differentiation is dependent on hedgehog signaling. Cells Tissues Organs. 2005; 179(4):146-157.

[66] BILLMYRE K K, KLINGENSMITH J. Sonic hedgehog from pharyngeal arch 1 epithelium is necessary for early mandibular arch cell survival and later cartilage condensation differentiation. Dev Dyn. 2015; 244(4):564-576.

[67] MUENKE M, GURRIERI F, BAY C, et al. Linkage of a human brain malformation, familial holoprosencephaly, to chromosome 7 and evidence for genetic heterogeneity. Proc Natl Acad Sci U S A. 1994; 91(17):8102-8106.

[68] GARAVELLI L, ZANACCA C, CASELLI G, et al. Solitary median maxillary central incisor syndrome: clinical case with a novel mutation of sonic hedgehog. Am J Med Genet A. 2004; 127A(1):93-95.

[69] MORAVA E, BARTSCH O, CZAKO M, et al. Small inherited terminal duplication of 7q with hydrocephalus, cleft palate, joint contractures, and severe hypotonia. Clin Dysmorphol. 2003; 12(2):123-127.

[70] WHARTON K A, JOHANSEN K M, XU T, et al. Nucleotide sequence from the neurogenic locus notch implies a gene product that shares homology with proteins containing EGF-like repeats. Cell. 1985; 43(3 Pt 2):567-581.

[71] ELLISEN L W, BIRD J, WEST D C, et al. TAN-1, the human homolog of the Drosophila notch gene, is broken by chromosomal translocations in T lymphoblastic neoplasms. Cell. 1991; 66(4):649-661.

[72] JOUTEL A, CORPECHOT C, DUCROS A, et al. Notch3 mutations in CADASIL, a hereditary adult-onset condition causing stroke and dementia. Nature. 1996; 383(6602):707-710.

[73] ANDERSSON E R, SANDBERG R, LENDAHL U. Notch signaling: simplicity in design, versatility in function. Development. 2011; 138(17):3593-3612.

[74] CASEY L M, LAN Y, CHO E S, et al. Jag2-Notch1 signaling regulates oral epithelial differentiation and palate development. Dev Dyn. 2006; 235(7):1830-1844.

[75] HUMPHREYS R, ZHENG W, PRINCE L S, et al. Cranial neural crest ablation of Jagged1 recapitulates the craniofacial phenotype of Alagille syndrome patients. Hum Mol Genet. 2012; 21(6):1374-1383.

[76] KAMATH B M, LOOMES K M, OAKEY R J, et al. Facial features in Alagille syndrome: specific or cholestasis facies? Am J Med Genet. 2002; 112(2):163-170.

[77] LI L, KRANTZ I D, DENG Y, et al. Alagille syndrome is caused by mutations in human Jagged1, which encodes a ligand for Notch1. Nat Genet. 1997; 16(3):243-251.

[78] CROSNIER C, DRIANCOURT C, RAYNAUD N, et al. Mutations in JAGGED1 gene are predominantly sporadic in Alagille syndrome. Gastroenterology. 1999; 116(5):1141-1148.

[79] LOOMES K M, STEVENS S A, O'BRIEN M L, et al. Dll3 and Notch1 genetic interactions model axial segmental and craniofacial malformations of human birth defects. Dev Dyn. 2007; 236(10):2943-2951.

[80] SIMPSON M A, IRVING M D, ASILMAZ E, et al. Mutations in NOTCH2 cause Hajdu-Cheney syndrome, a disorder of severe and progressive bone loss. Nat Genet. 2011; 43(4):303-305.

[81] LEE S Y, KUMANO K, NAKAZAKI K, et al. Gain-of-function mutations and copy number increases of Notch2 in diffuse large B-cell lymphoma. Cancer Sci. 2009; 100(5):920-926.

[82] JUSTICE R W, ZILIAN O, WOODS D F, et al. The Drosophila tumor suppressor gene warts encodes a homolog of human myotonic dystrophy kinase and is required for the control of cell shape and proliferation. Genes Dev. 1995; 9(5):534-546.

[83] KIM W, JHO E H. The history and regulatory mechanism of the Hippo pathway. BMB Rep. 2018; 51(3):106-118.

[84] LAI Z C, WEI X, SHIMIZU T, et al. Control of cell proliferation and apoptosis by mob as tumor suppressor, mats. Cell. 2005; 120(5):675-685.

[85] WU S, HUANG J, DONG J, et al. hippo encodes a Ste-20 family protein kinase that restricts cell proliferation and promotes apoptosis in conjunction with salvador and warts. Cell. 2003; 114(4):445-456.

[86] PANTALACCI S, TAPON N, LEOPOLD P. The Salvador partner Hippo promotes apoptosis and cell-cycle exit in Drosophila. Nat Cell Biol. 2003; 5(10):921-927.

[87] TAPON N, HARVEY K F, BELL D W, et al. salvador Promotes both cell cycle exit and apoptosis in Drosophila and is mutated in human cancer cell lines. Cell. 2002; 110(4):467-478.

[88] ZHOU D, CONRAD C, XIA F, et al. Mst1 and Mst2 maintain hepatocyte quiescence and suppress hepatocellular carcinoma development through inactivation of the Yap1 oncogene. Cancer Cell. 2009; 16(5):425-438.

[89] YABUTA N, OKADA N, ITO A, et al. Lats2 is an essential mitotic regulator required for the coordination of cell division. J Biol Chem. 2007; 282(26):19259-19271.

[90] MCCLATCHEY A I, SAOTOME I, RAMESH V, et al. The Nf2 tumor suppressor gene product is essential for extraembryonic development immediately prior to gastrulation. Genes Dev. 1997; 11(10):1253-1265.

[91] ST JOHN M A, TAO W, FEI X, et al. Mice deficient of Lats1 develop soft-tissue sarcomas, ovarian tumours and pituitary dysfunction. Nat Genet. 1999; 21(2):182-186.

[92] TIAN W, YU J, TOMCHICK D R, et al. Structural and functional analysis of the YAP-binding domain of human TEAD2. Proc Natl Acad Sci U S A. 2010; 107(16):7293-7298.

[93] HEALLEN T, MORIKAWA Y, LEACH J, et al. Hippo signaling impedes adult heart regeneration. Development. 2013; 140(23):4683-4690.

[94] WANG J, XIAO Y, HSU C W, et al. Yap and Taz play a crucial role in neural crest-derived craniofacial development. Development. 2016; 143(3):504-515.

[95] SUN Z, DA FONTOURA C S G, MORENO M, et al. FoxO6 regulates Hippo signaling and growth of the craniofacial complex. PLoS Genet. 2018; 14(10):e1007675.

[96] BIRD A. Perceptions of epigenetics. Nature. 2007; 447(7143):396-398.

[97] BERNSTEIN B E, MEISSNER A, LANDER E S. The mammalian epigenome. Cell. 2007; 128(4):669-681.

[98] LAW J A, JACOBSEN S E. Establishing, maintaining and modifying DNA methylation patterns in plants and animals. Nat Rev Genet. 2010; 11(3):204-220.

[99] SMITH Z D, MEISSNER A. DNA methylation: roles in mammalian development. Nat Rev Genet. 2013; 14(3):204-220.

[100] TUREK-PLEWA J, JAGODZINSKI P P. The role of mammalian DNA methyltransferases in the regulation of gene expression. Cell Mol Biol Lett. 2005; 10(4):631-647.

[101] HU N, STROBL-MAZZULLA P, SAUKA-SPENGLER T, et al. DNA methyltransferase3A as a molecular switch mediating the neural tube-to-neural crest fate transition. Genes Dev. 2012; 26(21):2380-2385.

[102] JIN B, TAO Q, PENG J, et al. DNA methyltransferase 3B (DNMT3B) mutations in ICF syndrome lead to altered epigenetic modifications and aberrant expression of genes regulating development, neurogenesis and immune function. Hum Mol Genet. 2008; 17(5):690-709.

[103] MARTINS-TAYLOR K, SCHROEDER D I, LASALLE J M, et al. Role of DNMT3B in the regulation of early neural and neural crest specifiers. Epigenetics. 2012; 7(1):71-82.

[104] RAI K, JAFRI I F, CHIDESTER S, et al. Dnmt3 and G9a cooperate for tissue-specific development in zebrafish. J Biol Chem. 2010; 285(6):4110-4121.

[105] KOUZARIDES T. Chromatin modifications and their function. Cell. 2007; 128(4):693-705.

[106] QI H H, SARKISSIAN M, HU G Q, et al. Histone H4K20/H3K9 demethylase PHF8 regulates zebrafish brain and craniofacial development. Nature. 2010; 466(7305):503-507.

[107] SHAHBAZIAN M D, GRUNSTEIN M. Functions of site-specific histone acetylation and deacetylation. Annu Rev Biochem. 2007; 76:75-100.

[108] IGNATIUS M S, UNAL EROGLU A, MALIREDDY S, et al. Distinct functional and temporal requirements for zebrafish Hdac1 during neural crest-derived craniofacial and peripheral neuron development. PLoS One. 2013; 8(5):e63218.

[109] DELAURIER A, NAKAMURA Y, BRAASCH I, et al. Histone deacetylase-4 is required during early cranial neural crest development for generation of the zebrafish palatal skeleton. BMC Dev Biol. 2012; 12:16.

[110] WILLIAMS S R, ALDRED M A, DER KALOUSTIAN V M, et al. Haploinsufficiency of HDAC4 causes brachydactyly mental retardation syndrome, with brachydactyly type E, developmental delays, and behavioral problems. Am J Hum Genet. 2010; 87(2):219-228.

[111] WYSZYNSKI D F, NAMBISAN M, SURVE T, et al. Increased rate of major malformations in offspring exposed to valproate during pregnancy. Neurology. 2005; 64(6):961-965.

[112] HABERLAND M, MOKALLED M H, MONTGOMERY R L, et al. Epigenetic control of skull morphogenesis by histone deacetylase 8. Genes Dev. 2009; 23(14):1625-1630.

[113] MICUCCI J A, SPERRY E D, MARTIN D M. Chromodomain helicase DNA-binding proteins in stem cells and human developmental diseases. Stem Cells Dev. 2015; 24(8):917-926.

[114] VISSERS L E, VAN RAVENSWAAIJ C M, ADMIRAAL R, et al. Mutations in a new member of the chromodomain gene family cause CHARGE syndrome. Nat Genet. 2004; 36(9):955-957.

[115] BARNETT C, YAZGAN O, KUO H C, et al. Williams Syndrome Transcription Factor is critical for neural crest cell function in Xenopus laevis. Mech Dev. 2012; 129(9-12):324-338.

[116] MARTENS M A, WILSON S J, REUTENS D C. Research Review: Williams syndrome: a critical review of the cognitive, behavioral, and neuroanatomical phenotype. J Child Psychol Psychiatry. 2008; 49(6):576-608.

[117] ZHAO H, FENG J, HO T V, et al. The suture provides a niche for mesenchymal stem cells of craniofacial bones. Nat Cell Biol. 2015; 17(4):386-396.

[118] MARUYAMA T, JEONG J, SHEU T J, et al. Stem cells of the suture mesenchyme in craniofacial bone development, repair and regeneration. Nat Commun. 2016; 7:10526.

[119] WILK K, YEH S A, MORTENSEN L J, et al. Postnatal Calvarial Skeletal Stem Cells Expressing PRX1 Reside Exclusively in the Calvarial Sutures and Are Required for Bone Regeneration. Stem Cell Reports. 2017; 8(4):933-946.

[120] OUYANG Z, CHEN Z, ISHIKAWA M, et al. Prx1 and 3.2kb Col1a1 promoters target distinct bone cell populations in transgenic mice. Bone. 2013; 58:136-145.

[121] AGHALOO T L, CHAICHANASAKUL T, BEZOUGLAIA O, et al. Osteogenic potential of mandibular vs. long-bone marrow stromal cells. J Dent Res. 2010; 89(11):1293-1298.

[122] WANG X, XING H, ZHANG G, et al. Restoration of a Critical Mandibular Bone Defect Using Human Alveolar Bone-Derived Stem Cells and Porous Nano-HA/Collagen/PLA Scaffold. Stem Cells Int. 2016; 2016:8741641.

[123] WANG F, ZHOU Y, ZHOU J, et al. Comparison of Intraoral Bone Regeneration with Iliac and Alveolar BMSCs. J Dent Res. 2018; 97(11):1229-1235.

[124] DEBNATH S, YALLOWITZ A R, MCCORMICK J, et al. Discovery of a periosteal stem cell mediating intramembranous bone formation. Nature. 2018; 562(7725):133-139.

[125] RANSOM R C, CARTER A C, SALHOTRA A, et al. Mechanoresponsive stem cells acquire neural crest fate in jaw regeneration. Nature. 2018; 563(7732):514-521.

[126] CHUNG E, SAMPSON A C, RYLANDER M N. Influence of heating and cyclic tension on the induction of heat shock proteins and bone-related proteins by MC3T3-E1 cells. Biomed Res Int. 2014; 2014:354260.

[127] XIA Y, SUN J, ZHAO L, et al. Magnetic field and nano-scaffolds with stem cells to enhance bone regeneration. Biomaterials. 2018; 183:151-170.

[128] EMBREE M C, CHEN M, PYLAWKA S, et al. Exploiting endogenous fibrocartilage stem cells to regenerate cartilage and repair joint injury. Nat Commun. 2016; 7:13073.

[129] LEE J W, KIM K J, KANG K S, et al. Development of a bone reconstruction technique using a solid free-form fabrication (SFF)-based drug releasing scaffold and adipose-derived stem cells. J Biomed Mater Res A. 2013; 101(7):1865-1875.

[130] DING L, TANG S, LIANG P, et al. Bone Regeneration of Canine Peri-implant Defects Using Cell Sheets of Adipose-Derived Mesenchymal Stem Cells and Platelet-Rich Fibrin

Membranes. J Oral Maxillofac Surg. 2018; 77(3):499-514.

[131] MAGLIONE M, SALVADOR E, RUARO M E, et al. Bone regeneration with adipose derived stem cells in a rabbit model. J Biomed Res. 2018; 33(1):38-45.

[132] LOCKE M, FEISST V, DUNBAR P R. Concise review: human adipose-derived stem cells: separating promise from clinical need. Stem Cells. 2011; 29(3):404-411.

[133] WILLIAMS D F. On the mechanisms of biocompatibility. Biomaterials. 2008; 29(20):2941-2953.

[134] THRIVIKRAMAN G, ATHIRASALA A, TWOHIG C, et al. Biomaterials for Craniofacial Bone Regeneration. Dent Clin North Am. 2017; 61(4):835-856.

[135] PATEL M, FISHER J P. Biomaterial scaffolds in pediatric tissue engineering. Pediatr Res. 2008; 63(5):497-501.

[136] BOSE S, ROY M, BANDYOPADHYAY A. Recent advances in bone tissue engineering scaffolds. Trends Biotechnol. 2012; 30(10):546-554.

[137] MURPHY C M, HAUGH M G, O'BRIEN F J. The effect of mean pore size on cell attachment, proliferation and migration in collagen-glycosaminoglycan scaffolds for bone tissue engineering. Biomaterials. 2010; 31(3):461-466.

[138] LI G, ZHOU T, LIN S, et al. Nanomaterials for Craniofacial and Dental Tissue Engineering. J Dent Res. 2017; 96(7):725-732.

[139] COSTANTINO P D, HILTZIK D, GOVINDARAJ S, et al. Bone healing and bone substitutes. Facial Plast Surg. 2002; 18(1):13-26.

[140] FRIEDMAN C D, COSTANTINO P D, TAKAGI S, et al. BoneSource hydroxyapatite cement: a novel biomaterial for craniofacial skeletal tissue engineering and reconstruction. J Biomed Mater Res. 1998; 43(4):428-432.

[141] FISHERO B A, KOHLI N, DAS A, et al. Current concepts of bone tissue engineering for craniofacial bone defect repair. Craniomaxillofac Trauma Reconstr. 2015; 8(1):23-30.

[142] WEIR M D, XU H H. Culture human mesenchymal stem cells with calcium phosphate cement scaffolds for bone repair. J Biomed Mater Res B Appl Biomater. 2010; 93(1):93-105.

[143] GONG T, XIE J, LIAO J, et al. Nanomaterials and bone regeneration. Bone Res. 2015; 3:15029.

[144] HAN X, LIU H, WANG D, et al. Alveolar bone regeneration around immediate implants using an injectable nHAC/CSH loaded with autogenic blood-acquired mesenchymal progenitor cells: an experimental study in the dog mandible. Clin Implant Dent Relat Res. 2013; 15(3):390-401.

[145] WANG Y F, WANG C Y, WAN P, et al. Comparison of bone regeneration in alveolar

bone of dogs on mineralized collagen grafts with two composition ratios of nano-hydroxyapatite and collagen. Regen Biomater. 2016; 3(1):33-40.

[146] ZHANG S, GUO Y, DONG Y, et al. A Novel Nanosilver/Nanosilica Hydrogel for Bone Regeneration in Infected Bone Defects. ACS Appl Mater Interfaces. 2016; 8(21):13242-13250.

[147] DONG Y, LIU W, LEI Y, et al. Effect of gelatin sponge with colloid silver on bone healing in infected cranial defects. Mater Sci Eng C Mater Biol Appl. 2017; 70(Pt 1):371-377.

[148] ZHEN G, WEN C, JIA X, et al. Inhibition of TGF-beta signaling in mesenchymal stem cells of subchondral bone attenuates osteoarthritis. Nat Med. 2013; 19(6):704-712.

[149] WADHWA S, EMBREE M C, KILTS T, et al. Accelerated osteoarthritis in the temporomandibular joint of biglycan/fibromodulin double-deficient mice. Osteoarthritis Cartilage. 2005; 13(9):817-827.

[150] GONZALEZ-FERNANDEZ T, TIERNEY E G, CUNNIFFE G M, et al. Gene Delivery of TGF-beta3 and BMP2 in an MSC-Laden Alginate Hydrogel for Articular Cartilage and Endochondral Bone Tissue Engineering. Tissue Eng Part A. 2016; 22(9-10):776-787.

[151] SALINAS C N, ANSETH K S. The enhancement of chondrogenic differentiation of human mesenchymal stem cells by enzymatically regulated RGD functionalities. Biomaterials. 2008; 29(15):2370-2377.

[152] XIN X, HUSSAIN M, MAO J J. Continuing differentiation of human mesenchymal stem cells and induced chondrogenic and osteogenic lineages in electrospun PLGA nanofiber scaffold. Biomaterials. 2007; 28(2):316-325.

[153] TOYOKAWA N, FUJIOKA H, KOKUBU T, et al. Electrospun synthetic polymer scaffold for cartilage repair without cultured cells in an animal model. Arthroscopy. 2010; 26(3):375-383.

[154] FU N, LIAO J, LIN S, et al. PCL-PEG-PCL film promotes cartilage regeneration in vivo. Cell Prolif. 2016; 49(6):729-739.

[155] SHI S, XIE J, ZHONG J, et al. Effects of low oxygen tension on gene profile of soluble growth factors in co-cultured adipose-derived stromal cells and chondrocytes. Cell Prolif. 2016; 49(3):341-351.

[156] LIN H R, LING M H, LIN Y J. High strength and low friction of a PAA-alginate-silica hydrogel as potential material for artificial soft tissues. J Biomater Sci Polym Ed. 2009; 20(5-6):637-652.

[157] XUE J, FENG B, ZHENG R, et al. Engineering ear-shaped cartilage using electrospun fibrous membranes of gelatin/polycaprolactone. Biomaterials. 2013; 34(11):2624-2631.

[158] DANG J M, LEONG K W. Natural polymers for gene delivery and tissue engineering.

Adv Drug Deliv Rev. 2006; 58(4):487-499.

[159] MCDANIEL J R, RADFORD D C, CHILKOTI A. A unified model for de novo design of elastin-like polypeptides with tunable inverse transition temperatures. Biomacromolecules. 2013; 14(8):2866-2872.

[160] PUTZU M, CAUSA F, NELE V, et al. Elastin-like-recombinamers multilayered nanofibrous scaffolds for cardiovascular applications. Biofabrication. 2016; 8(4):045009.

[161] SINGH A K, SRIVASTAVA G K, MARTIN L, et al. Bioactive substrates for human retinal pigment epithelial cell growth from elastin-like recombinamers. J Biomed Mater Res A. 2014; 102(3):639-646.

第十章

牙发育与再生研究进展

　　牙是由高度矿化的组织，如牙釉质、牙本质、牙骨质，以及牙髓和牙周软组织组成的多结构器官。与牙及其支持组织相关的最常见的疾病包括牙体牙髓病、牙周病等。疾病的进展最终会导致失牙甚至牙列缺失。目前全世界大约有 20% 的人口存在牙缺失的情况。

　　牙及其支持组织是上下颌突和额鼻突的外胚间充质发育而来，牙发育是一个复杂连续的生物学过程，包括细胞与细胞、上皮与间充质的相互作用，细胞分化、形态发生、组织矿化和牙萌出等阶段。一系列复杂的基因级联表达调控着牙发育过程，控制细胞进入预定的位置并向特定方向分化。本章将从牙发育的分子调控、干细胞在牙发育与再生中的作用、牙再生的研究进展三方面介绍牙发育与牙再生的基本理论和前沿研究。

第一节　牙发育的分子调控

牙发育过程，即牙发育的起始与形态发生过程中，上皮-间充质相互作用，会出现多个信号中心。在信号中心表达的生长因子、转录因子、受体分子以及组织特异性基质蛋白间形成交互信号网络，精确调控牙发育过程。其中最为重要的信号通路包括 Wnt 信号通路（wingless / integrated，Wnt）、Shh 信号通路（sonic hedgehog，Shh）、FGF 信号通路（fibroblast growth factors，FGF）、TGF-β 信号通路（transforming growth factor-beta，TGF-β）和 BMP 家族信号通路（bone morphogenesis proteins，BMPs）。

一、牙发育的起始与形态发生

胚胎发育过程中细胞群间的相互作用是牙形态发生的关键，通常表现为上皮与间充质的相互作用。牙源性上皮与颅神经嵴来源的牙源性间充质之间的密切相互诱导与相互作用是牙发育的关键，由上皮信号中心、上皮-间充质牙源性潜能转变、上皮-间充质交互信号网络三部分组成。

（一）上皮信号中心

牙发育的信号最初起源于牙源性上皮。牙发育起始阶段最显著的表现是在未来牙的位置，即牙板（dental lamina）上一系列局部区域细胞的活跃增殖。小鼠胚胎牙板中可观察到多种转录因子和信号分子的特异性表达。类成对同源框转录因子 2（paired-like homeodomain transcription factor 2，*Pitx2*）是牙上皮细胞最具特异性的标志物，在牙冠形成过程中的所有上皮细胞中被持续表达[1]。牙板中表达 *Foxi3*、*Dlx2*、*Lef1*、*p63* 等转录因子，这些转录因子与 *Pitx2* 共同调控细胞的分化命运。牙板中还表达 *Shh*、*Bmp2*、*Bmp4*、*Bmp7*、*Fgf8*、*Fgf9*、*Wnt10a*、*Wnt10b* 等信号通路分子，这些分子都可能参与调控牙上皮到间充质牙源性潜能的转变[2,3]。

小鼠第一颗牙的形态发生从基板（placodes）开始。在 E12 小鼠胚胎中，切牙与磨牙区域的牙板局部上皮增厚形成牙发育的起始中心[4]。许多牙板相关基因的表达局限于基板，其中包括 *Pitx2*、*Foxi3* 等多个信号通路分子。而 *Shh*、*Bmp2*、*Wnt10* 与 *Fgf20* 信号通路分子在基板中更集中的区域表达，成为早期信号中心以调控细胞增殖与基板上皮的向下生长形成牙胚[5, 6]。随着牙发育的进展，原发釉结成为下一个信号中心。原发釉结中的信号分子促使上皮生长形成颈环，牙形态发生从蕾状期进展到帽状期。在随后的钟状期中，上皮继续生长与折叠以决定牙冠的形态与大小。在磨牙中，上皮继续形成继发釉结作为新的信号中心，其中表达许多与原发釉结相似的信号分子（图10-1）。继发釉结决定磨牙牙尖的高度与位置。

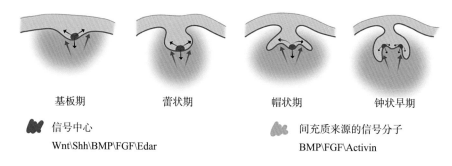

| 基板期 | 蕾状期 | 帽状期 | 钟状早期 |

信号中心　　　　　　　　　　　　　　间充质来源的信号分子

Wnt\Shh\BMP\FGF\Edar　　　　　　　BMP\FGF\Activin

图 10-1　上皮-间充质相互作用以及上皮信号中心对牙形态发生的调控

（二）上皮-间充质牙源性潜能转变

E10（embryonic day，E）和 E11 的小鼠胚胎（牙板期）中，牙的发生局限于牙上皮，E12（基板期）时牙的发生则转变到上皮下方神经嵴来源的间充质（图10-2）。从牙板发出的信号分子能够介导上皮到间充质牙源性潜能的转变。这些信号分子高度保守且持续表达于牙发育各阶段的牙上皮信号中心，可能参与维持间充质细胞的牙源性潜能[7]。

牙源性潜能的转变与间充质细胞的聚集同时发生，相同的上皮信号分子可能同时参与上述过程。上皮表达的 *Fgf8* 信号通路分子与信号素 3f（semaphorin 3f，*Sema3f*）分别吸引与抑制间充质细胞。细胞聚集形成的机械刺激能够诱导间充质中特异性基因 *Msx1*、*Pax9*、*Bmp4* 等的表达[8]。牙板期与基板期间充质表达的转录因子包括 *Msx1*、*Msx2*、*Lhx6*、*Lhx7*、*Pax9*、*Dlx1*、*Dlx2*、*Runx2* 等均与早期牙形态发生相关[9]。*Msx1* 与 *Msx2*、*Dlx1* 与 *Dlx2*、*Lhx6* 与 *Lhx7* 基因双敲除小鼠中，牙发育停滞于牙板期。单独敲除 *Pax9*、*Msx1* 或 *Runx2* 基因则会导致蕾状期牙发育紊乱。*Gli2* 与 *Gli3* 基因双敲除小鼠与 *Lef1* 基因单敲除小鼠分别导致牙板期、蕾状期牙发育停滞，这些现象说明了 Sh 信号通路与 Wnt/β-catenin 信号通路在牙发育过程中具有重要作用。

早期研究证实了间充质的调控网络与 FGF 和 BMP 信号通路分子密切

相关。在牙发育早期阶段，前述的许多转录因子均由上皮来源的 BMPs 和 FGFs 信号通路分子调控。*Bmp4* 是首个参与上皮-间充质牙源性潜能转变的上皮表达的信号通路分子，上皮来源的 *Bmp4* 信号通路分子调控着转录因子 *Msx1*、*Msx2* 以及间充质 *Bmp4* 的表达。上皮表达的 *Fgf8*、*Fgf9* 信号通路分子是牙发育起始的关键分子 [10]。FGF 信号通路特异调控 *Dlx1* 与 *Pax9* 基因的表达 [11]。研究进一步证实了牙间充质内 *Msx1*、*Dlx2* 与 *Runx2* 基因是上皮 BMP 与 FGF 信号分子的共同靶基因 [12]。BMP 与 FGF 信号通路分别通过激活下游靶基因 *Bmp4* 与 *Fgf3* 分子上调牙间充质 *Msx1* 基因的表达，提示同一个间充质转录因子可受到不同信号通路的调控，体现了牙发育过程中信号分子调控网络的复杂性 [13]。

（三）上皮-间充质交互信号网络

牙的形态发生依赖于上皮信号中心与下方的牙间充质的相互作用（见图 10-2）。研究证实 Wnt/β-catenin 信号通路可能是牙发育信号中心最早期激活的信号通路。在釉结中，Wnt/β-catenin 信号通路是 *Fgf4*、*Fgf20* 与 *Lef1* 基因的上游信号 [5]。过表达的 *Dkk4* 信号通路分子抑制 Wnt 信号通路，从而导致牙板期的牙发育停滞和基板丧失 [14]。通过 K14 启动子驱动的 Cre 转基因小鼠在上皮特异性表达 *β-catenin* 信号通路分子，从而引起异位上皮信号中心的形成并能发育成牙，证实了 Wnt 信号通路在牙发育过程中的重要作用 [14-16]。

从蕾状期到帽状期的牙形态发生机制的研究是牙发育领域的热点，其中涉及 BMP、FGF、Shh、Wnt 以及 Eda 信号通路（图 10-2）。间充质中 BMP4 调控蕾状期到帽状期的过渡，并通过诱导细胞周期素依赖性蛋白激酶抑制物 p21 促进蕾状期上皮釉结的形成 [17]。*Msx1* 基因敲除将引起间充质中 *Bmp4* 表达缺失，导致牙发育停滞于蕾状期，而外源性的 BMP4 蛋白能够恢复牙的正常发育 [18]。在牙间充质特异性敲除 *Bmp4*（*Bmp4$^{flox/flox}$*；*Wnt1-Cre*）导致下颌磨牙牙发育停滞在蕾状期后，上颌磨牙与切牙却能正常发育形成矿

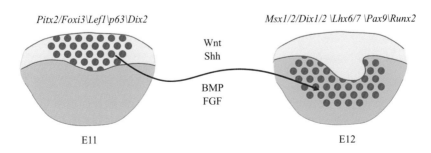

图 10-2　牙发育过程中从牙板期到基板期上皮-间充质牙源性潜能的转变

化的牙体组织[19]。这可能是由于下颌磨牙间充质中，Wnt 抑制因子 *Dkk2* 和 BMP 抑制因子 *Osr2* 的表达高于上颌牙。

在五个信号通路家族中，唯有 BMPs 与 FGFs 能够在牙上皮与间充质间传递双向信号。在 FGF 信号家族中，多数信号分子局限在牙上皮或间充质中表达，发挥传递信号的作用。*Fgf3*、*Fgf10* 在牙间充质表达，而 *Fgf4*、*Fgf9*、*Fgf20* 在基板与釉结中表达。上皮中的 FGFs 能够诱导间充质 FGFs 的表达。例如，釉结中的 FGF4 能够通过 *Runx2* 转录因子促进牙间充质 *Fgf3* 的表达[12]。此外，FGF 信号具有一个特征性的负反馈调控机制。在釉结中，Sprouty（Spry）信号分子 *Spry2*（位于牙上皮）和 *Spry4*（位于牙间充质）具有抑制 FGF 信号的重要作用[20]。*Spry2* 功能性缺失将导致 FGF 信号通路高度敏感，釉结持续存在，引起间隙区域（第一磨牙前方）的多生牙形成。

Shh 是 hedgehog 信号家族唯一在牙发育过程中表达的成员，且 *Shh* 局限在牙上皮中表达。*Shh* 首先在牙板中表达，随后高度集中于基板与釉结。钟状期时，*Shh* 逐渐表达于分化中的上皮组织。hedgehog 信号的靶基因 *Gli1* 与 *Ptc1* 在牙形态发生过程中在除釉结外的牙上皮与间充质中表达[21]。通过 *K14-Cre* 特异性敲除 *Shh* 会引起异常牙形态的发生[22]，突变鼠牙体积减少，颈环与牙尖形成障碍，然而釉结能够正常形成且表达多种釉结特异性基因。*K14-Cre* 特异性敲除 *Shh* 信号转换因子 *Smoothened*（*Smo*）后则出现较轻微的牙形态发生异常，表现为第一、二磨牙融合，上皮细胞的增殖与成釉细胞极化紊乱等现象。以上研究证实 Shh 同时调控着上皮-间充质与上皮-上皮组织相互作用[23]。

早期研究认为多数 Wnt 信号主要集中于牙上皮[14, 24, 25]。然而，在牙形态发生的初期与细胞分化期均能检测到间充质中 β-catenin 的活性。通过 *Osr2-Cre* 特异性敲除 β-catenin 会导致蕾状期牙发育异常，说明了上皮-间充质 Wnt 信号的重要性[26]。通过 *Prx1-Cre* 敲除下颌骨间充质中的 *β-catenin* 则会导致 *Bmp4* 表达的下调，切牙基板分裂形成多生牙[24]。给予 BMP 抑制因子 Noggin 也引起类似的表型[24, 27]。以上研究提示 BMP 信号参与维持基板的完整性，也强调了 Wnt 与 BMP 的相互作用。

Eda 是肿瘤坏死因子（tumor necrosis family，TNF）家族成员之一，参与调控包括牙在内的外胚层附件的发育。早期牙上皮与间充质内的 *Eda* 表达区域由上皮来源的 Wnt 信号调控。间充质来源的 Activin 调控其受体 *Edar*，*Edar* 的表达局限于牙板、基板以及釉结。研究认为 Eda 调控所有牙上皮信号中心以及上皮各部分间的相互作用，同时协调其余四个通路以及上皮-间充质相互作用[5]。*Eda* 敲除小鼠表现为牙数量与体积的减少，而上皮特异性过表达 *Eda* 则表现为基板增大，牙体积增加或多生牙的形成[28]。Eda 在基板与釉结

中的靶基因包括 *Fgf20*、*Wnt10a*、*Shh* 以及信号抑制分子 *Dkk4*、*Follistatin*[5]。*K14-Cre-Eda*、*K14-Cre-Follistatin* 突变小鼠均出现异常牙尖[23, 28-30]。

二、上皮–间充质相互作用调节牙本质和牙釉质形成

牙本质和牙釉质是由间充质来源的成牙本质细胞与上皮来源的成釉细胞在牙发育晚期阶段形成的矿化组织，其形成发生在上皮与间充质的交界处，且受上皮–间充质相互作用以及与牙形态发生的复杂信号调节。现将该过程分为成牙本质细胞的分化调控和成釉细胞的分化调控两部分来讲述其复杂的信号调控过程。

（一）成牙本质细胞的分化调控

成牙本质细胞分化的起始于未来牙尖的尖端，即釉结形成的位置。釉结形成的时间和位置表明，釉结是成牙本质细胞分化的第一个诱导信号的来源[31]。*Wnt10a* 信号通路分子在 E14 小鼠切牙和磨牙的原发釉结与继发釉结中表达。从 E14 开始，*Wnt10a* 信号通路分子的表达区域转变为间充质且在釉结下方的前成牙本质细胞中高表达[32]。研究表明，*Wnt10a* 通过上调 *Dspp* 基因的表达来抑制牙乳头细胞的增殖并启动其分化过程[33]。

BMP/TGFβ 信号通路是成牙本质细胞分化中最重要的通路之一。体外研究和牙本质再生实验表明，该基因家族的信号能够诱导成牙本质细胞的终末分化[34]。BMP/TGFβ 信号缺失小鼠（*Wnt1-Cre*；*Tgfβr2*$^{flox/flox}$、*3.6Col1a1-Cre*；*Bmp4*$^{flox/flox}$、*Osx-Cre*；*Bmp2*$^{flox/flox}$）存在牙本质形成缺陷，即成牙本质细胞分化的延迟和牙本质产生减少[35, 36]。在成牙本质细胞分化后期条件性消除 BMP/TGFβ 信号（*Dspp-Cre*；*Tgfβr2*$^{flox/flox}$ 小鼠）则不引起任何明显的牙本质改变[37]。在牙发育早期敲除 TGFβ 和 BMP 信号通路转导分子 *Smad4*（*Osr2-Cre*；*Smad4*$^{flox/flox}$ 小鼠）形成非极化的成牙本质细胞，导致管状骨样组织的沉积[38]。在使成牙本质细胞过表达 *Runx2* 分子也能观察到类似的表型[39]。在牙发育后期从间充质中敲除 *Smad4* 信号通路分子导致轻微的牙本质发育紊乱表型，包括不同程度的成牙本质细胞极化改变和牙本质变薄[40]。以上实验提示 *Runx2* 和 *Smad4* 分子是维持成牙本质细胞命运所必需，BMP/TGFβ 信号通路能够时空特异地调节成牙本质细胞的分化。

此外，研究表明 Wnt 信号通路在成牙本质细胞的终末分化中发挥重要作用。在成牙本质细胞分化过程中，Wnt 信号通路报告基因显示其在成牙本质细胞中存在较高活性[25]。*OC-Cre*；*Catnb*$^{(+/flox(ex3))}$ 突变鼠中成牙本质细胞中 β-catenin 的稳定表达，导致 Wnt 信号通路增强，引起成牙本质细胞过早

分化，出现大量矿化不全的牙本质沉积、髓腔闭锁、DSPP 基因表达下调等表型 [36, 38]。*Smad4* 信号通路分子在上述过早分化的成牙本质细胞中显著上调，提示 *Smad4* 对 Wnt 的调节作用是成牙本质细胞分化所必需 [38]。相反，*OC-Cre*；*Wls* (CO/CO) 突变鼠的成牙本质细胞中 Wnt 信号通路作用减弱，牙本质沉积减少，牙本质壁变薄，髓腔增宽 [41]。*OC-Cre*；*Wls* (CO/CO) 与缺乏 BMP/TGFβ 信号突变鼠牙本质表型的相似性提示两种信号通路具有协同作用。

（二）成釉细胞的分化调控

前述具有成牙本质细胞分化和牙本质发育缺陷的大多数转基因小鼠在成釉细胞分化和牙釉质形成方面均无明显异常。成釉细胞的终末分化由分泌前体蛋白基质的功能性成牙本质细胞发出的旁分泌信号触发。成牙本质细胞来源的 BMPs 是成釉细胞分化所必需的，特别是 BMP4 信号通路分子，它可以诱导成釉细胞标志物 p21 和成釉蛋白的表达。*Follistatin* 信号通路分子具有微调 BMP 信号的作用，其在内釉上皮层中发挥拮抗 BMP 的作用，以阻断成釉细胞分化。*Follistatin* 信号通路分子在小鼠磨牙牙尖尖端的内釉上皮层与小鼠切牙的舌侧表达，这些区域均为无牙釉质区域，综上，在小鼠切牙和磨牙发育期间，*Follistatin* 信号通路分子的表达水平与成釉细胞分化的抑制和牙釉质缺陷密切相关 [30]。

Bmp4 或 *Bmp2* 信号通路分子条件性缺失小鼠的牙釉质厚度明显减少，该变化与小鼠和人类釉原蛋白突变引起的表型相似 [35]。这些小鼠中釉质发育异常表型与前成纤维细胞中 *Dlx3* 信号通路分子水平降低和釉原蛋白产生减少有关。此外，运用上皮细胞系进行的体外研究表明，*Dlx3* 能够正向调节釉蛋白和釉原蛋白的表达 [42]。

细胞黏附分子 *Nectin-1*、*Nectin-3* 基因双敲除的小鼠以及缺乏细胞膜蛋白 PERP 的小鼠均存在牙釉质缺陷，表明成釉细胞层的完整性及其与中间层（stratum intermedium）紧密连接的重要性 [43-45]。中间层由成釉细胞附近的几层上皮细胞组成，是支持成釉细胞功能的重要细胞层。中间层细胞的特征为碱性磷酸酶和 *Shh* 信号通路分子高表达。Shh 信号通路分子在成釉细胞极化和分泌中发挥重要作用，牙上皮中条件性缺失 *Shh* 信号通路分子或其下游分子 *Smoothened* 信号通路分子导致成釉细胞层的极性和排列紊乱，釉质基质的形成异常 [22, 23]。以上研究表明在成釉细胞极化和分泌过程中，Shh 信号通路分子调控中间层细胞、前成釉细胞与成釉细胞的相互作用，表明了牙上皮细胞中 Shh 信号通路分子的必需性。

（樊怡　袁泉）

第二节　干细胞在牙发育与再生中的作用

牙发育需要两种主要的细胞来源：颅神经嵴来源的间充质细胞与口腔外胚层或咽外胚层来源的上皮细胞。神经嵴来源的间充质细胞产生牙及其周围大部分软、硬组织，包括牙髓、牙本质、牙槽骨、牙周组织，以及颅颌面骨[46]。上皮来源的细胞则主要产生成釉细胞及其支持细胞[47]。同时，骨髓间充质干细胞（bone marrow mesenchymal stem cells，BMSCs）、脂肪源性干细胞（adipose-derived mesenchymal stem cells，ADSCs）、胚胎干细胞（embryonic stem cells，ESCs）和诱导多能干细胞（induced pluripotent stem cells，iPSCs）等也被应用于牙的再生研究。本节将从神经嵴来源干细胞、牙再生相关干细胞、牙本质修复与再生相关干细胞、小鼠切牙干细胞龛及其信号通路调控网路四部分逐一展开介绍。

一、神经嵴来源干细胞

神经嵴细胞是一类存在短暂的细胞群，在胚胎发生的早期阶段从神经板的侧嵴出现，随后分化成神经元、神经胶质、黑素细胞和间充质细胞。在颅面部发育过程中，神经嵴细胞向腹侧迁移并增殖，形成第一鳃弓。这些神经嵴细胞可以分化为成牙本质细胞、成牙骨质细胞、成纤维细胞、成骨细胞和成软骨细胞[47]。组织重组研究发现神经嵴细胞以及神经嵴衍生的外胚间充质而非中胚层来源的间充质组织在与牙上皮重组时能够形成牙，证实了神经嵴细胞在哺乳动物牙发育中的重要作用[48]。迁移到第一鳃弓 10 和 12 体节之间的神经嵴细胞具有牙源性，能够促进牙发育的起始或响应牙源性信号如 FGF8 信号通路分子进而形成牙[49]。

许多信号通路分子和同源序列基因参与调控神经嵴细胞。例如来自峡部的 FGF8 信号通路调控鳃弓的发育；TGF-β 信号通路分子调节神经嵴细胞向神经胶质细胞的分化；TGF-β、BMP 和 Wnt 信号通路协同调控软骨细胞的分化[50-52]。细胞实验和体内谱系示踪证明，神经嵴细胞能够自我更新并具有干细胞的特征。神经嵴细胞在发育上具有可塑性，可以通过其他组织的信号影响其细胞命运的选择。实验通过 *Wnt1-CreER*、*Sox10-CreER*；*R26R-Confetti* 小鼠模型追踪单个神经嵴细胞，证明绝大多数的迁移前以及迁移的神经嵴细胞都是多能的。神经嵴细胞迁移后部位也能够鉴定出多能细胞[53]。迁移后的神经嵴细胞被认为是间充质干细胞（mensenchymal stem cells，MSCs）。BMP 和 TGF-β 信号通路参与调控迁移后神经嵴细胞的分化和命运，这些细胞通过 BMP 信号通路支持异位牙胚的存活和发育。此外，移植的神经嵴细胞也可以作为功能单元介导牙槽骨和牙的发育[54]。

二、牙再生相关干细胞

用于牙和牙周再生的干细胞包括牙源性干细胞和非牙源性干细胞。其中间充质干细胞是重要的干细胞之一，其来源于发育早期的中胚层与外胚层。间充质干细胞最早是在骨髓中发现的，具有多向分化潜能，可分化为多种类型的细胞，包括成骨细胞、软骨细胞、肌细胞和脂肪细胞。随后在人体不同组织中相继发现并分离获得不同的间充质干细胞，如脐血、外周血、脂肪组织、牙髓、皮肤等。牙髓干细胞（dental pulp stem cell，DPSCs）是最早的从人类牙中分离出的间充质干细胞，可在体内外分化为成牙本质细胞、成骨细胞、软骨细胞、肌细胞、脂肪细胞以及神经胶质细胞。从乳牙中分离出的间充质干细胞（stem cells from human exfoliated deciduous teeth，SHEDs）具有与 DPSCs 相似的成骨／成牙本质、成软骨、成脂和成神经分化能力，但其增殖活性高于 BMSCs 或 DPSCs。根尖牙乳头干细胞（stem cells from the apical papilla，SCAPs）可提取自发育中的牙根部，具有较高的增殖能力、迁移能力和再生能力，可在体内形成牙本质。牙周膜干细胞（periodontal ligament stem cells，PDLSCs）可在体外不同培养基的诱导下分化为成脂细胞和成骨细胞，也可参与到体内牙周膜的再生。牙囊干细胞（dental follicle stem cells，DFSCs）最早从人第三磨牙牙囊中提取，是成釉细胞、牙周膜细胞、成骨细胞的祖细胞或前体细胞，可在体内分化成成骨／成釉细胞、成脂细胞及神经元细胞及骨组织。从发育中的第三磨牙或 Malassez 上皮剩余中分离出的牙上皮干细胞（dental epithelial stem cells，DESCs）也被用于研究牙和牙周再生，它可与牙间充质细胞结合在一起，在体内产生类似于牙釉质-牙本质样复杂结构。

用于牙和牙周再生的非牙源性干细胞主要是骨髓间充质干细胞（BMSCs）、脂肪源性干细胞（ADSCs）、胚胎干细胞（ESCs）和诱导多能干细胞（iPSCs）。

（一）骨髓间充质干细胞

BMSCs 是最早发现的间充质干细胞，不仅具有极强的自我增殖能力、低免疫原性等特性，且能在不同的生长微环境（如生物力学因素和生长因子等）中分化成为不同的细胞，如骨细胞、脂肪细胞、软骨细胞与肌细胞，是组织工程较为理想种子细胞。BMSCs 在与胚胎口腔上皮重组后可上调成牙本质相关基因的表达并促进牙再生[55]。BMSCs 在牙周再生方面取得了一定的进展。富含 c-kit$^+$ 的 BMSCs 可以分化为成釉细胞样细胞、牙周组织细胞，可用于牙周再生。BMSCs 作为种子细胞能够促进牙周组织再生，并实现了细胞移植修复牙周骨缺损[56]。人牙周膜成纤维细胞（periodontal ligament fibroblasts，PDLFs）能促进 BMSCs 迁移并使其获得 PDLFs 细胞特性。值得注意的是炎症是影响牙周病中牙周再生中的重要因素。研究发现在炎症微环境中 BMP9 诱导 BMSCs 的成骨向分化能力减弱。即便如此，BMSCs 对炎症因子的耐受能力强于 PDLSCs，BMSCs 能向牙周组织迁移并向 PDLSCs 分化，提示 BMSCs 作为理想的牙周再生种子细胞的可能性[57]。

（二）脂肪源性干细胞

ADSCs 是从脂肪组织中提取的干细胞，被广泛用于再生医学。与其他组织的间充质干细胞相比，ADSCs 来源更广泛，获取更方便，具有良好的增殖与分化潜能，作为口腔再生医学中的种子细胞有着广阔的前景。ADSCs 具有成骨、成软骨等间充质干细胞的特点。向牙周组织缺损处移植 ADSCs 可促进牙骨质、牙周膜纤维和牙周血管的再生。研究发现牙本质涎磷蛋白（dentin sialophosphoprotein，DSPP）能够提高 ADSCs 的矿化能力，促进早期成牙基因的表达。ADSCs 的基因表达与 DPSCs 相似，将 ADSCs 移植到成年兔拔牙窝中可再生出牙本质、牙周膜与牙槽骨等结构。在大鼠缺失的牙周组织周围注入 ADSCs 与富血小板血浆混合物可观察到牙周膜和牙槽骨样组织的形成。在犬的牙周缺失模型中注入 ADSCs 与富血小板血浆混合物能生成完整的牙周结构，包括牙周膜、牙骨质和牙槽骨。以上研究提示 ADSCs 与富血小板血浆混合物可促进体内牙周组织的再生[58-60]。此外，ADSCs 细胞培养上清液能促进成纤维细胞的增殖、迁移并抑制其凋亡，从而为 ADSCs 参与修复受损牙周膜纤维提供了可能。ADSCs 分泌包括血管内皮生长因子和肝细胞生长因子等的大量血管生长因子和抗凋亡因子，在牙周组织再生中发挥重要作用[61]。大量实验已证实 ADSCs 在牙周缺失动物模型中的治疗效果，但其在牙周病领域的临床运用尚未见报道。

（三）胚胎干细胞

ESCs 是来源于囊胚的未分化内部细胞团块的多能干细胞，可以分化为内胚层、中胚层和外胚层几乎所有的细胞系。ESCs 在与 PDLSCs 或胚胎口腔上皮细胞共同培养时，可在条件培养基中分化为成牙和牙周细胞系，表明 ESCs 具有牙和牙周再生的潜力。此外，研究发现在成釉细胞无血清培养基条件下培养的小鼠胚胎干细胞能将其诱导分化成为牙上皮细胞[62]。

（四）诱导多能干细胞

iPSCs 最早是在 2006 年发现的，随后引起了人们对再生医学的浓厚兴趣。iPSCs 细胞是将特定基因或基因产物导入体细胞使其成为具备 ESCs 性质的细胞。DPSCs、SHEDs、PDLSCs 与 SCAPs 等牙源性细胞已能成功重编程为 iPSCs。在牙再生领域，iPSCs 与鼠的牙上皮细胞共培养，发现有上皮细胞标记物 p63、细胞角蛋白 -14、成釉蛋白和釉蛋白的表达。人 iPSCs 与鼠牙间充质细胞共培养发现含有牙髓、牙本质、牙釉质的牙样结构生成。实验将 iPSCs 来源的间充质干细胞植入牙周组织创伤的小鼠模型中，发现牙龈、牙槽骨等牙周组织形成增加。此外，iPSCs 能分化形成多个细胞群，如牙上皮、牙间充质和神经嵴细胞。iPSCs 还能分化为间充质干细胞和骨祖细胞，具有良好的牙再生的能力。

三、牙本质修复与再生相关干细胞

牙髓-牙本质复合体内存在着形成牙本质的母体细胞，因此可形成一系列的防御和（或）反应性变化。当牙釉质表面因磨损、酸蚀、龋坏等遭受破坏时，深部牙本质暴露，成牙本质细胞受到不同程度的刺激，牙髓深层的未分化细胞可移向该处取代变性细胞分化为成牙本质细胞，分泌牙本质基质继而矿化。在病理条件下形成的牙本质称为第三期牙本质，主要通过两种不同的机制产生，即反应性和修复性牙本质。为了应对轻度损伤，位于牙髓周围的前成牙本质细胞通过上调牙本质基质的分泌形成反应性牙本质；如果损伤较大或有牙髓暴露，导致局部成牙本质细胞死亡，则会募集干细胞或祖细胞，分化成新的成牙本质细胞样细胞并随后分泌牙本质，即形成修复性牙本质[63]。

牙髓的自我修复与再生功能依赖于一群具有自我增殖和多向分化能力的细胞，称为牙髓干细胞。牙源性干细胞的解剖学定位和精确鉴定尚不明确。现有研究认为牙髓内存在两个细胞龛，即血管周围细胞龛和神经干细胞龛，提供能够产生修复性成牙本质细胞的干细胞来源。使用 NG2（一种常用作周细胞标记物的蛋白聚糖）进行周细胞的谱系示踪，发现分化的成牙本质细胞来自损伤后切牙修复期间的血管周细胞[64]。这些 NG2 阳性周细胞分化的成牙本质细胞产生修复性牙本质以应对损伤。NG2 阳性周细胞主要源自 Gli1 阳性细胞的干细胞亚群，这种细胞位于动脉上并在切牙损伤时被动员[65]。然而，并非所有分化的成牙本质细胞都是周细胞衍生的，这表明牙髓还可含有非毛细血管来源的间充质干细胞样细胞。部分牙干细胞与周围神经相关的神经胶质细胞分化有关[66]。对施旺细胞的谱系示踪表明，修复性成牙本质细胞起源于神经嵴来源的施旺细胞和施旺前体细胞。值得注意的是，施旺细胞不表达周细胞标记物，提示施旺细胞与周细胞代表两种不同的牙干细胞群。

在损伤部位修复性成牙本质细胞募集的过程中，增殖和分化相关的分子调控机制尚不完全清楚，但有部分信号分子的功能和调控机制已经明确。牙发育过程中多种生长因子在牙本质基质形成中发挥作用。这些生物活性分子包括 TGF-β 超家族成员，胰岛素样生长因子 -1、-2（insulin-like growth factor-1、-2）、FGF2、血小板衍生生长因子（platelet-derived growth factor, PDGF）和血管内皮生长因子（vascular endothelial growth factor，VEGF）。牙本质损伤时，这些分子释放到牙髓环境中作用于干细胞或祖细胞以促进它们的募集、增殖和分化形成反应性成牙本质细胞。TGF-β 超家族的一个特定成员 TGFβ-1 是成牙本质细胞分化的刺激分子，促进第三期牙本质形成[37]。近期研究发现 Wnt /β-catenin 信号通路与修复性牙本质发生有关，Wnt 信号通路能够促进成牙本质细胞存活、增殖和分化[39, 67]。成牙本质细胞中 p38、MAP 信号通路的激活是促进新的牙本质基质分泌的重要过程[68]。组织微环境在形成修复性牙本质中也起着至关重要的作用。炎症和感染的程度对组织环境有很大的影响。炎症不仅参与损伤部位死细胞和组织碎片的去除，也参与修复过程。募集到损伤部位的炎性细胞释放 TNF-α、ROS 等细胞因子和生长因子以促进修复性牙本质形成[69]。研究发现间充质干细胞具有免疫调节特性，它们通过直接接触免疫细胞或分泌可溶性因子（包括前列腺素 E2，吲哚胺 2,3- 双加氧酶和 TGF-β）以促进组织再生。此外，牙髓干细胞可促进先天的与适应性免疫细胞的抗炎作用，从而支持组织再生[70]。

四、小鼠切牙干细胞龛及其信号通路调控网络

由于切牙干细胞的持在，啮齿动物（如小鼠）的切牙能够在其整个生命周期中持续生长。这些干细胞为组织损失的恢复以及维持组织稳态提供了细胞来源。在小鼠切牙中发现了两种基本的干细胞类型：神经嵴衍生的牙间充质细胞（dental mesenchymal stem cells，DMSCs）和牙上皮细胞（dental epithelial stem cells，DESCs）。DMSCs 产生牙髓细胞和成牙本质细胞以形成牙本质，而 DESCs 仅形成成釉细胞[63]。

目前已鉴定出多种信号传导通路对于维持小鼠切牙的持续生长至关重要，包括 FGF、BMP、TGF-β、Shh、Notch、Wnt 信号通路等（图 10-3）。其中，FGF 信号通路在牙发育期间对上皮干细胞增殖和维持起着关键作用[71]。*Fgf3* 和 *Fgf10* 信号通路分子表达局限于上皮细胞下的牙间充质表达。FGF 信号通路分泌因子 *lunatic fringe* 调节 DESCs 中 Notch 信号的表达[72]。*Fgf3*^{-/-}

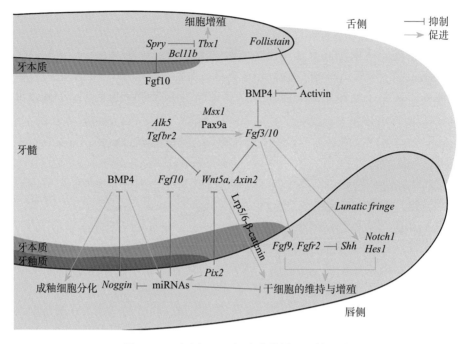

图 10-3　小鼠切牙干细胞中的基因调控网络

小鼠切牙颈环发育正常，而 *Fgf10*⁻/⁻ 小鼠出生时即死亡。当 *Fgf3*、*Fgf10*
同时敲除时，小鼠表现为唇侧颈环较小，表明 FGFs 信号通路分子在牙发育
和生长过程中起协同作用[73]。研究认为 *Fgf10* 主要通过成纤维细胞生长因
子受体 2β（fibroblast growth factor receptor 2β，FGFR2β）在切牙上皮干细胞
的调节中发挥作用[74]。FGFR2β 信号传导参与调节胚胎中切牙干细胞的形成
以及成体切牙的再生能力[75]。*Spry* 基因通过抑制 FGF 介导的上皮-间充质
信号交互作用以抑制舌侧成釉细胞的形成[74]。在 *Spry2*⁺/⁻、*Spry4*⁻/⁻ 突变鼠
中分别发现转录因子 *Tbx1* 和 *Bcl11b* 上调或下调。*Tbx1* 参与维持啮齿动物切
牙成釉祖细胞，*Tbx1* 表达缺失时导致牙釉质形成受阻[76]。*Bcl11b*ᵏᵒ/ᵏᵒ 小鼠出
生时死亡，杂合子 *Bcl11b*ˢ⁸²ᴳ/ᵏᵒ 小鼠表现为 *Bcl11b* 活性降低，影响切牙成釉
祖细胞的维持[77]。转录因子 *Sox2* 是颈环唇侧上皮干细胞的标记物之一，受
Fgf8 基因与特定 miRNA 的微调以促进成釉细胞的再生[78]。

　　TGF-β 家族的成员及其受体在切牙上皮干细胞的增殖和维持的调节中
也发挥重要作用。BMP4 信号通路分子在牙间充质中表达并抑制舌侧间充质
中的 *Fgf3* 表达。在唇侧间充质中，高表达的 *Activin* 信号通路分子可抑制
BMP4 对 *Fgf3* 的负调控作用，从而促进干细胞增殖。*Follistatin* 信号通路分
子是 Activin 和 BMP 的细胞外拮抗剂，它在间充质中表达，并在与牙上皮

相邻的部位高表达。*Follistain* 抑制 *Fgf3* 表达以限制舌侧干细胞的数量，导致小鼠切牙釉质的不对称性。TGF-β Ⅰ型和Ⅱ型受体在颈环处维持切牙上皮干性。间充质中 TGF-β Ⅰ型受体 *Alk5* 的缺失严重影响牙上皮中短暂扩增（transient amplification，TA）细胞的增殖，而牙上皮中 Alk5 的缺失对颈环无影响，表明了间充质–上皮细胞相互作用中信号传导的方向性。TGF-β Ⅱ型受体在牙间充质中表达，其缺失导致间充质中 *Wnt5a* 表达上调、*Fgf3* 与 *Fgf10* 表达下调，两者协同增强颈环中 *Lrp5/6-βcatenin* 的信号传导，导致出生后切牙发育异常 [73]。

　　Shh 信号通路也参与调节成年小鼠的切牙上皮干细胞。Shh 报告基因 *Gli1* 和 Hedgehog 受体 *Patched Homolog 1*（*Ptch1*）在小鼠切牙上皮 TA 细胞和牙髓细胞中均表达。为了鉴定 Shh 信号在成体干细胞中的作用，使用 *Gli1^{lacZ}* 和 *Ptch1^{lacZ}* 报告基因小鼠进行谱系示踪发现在唇舌侧颈环上皮和间充质中发现了高水平的 *LacZ* 表达。抑制 *Shh* 信号发现 Hedgehog 信号通路是干细胞持续分化为成釉细胞（而不是干细胞存活）所必需的 [79]。*Fgf9* 可抑制 *Shh* 的表达，*Runx* 则通过维持 *Fgf9* 和 *Shh* 表达来调控上皮干细胞在切牙中的持续增殖和分化 [80]。

　　Notch 信号通路调节包括骨髓、肠上皮和神经组织等多个组织中干细胞的维持与增殖。Notch 受体、配体和调控分子在小鼠切牙再生中发挥重要作用。*Notch1*、*Notch2*、*Notch3* 受体以及 Notch 靶基因 *Hes1* 在切牙上皮中的星网状层细胞中表达。在持续生长的小鼠切牙的颈环星网状层细胞中 Notch1 阳性细胞属于干细胞，具有自我更新能力并可分化成各类上皮细胞，特别是能够分化为产生牙釉质的成釉细胞。FGF 和 BMP 信号共同调节 Notch 配体 *Jagged2*（*Jag2*）以及 Notch 调控因子 *lunatic fringe* 的表达 [72]。Notch 通路抑制因子 DAPT 可负调控颈环中 *Hes1* 基因的表达，从而导致颈环显著减小、上皮干细胞大量凋亡，提示 Notch 信号通路在小鼠切牙上皮干细胞存活和牙釉质形成中的必要性 [81]。

　　Wnt 信号通路在皮肤、毛囊、小肠等多个成体组织的上皮干细胞中发挥重要调控作用。Wnt 信号通路也参与调控小鼠切牙的持续生长。Wnt/ β-catenin 活性主要局限于牙间充质，在上皮干细胞区域中完全不表达 [25]。*Lgr5* 是 Wnt 靶基因，是毛囊和肠道中一种特异性上皮干细胞的标记物，也在小鼠切牙唇侧颈环上皮干细胞中表达。*Wnt3a* 信号通路分子在上皮细胞中表达，过表达 *Wnt3a* 抑制小鼠切牙中成釉细胞形成。在成体牙上皮中持续过表达 *β-catenin* 引起颈环处细胞增殖导致颈环体积过大 [82]。

（樊怡　袁泉）

第三节　牙再生的研究进展

随着组织工程的发展，牙再生成为未来修复牙缺失的方向，也是口腔医学领域的研究热点。其目标是利用干细胞进行牙再生，达到促进牙体自我修复与再生，构建具有良好生物相容性的牙体组织，改善或恢复口腔组织的器官的结构与功能。本节将从牙髓再生、牙周组织再生、生物牙根再生、全牙再生、基于干细胞的牙和牙周再生转化研究五部分逐一展开介绍。

一、牙髓再生

牙髓是一种具有不同类型细胞和结构的复杂组织，具有提供营养、感觉和防御各种病原体的能力。此外，它还能形成牙本质，维持牙本质的生物和生理活性。牙髓炎是牙髓最常见疾病之一，通常由牙外伤和龋坏引起。牙髓结构复杂、体积小、血液供应不足，因而彻底清除牙髓感染、启动牙髓自愈是非常困难的。传统的牙髓炎治疗方法是根管治疗，该方法通过去除发炎的牙髓，并将其替换为无机材料进行治疗。然而，根管治疗可能增加牙变脆折裂的发生。因此，功能性牙髓再生对牙髓疾病的治疗至关重要[83, 84]，也是现代牙科学中最大的挑战之一[85]。传统的 DPSCs 及 SHEDs 细胞及支架结合可形成牙髓牙本质样复合体[86, 87]。近期研究应用将 MSCs 包裹入根管或和将其与生长因子相整合，以招募内源性干细胞，这两种方法都可以在免疫缺陷小鼠皮下建立类似天然牙髓的结构[88, 89]。然而至今为止，只有外源性 MSCs 移植达到了原位牙髓再生的效果。已有研究通过无支架 SHEDs 细胞团块的应用，植入的 MSCs 能够完全再生出完整牙髓组织，具有完整且具有极性排列的组织结构[90]。

牙髓再生的方法可根据细胞的来源分为基于外源性 MSCs 移植的原位牙髓再生及基于内源性细胞归巢的牙髓再生。

（一）基于外源性 MSCs 移植的原位牙髓再生

外源性 MSCs 移植是牙髓再生较常用的研究方法。DPSCs 与磷酸羟基磷灰石（hydroxyapatite/tricalcium phosphate，HA/TCP）联合移植时，可在免疫功能低下的小鼠牙髓组织中形成牙本质样结构。多种干细胞，例如 SHEDs、SCAPs 等，在与支架结合后，可形成牙本质-牙髓组织。SCAPs 和 DPSCs 不仅可以再生出异位牙髓-牙本质复合体，还可在空根管内重新生成牙髓样组织。通过大动物模型，研究者对牙髓-牙本质复合体再生进行了临床前期研究。结合于 β- 磷酸三钙（β-tricalcium phosphate，β-TCP）支架的猪乳头干细胞 / 祖细胞可介导猪牙髓–牙本质复合体的再生。牙髓细胞与富含血小板的血浆的结合可以提高小型犬根管内牙髓–牙本质复合体再生。

有研究通过四种方式将外源性 MSCs 移植入牙根，检测其牙髓再生潜力：

1. 将 MSCs 和有机支架（如胶原）或合成支架，聚乳酸–羟基乙酸共聚物（poly lactic-co-glycolic acid，PLGA），结合后移植 [88, 89]；

2. 将 MSCs 和微血管上皮细胞共同移植以提供外源性血供，这种方式可结合或不结合生物降解支架材料 [91-93]；

3. 生长因子预处理或与生长因子结合的 MSCs 的植入 [89]；

4. 无需支架材料，采用自组织的细胞膜片、聚合物、团块进行植入 [92-94]。在以上研究中，人 DPSCs 和 SHEDs 是应用最广泛的 MSCs 种子细胞，将其植入扩大的人牙根后置于免疫缺陷小鼠皮下进行相关研究。此外，有研究采用微型猪的自体 DPSCs，检测其在颌骨环境中的再生能力，其形成的牙髓样组织形态与正常牙髓组织相似。最新的基于 SHEDs 细胞团块植入微型猪的研究已再生出了具有成牙本质细胞覆盖牙本质壁的生理性牙髓形态的牙髓组织 [95]。

然而原位牙髓再生研究并不容易，动物模型需要有足够大的牙进行牙髓切断及干细胞移植操作 [96]。多年以来，基于干细胞移植的临床前原位牙髓再生已取得了巨大进展，从牙髓部分再生转向完全再生 [97, 98]。已有报道显示 DPSCs 及 SHEDs 细胞移植有诱导神经血管发生的能力，该结果向原位功能性牙髓再生又迈进了一步 [99]，然而基于干细胞移植的牙髓再生，其长期稳定性仍需进一步监测。

（二）基于内源性细胞归巢的牙髓再生

有研究表明宿主骨髓细胞有归巢于牙髓组织的能力 [100]。因此宿主细胞可能参与牙髓再生过程。与细胞移植方法不同，基于内源性细胞归巢的牙髓再生的原理是吸引内源性细胞–干细胞 / 祖细胞的聚集来修复或再生组织。通过一系列信号分子诱导细胞定位能够再生出牙髓样组织。此方法无需细胞分离、培养和移植过程，是牙髓–牙本质复合体再生的一种可选的治疗方法。有报道通过高度组织化的三维模式将外源性干细胞植入原位组织，重建复杂牙髓组织结构，且拥有完整的神经血管结构及牙髓功能，但目前尚无通过细胞归巢或外源性无细胞植入的方式进行原位牙髓再生的报道 [101]。

二、牙周组织再生

牙周病导致牙周组织的破坏，牙周炎病损周围的干细胞长期处于炎症环境下，使其修复和再生功能受损。传统的牙周治疗包括洁治术、刮治术、翻瓣术、骨修整术等以去除病因为主，尽管能去除牙菌斑、牙石等病原微生物的刺激，但无法使已经丧失的牙周组织再生。

理想的牙周组织再生包括牙槽骨的再生、裸露的牙根面上牙骨质的再生、有序排列的新生的夏贝氏纤维（Sharpey 纤维）插到固有牙槽骨及牙骨质中。牙周组织再生的四个基本要素包括：①具有成骨、成牙骨质、成牙周膜潜能的干细胞群；②能够发挥支持作用的支架材料；③生长因子；④充足的血供。在消除牙菌斑、控制炎症的基础上，加上这四个要素，就有可能实现真正意义上的牙周组织的再生。细胞为新的组织生长和分化提供来源，生长因子刺激细胞分化和产生发育组织所需的基质，新生血管网为组织生长和体内平衡提供营养基础，支架能够引导并构建三维结构以促进牙周组织再生。

（一）干细胞群

干细胞的来源与种类见本章第二节。

（二）支架材料

牙槽骨的再生，需要考虑空间的维持，特别是垂直方向上的骨增量。因此需要适当的支架材料以支撑空间。支架材料对组织再生的促进作用可分为三个层面，包括骨引导性、骨诱导性和骨再生性。骨引导性是指移植物仅有支架作用，为骨质新生提供表面。骨诱导性是指移植物能够诱导未分化的间充质干细胞到缺损区域并分化为成骨细胞，从而形成新骨。自体骨、脱钙同种异体移植物和包含 BMP-2 等生长因子的材料都具有一定的骨诱导性。骨再生性是指移植物包含具有成骨潜能的细胞。目前，只有自体骨具有骨再生性，如骨松质。

1. 自体骨　用于牙周再生的自体移植物可以是口外或口内来源的。口内自体移植物来源部位包括上颌结节、下颌支、磨牙后区、下颌联合区域、颧牙槽嵴，以及利用骨刮刀从不同部位采集的骨外生骨疣和骨。从口外部位如髂嵴获得的自体移植物也能提供骨诱导、骨引导和成骨潜能。颅盖骨是另一个口外部位，可用于获取骨组织用于外科手术。

2. 同种移植物　各种同种异体移植物的产品已广泛应用于骨再生领域，包括脱钙骨、冻干骨、脱钙冻干骨和脱钙骨基质。然而，组织污染和疾病传播与新的未鉴定的病原体的可能性带来一些风险，因为这些可能不能通过供体筛选和组织处理的方法消除。

3. 异种移植物 异种移植物是从非人类物种即动物获得的移植组织，通常具有骨传导性，具有有限的吸收潜力。最常用于牙周再生手术的异种移植物是脱蛋白质的牛骨矿物质，商品名为 Bio-Oss®。它是一种商业上获得的牛来源的骨，经过加工以产生没有有机元素的天然骨矿物质。经过热处理和化学处理后，牛骨的无机相主要由羟基磷灰石组成，保留了多孔结构。尽管热和化学处理从骨中去除了大部分成骨成分，但它并没有完全消除疾病传播（牛海绵状脑病）和移植物排斥的潜在风险。牛源骨移植颗粒和牛源骨移植块已被用于牙槽嵴增强手术和骨内缺损填充。

4. 异质性材料 异质性材料主要有羟基磷灰石、磷酸三钙和生物活性玻璃。羟基磷灰石和 β-TCP 是研究最多的钙磷酸盐陶瓷，已在口腔和重建手术中应用 30 余年。HA 的化学成分和晶体结构与天然骨组织十分相似，具有非常好的生物相容性和骨引导作用。然而，HA 的吸收率非常低。β-TCP 是一种可吸收、具有良好生物相容性的骨替代物，其可降解性和骨再生能力优于 HA。由于 HA 与 β-TCP 的降解性互补，按不同比例混合后可得到不同降解性能的材料，即双相磷酸钙。

（三）生长因子

生长因子（growth factors，GFs）是一组作用于细胞表面受体、调节细胞活动的蛋白。多种生长因子有序地调控着细胞的迁移、增殖、分化和基因表达，在组织修复和再生过程中发挥信号传导作用。外源性的 GFs 作用于自身细胞和免疫系统，促进内源性修复机制，从而促进组织的功能性修复。牙周再生领域研究较多的生长因子包括血小板源性生长因子（platelet derived growth factor，PDGF）、骨形成蛋白（bone morphogenetic protein，BMPs）、釉基质衍生物（enamel matrix derivative，EMD）和血小板浓缩制品，包括富血小板血浆（platelet-rich plasma，PRP）、富血小板纤维蛋白（platelet-rich fibrin，PRF）和浓缩生长因子（concentrate growth factors，CGF）等。

1. PDGF PDGF 是在临床前牙周和种植体周围再生研究中评估的第一个生长因子。在 PDGF 刺激的牙周细胞培养物上可以观察到细胞增殖、迁移和基质合成，包括牙龈和牙周膜成纤维细胞、成牙骨质细胞、前成骨细胞和成骨细胞。PDGF 家族由四种生长因子组成：PDGF-A、-B、-C 和 -D。重组人 PDGF-BB 已被 FDA 批准用于牙周再生治疗。

2. BMPs BMP2，4，7 和 12 均已进行牙周和种植体周围骨再生评估。BMP2 是骨和牙周再生治疗研究中研究最广泛的生长因子。多项临床前研究表明，经重组人 BMP2 不同载体处理后，不同类型牙周缺损的牙槽骨再生明显改善。BMP7 与成骨蛋白 -1 是成骨和骨细胞分化的有效调节因子。临床前研究评估了其在牙周再生治疗中对牙根周围骨缺损的影响。在狗中观察到骨和牙骨质再生的显著改善。BMP12 参与修复肌腱和牙周组织的潜力已在体外和体内研究中得已证实。

3. EMD　　EMD 是细胞外基质蛋白家族，其在牙釉质矿化期间调节羟基磷灰石晶体的起始和生长。目前有研究正在评估 EMD 的提取物用于临床。EMD 使用衍生自胚胎釉质基质的蛋白质，目的是模拟牙周组织发育过程中发生的特定事件。研究表明 EMD 能够下调炎症微环境中 PDLSCs 表达促炎因子 IL-1、COX-2、RANKL、IL-6 和 IL-8 的水平，并通过促进血管内皮细胞增殖和迁移而促进血管新生，提示 EMD 在炎症微环境组织愈合中发挥重要作用。

4. 血小板浓缩物　　血小板浓缩物属于自体生长因子，研究较多的是富血小板血浆（platelet rich plasma，PRP）、富血小板纤维蛋白（platelet rich fibrin，PRF）、浓缩生长因子（concentrate growth factor，CGF）。研究表明血小板浓缩物能够减轻术后反应、促进组织愈合、并在组织再生中发挥积极作用，已被广泛应用于牙周及种植手术中。

（四）血液供应

充足的血液供应是实现组织再生的重要保障。为获得充足的血供，一方面要考虑解剖因素，从手术方法上尽量保存和利用原有血供，如采用微创手术去除部分骨密质等。另外，从组织工程方面考虑，可在移植物中加入促进血管新生的生长因子。多种生长因子和细胞因子都具有促进血管新生的作用。其中血管内皮生长因子（vascular endothelial growth factor，VEGF）是血管内皮细胞特异性的有丝分裂原，能够增加毛细血管的通透性，促进血管内皮细胞增殖和单核细胞、成纤维细胞、内皮细胞的迁移，从而调控新生血管的形成。调控血管生成的治疗策略对于实现牙周组织再生具有重要意义，然而相关研究非常有限。大量研究仅以血管新生作为再生治疗的疗效评价指标，对于血管形成到何种程度为宜以及通过哪些手段或策略有针对性地调控血管新生等问题尚需进一步研究和探讨。

三、生物牙根再生

虽然全牙再生的研究取得了很大进展，但仍存在一些障碍，如牙形态的形成和牙萌出不受控制。牙根可为天然或人造牙冠提供支持。与全牙再生相比，在不久的将来，牙根再生可能更为可行。通过将预先成型的根状支架与间充质干细胞结合植入牙槽骨，形成与天然牙具有相似的生物力学特性和构成的功能根，其具有牙周膜样组织和牙本质样基质可支持人造冠。在微型猪模型上使用 HA/TCP 根形载体，将自体 SCAPs 覆盖在载体表面用于牙本质再生，自体 PDLSCs 用于牙周膜再生。根/牙周复合体成功形成，生物牙根的概念得以验证。随后的一项研究将牙髓干细胞、牙周膜干细胞覆盖于根形 HA/TCP 支架，移植到微型猪的颌骨中也成功实现了功能性生物牙根再生 [102]。与牙种植体相比，生物牙根在生物力学特性方面例如压缩强度、弹性模量和扭转力更优，具有更类似于天然牙根的特性 [103]。此外，处理后的牙本质基质也可作为牙本质发生和牙根形成的生物支架。

四、全牙再生

目前，牙种植已取得长期成功，被认为是最佳临床修复方法。随着生物医学的进步，再生医学已大有希望成为治愈或替代缺失组织器官的新方法。目前，牙再生正成为一大研究热点。

（一）基于上皮–间充质相互作用的全牙再生

基于上皮–间充质相互作用的原理引导牙再生是全牙再生的方法之一。根据细胞重建的方法，基于上皮–间充质的牙再生可分为支架依赖性和不依赖性两类 [104]。

1. 支架依赖性上皮–间充质相互作用的牙再生　为了再生出牙，最重要的是重建上皮–间充质复合体，并模拟在牙发育过程中发生的上皮–间充质相互作用。将猪第三磨牙胚分离成单细胞悬浮液，并将其接种到可生物降解的聚合物中，再移植到大鼠宿主体内后可形成牙样组织。此外，在聚乙二醇酸或聚乳酸共聚物支架上接种的分离后的大鼠牙胚细胞，显示出生成牙样组织的潜力。使用三维胶原蛋白凝胶建立三维生物工程切牙胚的培养方法也已成功建立。

2. 不依赖支架的上皮–间充质相互作用的牙再生　研究表明牙间充质可控制牙上皮组织和牙冠形态的发生。植入移植两步法是可行的临床上牙再生的方法。首先在宿主皮下异位植入材料，使其进一步发育为牙冠、牙根、牙周和牙槽骨；随后将这种材料整体移植到缺损处（上颌或下颌骨）。此方法也称为细胞聚集法。牙胚的牙上皮和间充质组织通过体式显微镜引导分离，并通过手术和酶处理进一步分散以获得单个干细胞。然后，这些细胞被用来在没有支架的情况下重建生物工程牙胚。生物工程牙胚被直接移植到牙脱落区，然后发育为功能正常的成熟牙。或者将生物工程牙胚培育成包含成熟牙体、牙周膜和牙槽骨生物工程牙单位，然后移植到牙缺失区。

（二）以干细胞为基础的全牙再生

由于自体牙胚细胞来源有限且异源性牙胚细胞有可能产生免疫排斥，上皮-间充质的牙再生的应用受到限制，因此产生了基于干细胞的牙再生概念。这个方法利用干细胞的多向分化能力，而不是上皮-间充质的相互作用。使用聚己内酯和羟基磷灰石构建支架，并与基质细胞衍生因子-1（stromal-derived factor-1，SDF-1）和 BMP7 相结合，通过诱导内源性细胞的聚集以生成完整的牙样结构。

五、基于干细胞的牙和牙周再生转化研究

（一）牙源性干细胞库

与其他干细胞库相比，牙源性干细胞库的建立仍处于起步阶段，但发展十分迅速。低温保存不影响 SCAPs 的生物学和免疫学特性，使得氮冷冻保存 SCAPs 具有可行性。在美国、日本、挪威、印度等地已有多家机构或公司参与储存牙源性干细胞。我国牙源性干细胞库已在北京成立，牙源性干细胞产品例如人牙髓间充质干细胞注射已被应用于常规临床治疗。

（二）人体研究和临床试验

PDLSCs、BMSCs 和牙龈或骨膜来源的细胞已成功应用于人类牙周的再生。此外，多项牙髓和牙周再生临床试验已注册成功。一项使用自体 SHEDs 治疗年轻恒牙牙髓坏死的项目目前正在招募参与者中（美国国立卫生研究院（national institutes of health，NIH）临床试验注册号 NCT01814436）。另一项临床试验研究为移植自体 DPSCs 用于牙髓再生（NIH 临床试验登记号 NCT02842515）。还有其他关于牙周再生的临床试验。其中有两项牙周再生的试验分别分析了 35 例 PDLSCs 用于牙周深部骨缺损再生的安全性和有效性（NIH 临床试验注册号 NCT01357785），以及 80 例同种异体 PDLSCs 细胞层牙周再生的安全性和有效性（NIH 临床试验注册号 NCT01082822）。在这些临床试验中没有发现临床安全问题。然而，使用 PDLSCs 细胞层处理组与对照组之间没有显著的统计差异[105]。此外，有两项试验正在招募患者。一项研究的是注射同种异体人 DPSCs 治疗慢性牙周病的局部牙周组织再生（NIH 临床试验注册号 NCT02523651），另一项研究使用自体 BMSCs 与富含纤维蛋白胶的胶原蛋白支架结合治疗牙周缺损再生

的安全性和有效性的随机试验（NIH 临床试验注册编号 NCT02449005）。

综上所述，从成人牙中已分离出数种用于牙和牙周再生的干细胞。非牙源性干细胞，如 BMSCs、ADSCs 和 iPSCs 也被用于这些研究。牙和牙周再生的治疗方式不同，如基于上皮-间充质相互作用的全牙再生、细胞定位法、生物根再生、细胞注射法或基于细胞片的牙周再生。然而，干细胞移植后的命运和功能还需要被明确。牙源性干细胞库已经建立，相关临床试验也在进行，通过这些努力研究人员将寻找使患者受益的方法。随着牙和牙周再生有效性的提高，基于干细胞的牙和牙周再生在今后的临床治疗中可能会得到广泛的应用。

（杨静　袁泉）

参考文献：

[1] MUCCHIELLI M L, MITSIADIS T A, RAFFO S, et al. Mouse Otlx2/RIEG expression in the odontogenic epithelium precedes tooth initiation and requires mesenchyme-derived signals for its maintenance. Dev Biol. 1997; 189(2):275-284.

[2] SHIROKOVA V, JUSSILA M, HYTONEN M K, et al. Expression of Foxi3 is regulated by ectodysplasin in skin appendage placodes. Dev Dyn. 2013; 242(6):593-603.

[3] DASSULE H R, MCMAHON A P. Analysis of epithelial-mesenchymal interactions in the initial morphogenesis of the mammalian tooth. Dev Biol. 1998; 202(2):215-227.

[4] BIGGS L C, MIKKOLA M L. Early inductive events in ectodermal appendage morphogenesis. Semin Cell Dev Biol. 2014; 25-26:11-21.

[5] HAARA O, HARJUNMAA E, LINDFORS P H, et al. Ectodysplasin regulates activator-inhibitor balance in murine tooth development through Fgf20 signaling. Development. 2012; 139(17):3189-3199.

[6] JERNVALL J, THESLEFF I. Tooth shape formation and tooth renewal: evolving with the same signals. Development. 2012; 139(19):3487-3497.

[7] BALIC A, THESLEFF I. Tissue Interactions Regulating Tooth Development and Renewal. Curr Top Dev Biol. 2015; 115:157-186.

[8] MAMMOTO T, MAMMOTO A, TORISAWA Y S, et al. Mechanochemical control of mesenchymal condensation and embryonic tooth organ formation. Dev Cell. 2011; 21(4):758-769.

[9] BEI M. Molecular genetics of tooth development. Curr Opin Genet Dev. 2009; 19(5):504-510.

[10] TRUMPP A, DEPEW M J, RUBENSTEIN J L, et al. Cre-mediated gene inactivation

demonstrates that FGF8 is required for cell survival and patterning of the first branchial arch. Genes Dev. 1999; 13(23):3136-3148.

[11] VAINIO S, KARAVANOVA I, JOWETT A, et al. Identification of BMP-4 as a signal mediating secondary induction between epithelial and mesenchymal tissues during early tooth development. Cell. 1993; 75(1):45-58.

[12] ABERG T, WANG X P, KIM J H, et al. Runx2 mediates FGF signaling from epithelium to mesenchyme during tooth morphogenesis. Dev Biol. 2004; 270(1):76-93.

[13] BEI M, MAAS R. FGFs and BMP4 induce both Msx1-independent and Msx1-dependent signaling pathways in early tooth development. Development. 1998; 125(21):4325-4333.

[14] LIU F, CHU E Y, WATT B, et al. Wnt/beta-catenin signaling directs multiple stages of tooth morphogenesis. Dev Biol. 2008; 313(1):210-224.

[15] JARVINEN E, SALAZAR-CIUDAD I, BIRCHMEIER W, et al. Continuous tooth generation in mouse is induced by activated epithelial Wnt/beta-catenin signaling. Proc Natl Acad Sci U S A. 2006; 103(49):18627-18632.

[16] WANG X P, O'CONNELL D J, LUND J J, et al. Apc inhibition of Wnt signaling regulates supernumerary tooth formation during embryogenesis and throughout adulthood. Development. 2009; 136(11):1939-1949.

[17] JERNVALL J, ABERG T, KETTUNEN P, et al. The life history of an embryonic signaling center: BMP-4 induces p21 and is associated with apoptosis in the mouse tooth enamel knot. Development. 1998; 125(2):161-169.

[18] BEI M, KRATOCHWIL K, MAAS R L. BMP4 rescues a non-cell-autonomous function of Msx1 in tooth development. Development. 2000; 127(21):4711-4718.

[19] JIA S, ZHOU J, GAO Y, et al. Roles of Bmp4 during tooth morphogenesis and sequential tooth formation. Development. 2013; 140(2):423-432.

[20] KLEIN O D, MINOWADA G, PETERKOVA R, et al. Sprouty genes control diastema tooth development via bidirectional antagonism of epithelial-mesenchymal FGF signaling. Dev Cell. 2006; 11(2):181-190.

[21] BITGOOD M J, MCMAHON A P. Hedgehog and Bmp genes are coexpressed at many diverse sites of cell-cell interaction in the mouse embryo. Dev Biol. 1995; 172(1):126-138.

[22] DASSULE H R, LEWIS P, BEI M, et al. Sonic hedgehog regulates growth and morphogenesis of the tooth. Development. 2000; 127(22):4775-4785.

[23] GRITLI-LINDE A, BEI M, MAAS R, et al. Shh signaling within the dental epithelium is necessary for cell proliferation, growth and polarization. Development. 2002; 129(23):5323-5337.

[24] FUJIMORI S, NOVAK H, WEISSENBOCK M, et al. Wnt/beta-catenin signaling in the

dental mesenchyme regulates incisor development by regulating Bmp4. Dev Biol. 2010; 348(1):97-106.

[25] SUOMALAINEN M, THESLEFF I. Patterns of Wnt pathway activity in the mouse incisor indicate absence of Wnt/beta-catenin signaling in the epithelial stem cells. Dev Dyn. 2010; 239(1):364-372.

[26] CHEN J, LAN Y, BAEK J A, et al. Wnt/beta-catenin signaling plays an essential role in activation of odontogenic mesenchyme during early tooth development. Dev Biol. 2009; 334(1):174-185.

[27] MUNNE P M, FELSZEGHY S, JUSSILA M, et al. Splitting placodes: effects of bone morphogenetic protein and Activin on the patterning and identity of mouse incisors. Evol Dev. 2010; 12(4):383-392.

[28] MUSTONEN T, PISPA J, MIKKOLA M L, et al. Stimulation of ectodermal organ development by Ectodysplasin-A1. Dev Biol. 2003; 259(1):123-136.

[29] LAURIKKALA J, KASSAI Y, PAKKASJARVI L, et al. Identification of a secreted BMP antagonist, ectodin, integrating BMP, FGF, and SHH signals from the tooth enamel knot. Dev Biol. 2003; 264(1):91-105.

[30] WANG X P, SUOMALAINEN M, JORGEZ C J, et al. Follistatin regulates enamel patterning in mouse incisors by asymmetrically inhibiting BMP signaling and ameloblast differentiation. Dev Cell. 2004; 7(5):719-730.

[31] THESLEFF I, KERANEN S, JERNVALL J. Enamel knots as signaling centers linking tooth morphogenesis and odontoblast differentiation. Adv Dent Res. 2001; 15:14-18.

[32] YAMASHIRO T, ZHENG L, SHITAKU Y, et al. Wnt10a regulates dentin sialophosphoprotein mRNA expression and possibly links odontoblast differentiation and tooth morphogenesis. Differentiation. 2007; 75(5):452-462.

[33] LIU Y, HAN D, WANG L, et al. Down-regulation of Wnt10a affects odontogenesis and proliferation in mesenchymal cells. Biochem Biophys Res Commun. 2013; 434(4):717-721.

[34] LESOT H, LISI S, PETERKOVA R, et al. Epigenetic signals during odontoblast differentiation. Adv Dent Res. 2001; 15:8-13.

[35] FENG J, YANG G, YUAN G, et al. Abnormalities in the enamel in bmp2-deficient mice. Cells Tissues Organs. 2011; 194(2-4):216-221.

[36] KIM T H, LEE J Y, BAEK J A, et al. Constitutive stabilization of ss-catenin in the dental mesenchyme leads to excessive dentin and cementum formation. Biochem Biophys Res Commun. 2011; 412(4):549-555.

[37] ARANY P R, CHO A, HUNT T D, et al. Photoactivation of endogenous latent transforming

growth factor-beta1 directs dental stem cell differentiation for regeneration. Sci Transl Med. 2014; 6(238):238ra269.

[38] BAE C H, LEE J Y, KIM T H, et al. Excessive Wnt/beta-catenin signaling disturbs tooth-root formation. J Periodontal Res. 2013; 48(4):405-410.

[39] HAN N, ZHENG Y, LI R, et al. beta-catenin enhances odontoblastic differentiation of dental pulp cells through activation of Runx2. PLoS One. 2014; 9(2):e88890.

[40] LIAN J B, STEIN G S, JAVED A, et al. Networks and hubs for the transcriptional control of osteoblastogenesis. Rev Endocr Metab Disord. 2006; 7(1-2):1-16.

[41] BAE C H, KIM T H, KO S O, et al. Wntless regulates dentin apposition and root elongation in the mandibular molar. J Dent Res. 2015; 94(3):439-445.

[42] ZHANG Z, TIAN H, LV P, et al. Transcriptional factor DLX3 promotes the gene expression of enamel matrix proteins during amelogenesis. PLoS One. 2015; 10(3):e0121288.

[43] YOSHIDA T, MIYOSHI J, TAKAI Y, et al. Cooperation of nectin-1 and nectin-3 is required for normal ameloblast function and crown shape development in mouse teeth. Dev Dyn. 2010; 239(10):2558-2569.

[44] JHEON A H, MOSTOWFI P, SNEAD M L, et al. PERP regulates enamel formation via effects on cell-cell adhesion and gene expression. J Cell Sci. 2011; 124(Pt 5):745-754.

[45] NEUPANE S, SOHN W J, RIJAL G, et al. Developmental regulations of Perp in mice molar morphogenesis. Cell Tissue Res. 2014; 358(1):109-121.

[46] BRONNER-FRASER M. Segregation of cell lineage in the neural crest. Curr Opin Genet Dev. 1993; 3(4):641-647.

[47] CHAI Y, JIANG X, ITO Y, et al. Fate of the mammalian cranial neural crest during tooth and mandibular morphogenesis. Development. 2000; 127(8):1671-1679.

[48] LUMSDEN A G. Spatial organization of the epithelium and the role of neural crest cells in the initiation of the mammalian tooth germ. Development. 1988; 103 Suppl:155-169.

[49] ZHANG Y, WANG S, SONG Y, et al. Timing of odontogenic neural crest cell migration and tooth-forming capability in mice. Dev Dyn. 2003; 226(4):713-718.

[50] CHAI Y, ITO Y, HAN J. TGF-beta signaling and its functional significance in regulating the fate of cranial neural crest cells. Crit Rev Oral Biol Med. 2003; 14(2):78-88.

[51] TRAINOR P A, ARIZA-MCNAUGHTON L, KRUMLAUF R. Role of the isthmus and FGFs in resolving the paradox of neural crest plasticity and prepatterning. Science. 2002; 295(5558):1288-1291.

[52] TUCKER A S, YAMADA G, GRIGORIOU M, et al. Fgf-8 determines rostral-caudal polarity in the first branchial arch. Development. 1999; 126(1):51-61.

[53] BAGGIOLINI A, VARUM S, MATEOS J M, et al. Premigratory and migratory neural

crest cells are multipotent in vivo. Cell Stem Cell. 2015; 16(3):314-322.

[54] CHUNG I H, YAMAZA T, ZHAO H, et al. Stem cell property of postmigratory cranial neural crest cells and their utility in alveolar bone regeneration and tooth development. Stem Cells. 2009; 27(4):866-877.

[55] OHAZAMA A, MODINO S A, MILETICH I, et al. Stem-cell-based tissue engineering of murine teeth. J Dent Res. 2004; 83(7):518-522.

[56] GOMEZ-FLORIT M, MONJO M, Ramis J M. Quercitrin for periodontal regeneration: effects on human gingival fibroblasts and mesenchymal stem cells. Sci Rep. 2015; 5:16593.

[57] LIU W, KONERMANN A, GUO T, et al. Canonical Wnt signaling differently modulates osteogenic differentiation of mesenchymal stem cells derived from bone marrow and from periodontal ligament under inflammatory conditions. Biochim Biophys Acta. 2014; 1840(3):1125-1134.

[58] WU L, ZHU F, WU Y, et al. Dentin sialophosphoprotein-promoted mineralization and expression of odontogenic genes in adipose-derived stromal cells. Cells Tissues Organs. 2008; 187(2):103-112.

[59] TOBITA M, UYSAL A C, OGAWA R, et al. Periodontal tissue regeneration with adipose-derived stem cells. Tissue Eng Part A. 2008; 14(6):945-953.

[60] TOBITA M, UYSAL C A, GUO X, et al. Periodontal tissue regeneration by combined implantation of adipose tissue-derived stem cells and platelet-rich plasma in a canine model. Cytotherapy. 2013; 15(12):1517-1526.

[61] SALGADO A J, REIS RL, SOUSA N J, et al. Adipose tissue derived stem cells secretome: soluble factors and their roles in regenerative medicine. Curr Stem Cell Res Ther. 2010; 5(2):103-110.

[62] NING F, GUO Y, TANG J, et al. Differentiation of mouse embryonic stem cells into dental epithelial-like cells induced by ameloblasts serum-free conditioned medium. Biochem Biophys Res Commun. 2010; 394(2):342-347.

[63] YU T, VOLPONI A A, BABB R, et al. Stem Cells in Tooth Development, Growth, Repair, and Regeneration. Curr Top Dev Biol. 2015; 115:187-212.

[64] FENG J, MANTESSO A, DE BARI C, et al. Dual origin of mesenchymal stem cells contributing to organ growth and repair. Proc Natl Acad Sci U S A. 2011; 108(16):6503-6508.

[65] ZHAO H, FENG J, SEIDEL K, et al. Secretion of shh by a neurovascular bundle niche supports mesenchymal stem cell homeostasis in the adult mouse incisor. Cell Stem Cell. 2014; 14(2):160-173.

[66] KAUKUA N, SHAHIDI M K, KONSTANTINIDOU C, et al. Glial origin of mesenchymal

stem cells in a tooth model system. Nature. 2014; 513(7519):551-554.

[67] HUNTER D J, BARDET C, MOURARET S, et al. Wnt Acts as a Prosurvival Signal to Enhance Dentin Regeneration. J Bone Miner Res. 2015; 30(7):1150-1159.

[68] SIMON S, SMITH A J, BERDAL A, et al. The MAP kinase pathway is involved in odontoblast stimulation via p38 phosphorylation. J Endod. 2010; 36(2):256-259.

[69] COOPER P R, CHICCA I J, HOLDER M J, et al. Inflammation and Regeneration in the Dentin-pulp Complex: Net Gain or Net Loss? J Endod. 2017; 43(9S):S87-S94.

[70] LI Z, JIANG C M, AN S, et al. Immunomodulatory properties of dental tissue-derived mesenchymal stem cells. Oral Dis. 2014; 20(1):25-34.

[71] KUANG-HSIEN H U J, MUSHEGYAN V, KLEIN O D. On the cutting edge of organ renewal: Identification, regulation, and evolution of incisor stem cells. Genesis. 2014; 52(2):79-92.

[72] HARADA H, KETTUNEN P, JUNG H S, et al. Localization of putative stem cells in dental epithelium and their association with Notch and FGF signaling. J Cell Biol. 1999; 147(1):105-120.

[73] WANG X P, SUOMALAINEN M, FELSZEGHY S, et al. An integrated gene regulatory network controls stem cell proliferation in teeth. PLoS Biol. 2007; 5(6):e159.

[74] KLEIN O D, LYONS D B, BALOOCH G, et al. An FGF signaling loop sustains the generation of differentiated progeny from stem cells in mouse incisors. Development. 2008; 135(2):377-385.

[75] PARSA S, KUREMOTO K, SEIDEL K, et al. Signaling by FGFR2b controls the regenerative capacity of adult mouse incisors. Development. 2010; 137(22):3743-3752.

[76] CATON J, LUDER H U, ZOUPA M, et al. Enamel-free teeth: Tbx1 deletion affects amelogenesis in rodent incisors. Dev Biol. 2009; 328(2):493-505.

[77] KATSURAGI Y, ANRAKU J, NAKATOMI M, et al. Bcl11b transcription factor plays a role in the maintenance of the ameloblast-progenitors in mouse adult maxillary incisors. Mech Dev. 2013; 130(9-10):482-492.

[78] JUURI E, SAITO K, AHTIAINEN L, et al. Sox2+ stem cells contribute to all epithelial lineages of the tooth via Sfrp5+ progenitors. Dev Cell. 2012; 23(2):317-328.

[79] SEIDEL K, AHN C P, LYONS D, et al. Hedgehog signaling regulates the generation of ameloblast progenitors in the continuously growing mouse incisor. Development. 2010; 137(22):3753-3761.

[80] KUROSAKA H, ISLAM M N, KUREMOTO K, et al. Core binding factor beta functions in the maintenance of stem cells and orchestrates continuous proliferation and differentiation in mouse incisors. Stem Cells. 2011; 29(11):1792-1803.

[81] FELSZEGHY S, SUOMALAINEN M, THESLEFF I. Notch signalling is required for the survival of epithelial stem cells in the continuously growing mouse incisor. Differentiation. 2010; 80(4-5):241-248.

[82] MILLAR S E, KOYAMA E, REDDY S T, et al. Over- and ectopic expression of Wnt3 causes progressive loss of ameloblasts in postnatal mouse incisor teeth. Connect Tissue Res. 2003; 44 Suppl 1:124-129.

[83] GONG T, HENG B C, LO E C, et al. Current Advance and Future Prospects of Tissue Engineering Approach to Dentin/Pulp Regenerative Therapy. Stem Cells Int. 2016; 2016:9204574.

[84] YANG J, YUAN G, CHEN Z. Pulp Regeneration: Current Approaches and Future Challenges. Front Physiol. 2016; 7:58.

[85] MIRAN S, MITSIADIS T A, PAGELLA P. Innovative Dental Stem Cell-Based Research Approaches: The Future of Dentistry. Stem Cells Int. 2016; 2016:7231038.

[86] GRONTHOS S, BRAHIM J, LI W, et al. Stem cell properties of human dental pulp stem cells. J Dent Res. 2002; 81(8):531-535.

[87] MIURA M, GRONTHOS S, ZHAO M, et al. SHED: stem cells from human exfoliated deciduous teeth. Proc Natl Acad Sci U S A. 2003; 100(10):5807-5812.

[88] HUANG G T, YAMAZA T, SHEA L D, et al. Stem/progenitor cell-mediated de novo regeneration of dental pulp with newly deposited continuous layer of dentin in an in vivo model. Tissue Eng Part A. 2010; 16(2):605-615.

[89] KUANG R, ZHANG Z, JIN X, et al. Nanofibrous spongy microspheres for the delivery of hypoxia-primed human dental pulp stem cells to regenerate vascularized dental pulp. Acta Biomater. 2016; 33:225-234.

[90] XUAN K, LI B, GUO H, et al. Deciduous autologous tooth stem cells regenerate dental pulp after implantation into injured teeth. Sci Transl Med. 2018; 10(455):eaaf3227.

[91] CORDEIRO M M, DONG Z, KANEKO T, et al. Dental pulp tissue engineering with stem cells from exfoliated deciduous teeth. J Endod. 2008; 34(8):962-969.

[92] NA S, ZHANG H, HUANG F, et al. Regeneration of dental pulp/dentine complex with a three-dimensional and scaffold-free stem-cell sheet-derived pellet. J Tissue Eng Regen Med. 2016; 10(3):261-270.

[93] SUI B D, ZHU B, HU C H, et al. Reconstruction of Regenerative Stem Cell Niche by Cell Aggregate Engineering. Methods Mol Biol. 2019; 2002:87-99.

[94] DISSANAYAKA W L, ZHU L, HARGREAVES K M, et al. Scaffold-free Prevascularized Microtissue Spheroids for Pulp Regeneration. J Dent Res. 2014; 93(12):1296-1303.

[95] KODONAS K, GOGOS C, PAPADIMITRIOU S, et al. Experimental formation of

dentin-like structure in the root canal implant model using cryopreserved swine dental pulp progenitor cells. J Endod. 2012; 38(7):913-919.

[96] ZHANG L J, YANG L N, LI T, et al. Distinctive characteristics of early-onset and late-onset neuromyelitis optica spectrum disorders. Int J Neurosci. 2017; 127(4):334-338.

[97] IOHARA K, NAKASHIMA M, ITO M, et al. Dentin regeneration by dental pulp stem cell therapy with recombinant human bone morphogenetic protein 2. J Dent Res. 2004; 83(8):590-595.

[98] MURAKAMI M, HORIBE H, IOHARA K, et al. The use of granulocyte-colony stimulating factor induced mobilization for isolation of dental pulp stem cells with high regenerative potential. Biomaterials. 2013; 34(36):9036-9047.

[99] RATAJCZAK J, BRONCKAERS A, DILLEN Y, et al. The Neurovascular Properties of Dental Stem Cells and Their Importance in Dental Tissue Engineering. Stem Cells Int. 2016; 2016:9762871.

[100] ZHOU J, SHI S, SHI Y, et al. Role of bone marrow-derived progenitor cells in the maintenance and regeneration of dental mesenchymal tissues. J Cell Physiol. 2011; 226(8):2081-2090.

[101] SUI B, CHEN C, KOU X, et al. Pulp Stem Cell-Mediated Functional Pulp Regeneration. J Dent Res. 2019; 98(1):27-35.

[102] WEI F, SONG T, DING G, et al. Functional tooth restoration by allogeneic mesenchymal stem cell-based bio-root regeneration in swine. Stem Cells Dev. 2013; 22(12):1752-1762.

[103] GAO Z H, HU L, LIU G L, et al. Bio-Root and Implant-Based Restoration as a Tooth Replacement Alternative. J Dent Res. 2016; 95(6):642-649.

[104] HU L, LIU Y, WANG S. Stem cell-based tooth and periodontal regeneration. Oral Dis. 2018; 24(5):696-705.

[105] CHEN F M, GAO L N, TIAN B M, et al. Treatment of periodontal intrabony defects using autologous periodontal ligament stem cells: a randomized clinical trial. Stem Cell Res Ther. 2016; 7:33.